2026

요양보호사
초단기완성
[문제집]

타임 요양보호사 연구소

2026
CBT 대비
요양보호사 초단기완성 문제집

인쇄일 2026년 1월 1일 2판 1쇄 인쇄	**발행처** 시스컴 출판사
발행일 2026년 1월 5일 2판 1쇄 발행	**발행인** 송인식
등 록 제17-269호	**지은이** 타임 요양보호사 연구소
판 권 시스컴2026	

ISBN 979-11-6941-870-6 13510
정   가 16,000원

주소 서울시 금천구 가산디지털1로 225, 514호(가산포휴) | **홈페이지** www.nadoogong.com
E-mail siscombooks@naver.com | **전화** 02)866-9311 | **Fax** 02)866-9312

머리말

　대한민국은 2008년 7월 1일 장기요양보험제도가 도입되기 전부터 고령화 현상으로 인하여 노인 관련 문제가 심각하게 대두되었다. 현재는 고령사회(전체인구 대비 65세 이상의 노인인구가 14%이상, 20%미만인 국가)로 진입하였으며 이에 따라 장기요양보험제도는 더욱 중요한 비중을 차지한다. 노인인구의 증가는 인간수명의 증가라는 긍정적인 부분도 있지만, 노인인구 증가에 따른 노동인구의 감소문제, 가정에서 노인의 역할과 위치의 축소문제, 과도한 부양책임의 문제, 노인들의 경제적 어려움에 따른 노후생활 문제, 핵가족화와 맞벌이 부부의 증가로 인한 노인부양이라는 사회적 문제도 발생하고 있다. 이와 같은 사회적 문제에 대처하고자 2008년 7월 1일부터 장기요양보험제도가 시행되었으며 이에 따라 요양보호사는 새로운 직업으로 많은 관심을 받고 있다.

　국민건강보험공단은 2020년도 노인장기요양보험제도 국민 인식조사를 진행하였으며, 2008년 시행된 노인장기요양보험제도에 대한 전반적인 서비스가 2014년 조사 이후 가장 높은 만족도인 91.5%를 기록하였다. 발표에 따르면 응답자 중 40.2%는 '매우 만족', 51.3%가 '만족'으로 긍정적으로 평가해 전년 대비 7.4p 상승했다. 특히 제도 필요성에 대해 '필요하다'라는 응답이 무려 94.3%로 매우 높게 집계되었으며 본인의 가족은 물론 국민 모두에게 필요한 제도라고 인식하고 있을 정도로 제도 도입에 대해 긍정적으로 평가하고 있다. 이러한 제도의 중심에는 요양보호사가 있으며 요양보호사에 대한 사회적 요구는 지속적으로 증가할 것이라고 예상된다. 이에 따라 요양보호사의 직무 능력 향상과 교육의 질을 높이고자 국가는 지난 2010년도부터 요양보호사 국가자격시험제도를 도입하였다.

　본 교재는 최신 출제 경향에 맞춘 요양보호사 시험을 대비하기 위한 최종 문제집으로서 보건복지부 요양보호사 표준교재에서 발췌한 무한반복 빈출문제 1000선을 수록함으로써 수험생이 각 과목별 꼭 알아두어야 할 핵심내용을 빠짐없이 짚어보도록 구성하였다. 예비 요양보호사는 소정의 교육기관에서 320시간을 이수하고 공통 표준교재와 본 교재인 실전모의고사를 반복하여 풀어본다면 충분히 합격할 수 있을 것이다.

　예비 요양보호사님들은 본 교재를 통해 자신감 있게 자격증 시험에 임하기를 바라며 수험생 여러분들의 합격을 진심으로 기원한다.

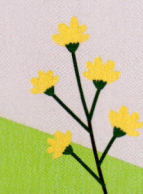

[요양보호사 CBT 시험 내용]

■ CBT 시험방식

• 시험횟수: 상시 시행

　일 년 중 언제든 시험이 가능한 상시 시험으로, 시험 일정이 따로 공지되지 않고 국시원 홈페이지
(www.kuksiwon.or.kr)를 통해서 수시로 확인

• 시험방식: 컴퓨터 시험(CBT)

　운전면허 시험처럼 컴퓨터 화면을 보면서 문제를 읽고 답을 클릭하여 문제를 푸는 CBT(Computer
Based Test) 방식

CBT(Computer Based Test)

• 컴퓨터(데스크톱PC, 노트북 등)를 활용하여 시험의 진행, 채점, 성적관리 등을 할 수 있는 유선
네트워크 기반의 시험방식
• 동영상, 소리 등이 포함된 멀티미디어 문항의 출제 가능
• 국시원 홈페이지(www.kuksiwon.or.kr)에서 직접 CBT 체험 가능

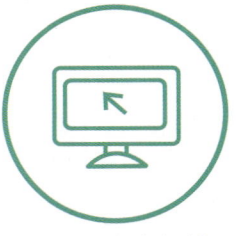

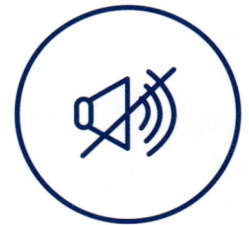

OMR 답안 마킹 없음　　　　시험시간 안내방송 없음　　　　시험 종료 시 답안 자동 제출
PC에서 바로 답안 선택　　PC에서 남은 시험시간 실시간 표시　시험 종료 10분 전, 5분 전 팝업창 안내

■ 교육시간과 실습과정

• 교육시간: 320시간

　치매전문교육과 인성교육이 포함된 총 320시간의 실습과정

• 실습과정: 전면 현장실습

　요양보호사의 현장 실무 과정에서 활용할 수 있는 전면 현장실습

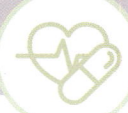 # 요양보호사 안내

1. 요양보호사의 정의

일상생활을 혼자서 수행하기 어려운 노인 등에게 양질의 요양서비스를 제공하는 업무를 수행하는 자로서 국가공인요양보호사 자격을 취득한 요양보호전문가를 말한다.

2. 요양보호사 자격의 목적

① 요양전문인력 양성을 통해 질 높은 요양서비스를 제공한다.
② 전문 인력 양성 및 교육체계 구축을 통해 노인장기요양보험제도의 성공적 도입과 노후 생활
보장 및 복지수준을 높인다.

3. 요양보호사 자격요건

누구나 자격 취득 가능하며, 지정된 교육기관에서 소정의 교육과정을 이수하여야만 자격시험에 응시 가능하다. 국가자격 취득자(사회복지사, 간호사 등)는 교육시간 감면 혜택이 있다.

4. 요양보호사 자격증 취득과정

교육신청(자격취득 희망자 → 요양보호사 교육기관)

▼

교육이수(교육수료 증명서류 발급: 기관 → 교육생)

▼

자격시험응시

▼

자격증 교부신청(합격자 → 국시원)

▼

자격증 검정(국시원에 위탁)

▼

자격증 교부

5. 응시자격

① 노인복지법 제39조의 3에 따른 요양보호사를 교육하는 교육기관에서 소정의 교육과정을 이수해야 한다.

② 응시원서 접수 당시 요양보호사 교육기관에서 교육과정이 진행 중에 있는 경우에는 시험일 이전까지 교육과정을 이수한 경우 시험에 응시할 수 있다.

③ 시험 합격 이후 자격증 발급을 위한 요양보호사 교육수료증명서, 실습확인서를 시·도에 제출하여 교육과정 이수 여부를 판단 받게 되며, 시험일 이전에 교육과정을 이수하지 않은 것으로 확인되면 합격이 취소된다.

6. 교육시간 및 교육대상자 구분

① 교육시간

구분		이론	실기	실습	총시간
신규자		126	114	80	320
경력자	기타 일반	80	40	40	160
	요양/재가	80	40	20	140
	요양+재가	80	40	0	120
국가자격 (면허)소지자	간호사	26	6	8	40
	사회복지사	32	10	8	50
	물리치료사, 작업치료사, 간호조무사	31	11	8	50

② 경력자 기준

• 경력증명발급기관에서 생활지도원, 유급가정봉사원, 간병인 등 간병요양관련 종사자로 경력이 1년 이상(1,200시간 이상인 자) 인정되는 자

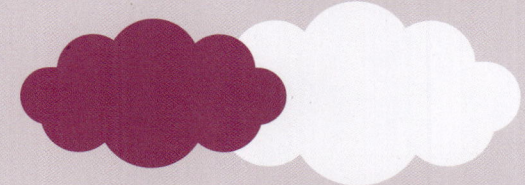

- 경력은 기간(1년 이상)과 시간(1,200시간 이상)이 동시에 충족되어야 함
- 감면내용
  - 일반 : 실기 및 실습시간 각각 50% 감면
  - 노인요양시설에서 1년 이상(1,200시간 이상) 근무한 자 : 시설실습 전체면제
  - 재가노인복지시설에서 1년 이상(1,200시간 이상) 근무한 자 : 재가실습 전체면제
  - 노인요양시설 및 재가노인복지시설에 각각 근무한 경력자는 실습 전체면제

7. 수료기준

① 교육생이 이론교육·실기교육 및 현장실습을 각각 8할 이상 출석하고, 현장실습 평가기준에 적합한 때에 교육과정의 이수로 인정한다.
② 교육대상자 중 출석기준은 충족하였어도 현장실습 평가기준에 미달한 경우에는 교육을 이수하지 못한다.
③ 현장실습 평가결과는 요양보호사교육기관에서 발급한 교육수료증명서에 표기되어야 한다.

8. 응시원서 접수

① 응시원서 접수 준비사항
- 회원가입 등
  - 회원가입: 약관 동의(이용약관, 개인정보 처리지침, 개인정보 제공 및 활용)
  - 아이디 / 비밀번호: 응시원서 수정 및 응시표 출력에 사용
  - 연락처: 연락처1(휴대전화번호), 연락처2(자택번호), 전자 우편 입력
  - ※ 휴대전화번호는 비밀번호 재발급 시 인증용으로 사용됨
- 응시원서: 요양보호사 자격시험 홈페이지 [원서접수]─[응시원서 접수]에서 직접 입력
  - 실명인증: 성명과 주민등록번호를 입력하여 실명인증을 시행. 외국국적자는 외국인 등록증이나 국내거소신고증 상의 등록번호사용
  - 금융거래 실적이 없을 경우 실명인증이 불가능함. 코리아 크레딧뷰로(02-708-1000)에 문의 공지사항 확인

※ 원서 접수 내용은 접수 기간 내 홈페이지에서 수정 가능(주민등록번호, 성명 제외)
• 사진파일: jpg 파일(컬러), 276x354픽셀 이상 크기, 해상도는 200dpi 이상

② 응시수수료 결제
• 결제 방법: [응시원서 작성 완료] → [결제하기] → [응시수수료 결제] → [온라인계좌이체
/ 가상계좌이체 / 신용카드 / 간편결제 / 감면 자격확인] 중 선택
• 마감 안내 : 인터넷 응시원서 등록 후, 접수 시간에 따른 결제 마감시간까지 결제하지 않았
을 경우 미접수로 처리
• 접수시간에 따른 응시원서 작성 및 결제 가능 시간

구분	14:59:59초까지 접수	15:00부터 접수
개인	당일 24시 까지 결제	익일 12시까지 결제
단체	당일 24시까지 배정 및 결제	익일 12시까지 배정 및 결제
비고	가상계좌 결제의 경우, 당일 24시까지 결제	

※ 해당 시간까지 결제를 하지 못하는 경우 시험일자/장소 예약이 해제됩니다.
※ 감면 대상자는 '감면 자격확인 및 별도 신청기간'을 요양보호사 자격시험 홈페이지
–[원서접수]–[응시수수료 감면]에서 확인 후 신청

③ 접수결과 확인
• 요양보호사 자격시험 홈페이지 –[응시 원서접수]–[응시원서 접수결과] 메뉴
• 영수증 발급: https://www.easypay.co.kr → [고객직지원] → [결제내역 조회] →
[결제수단 선택] → [결제정보 입력] → [출력]

④ 응시원서 기재사항 수정
• 방법: 요양보호사 자격시험 홈페이지 [응시원서 접수] – [응시원서 수정] 메뉴
• 기간: 시험 시작일 하루 전까지만 가능
• 수정 가능 범위
– 응시원서 접수 1일전까지: 성명, 주민등록번호를 제외한 나머지 항목 주소, 전화번호, 전

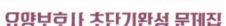

자 우편 등

- 응시원서 접수 후 시험일 7일전까지 : 시험일자/장소
- 단, 성명이나 주민등록번호는 개인정보(열람, 정정, 삭제, 처리정지) 요구서와 주민등록초본 또는 기본증명서, 신분증 사본을 제출하여야만 수정이 가능
  ※ (국시원 홈페이지 [시험정보]–[서식모음]에서 개인정보(열람, 정정, 삭제, 처리정지) 요구서 참고

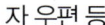

⑤ 응시표 출력

- 방법: 요양보호사 자격시험 홈페이지 [마이페이지]–[응시원서 관리]–[응시표출력]
- 기간: 응시원서 접수 완료부터 시험 당일 까지 가능
- 기타: 흑백으로 출력하여도 관계없음

⑥ 유의사항: 원서 사진 등록

- 모자를 쓰지 않고, 정면을 바라보며, 상반신만을 6개월 이내에 촬영한 컬러사진
- 응시자의 식별이 불가능할 경우, 응시가 불가능할 수 있음
- 셀프 촬영, 휴대전화기로 촬영한 사진은 불인정
- 기타: 응시원서 작성 시 제출한 사진은 면허(자격)증에도 동일하게 사용
  ※ 자격 사진 변경: 자격교부 신청 시 변경사진, 개인정보(열람, 정정, 삭제, 처리정지) 요구서, 신분증 사본을 제출하면 변경 가능

9. 시험과목

시험종별	시험 과목 수	문제수	배점	총점	문제형식
필기	1	35	1점 / 1문제	35점	객관식 5지선다형
실기	1	45	1점 / 1문제	45점	객관식 5지선다형

10. 시험시간표

구분	시험과목 (문제수)	시험형식	입장시작 시간	입장완료 시간	중도퇴실 가능시간	시험시간
오전	1. 요양보호론(필기시험) (35) (요양보호개론, 요양보호관련 기초 지식, 기본요양보호각론 및 특수요양보호각론) 2. 실기시험 (45)	객관식	컴퓨터시험: 09:20~ 지필시험: 08:20~	컴퓨터시험: 09:40~ 지필시험: 09:30~	11:00	10:00 ~ 11:30 (90분)
오후	1. 요양보호론(필기시험) (35) (요양보호개론, 요양보호관련 기초 지식, 기본요양보호각론 및 특수요양보호각론) 2. 실기시험 (45)	객관식	컴퓨터시험: 12:50~ 지필시험: 12:30~	컴퓨터시험: ~13:10 지필시험: ~13:00	14:30	13:30 ~ 15:00 (90분)

11. 응시자 유의사항

① 시험문제 및 정답지는 응시자를 대상으로 시험일로부터 5일간 공개한다.

② 응시자는 시험일 오전 09:30까지 해당 시험실의 지정된 좌석에 앉아야 한다.

③ **응시자 준비물**: 응시표, 신분증, 필기도구(컴퓨터용 흑색 수성사인펜은 지급함)

④ 신분증을 지참하지 않은 자는 시험에 응시할 수 없다.

⑤ **신분증의 범위**: 주민등록증(주민등록증 발급신청 확인서 포함), 운전면허증, 여권, 청소년 증, 장애인등록증(장애인복지카드)

⑥ 응시표를 분실한 경우, 시행본부에서 응시번호만 확인된 경우에도 시험에 응시할 수 있으나 신분증은 반드시 지참해야 한다.

⑦ OMR 답안카드의 작성은 반드시 컴퓨터용 흑색 수성사인펜만을 사용해야 하며, 기타 필기도구(연필, 적색 펜 등)를 사용할 경우 해당 문제는 '0점' 처리된다.

⑧ 답란을 잘못 표기하였을 경우에는 OMR 답안카드를 교체하여 작성하거나, 수정테이프를 사용하여 답란을 수정할 수 있다.

⑨ 수정테이프를 사용하여 답란을 수정한 경우 반드시 수정테이프가 떨어지지 않게 손으로

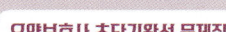

눌러주어야 한다.

⑩ 수정테이프가 아닌 수정액 또는 수정스티커를 사용할 수 없다.

⑪ OMR 답안카드에 교시, 문제유형, 성명, 응시번호 등을 표기하지 않거나 틀리게 표기하여 발생하는 불이익에 대한 책임은 응시자에게 있다.

⑫ 실기시험은 필기형 OMR 답안카드로 작성하므로 별도의 준비물이 필요하지 않다.

⑬ 시험 중에는 어떠한 전자장비(휴대전화기, mp3, 전자사전, 스마트시계(밴드), 이어폰, 태블릿 PC 등)도 소지 또는 사용할 수 없으며, 발견될 시에는 부정행위로 처리될 수 있다.

⑭ 시험시간 중에는 퇴실하지 못하며 불가피한 경우 화장실을 이용할 수 있으나 재입실이 불가하다.

⑮ 시험 종료 타종 후에도 답안카드를 계속 기재하거나 제출을 거부하는 경우 해당 교시를 '0점' 처리한다.

⑯ 시험실에는 시계가 있더라도 정확하지 않을 수 있으므로 본인의 시계(계산·통신 등이 가능한 시계 사용불가)를 지참하여야 한다.

⑰ 부정한 방법으로 시험에 응시하거나 동 시험에서 부정행위를 한 자에 대하여는 '노인복지법 시행규칙 제29조의 7'에 의거 그 시험의 응시를 정지시키고 시험을 무효로 한다. '부정행위자'라 함은 다음에 해당하는 자를 말한다.

• 시험 중 타 응시자와 시험과 관련된 대화를 하는 자

• 답안지를 타 응시자와 교환하는 자

• 시험 중에 타 응시자의 답안지 또는 문제지를 엿보고 자신의 답안지를 작성한 자

• 타 응시자를 위하여 답안 등을 알려주거나 엿보게 하는 자

• 시험 중 시험 문제내용과 관련된 물건(컨닝페이퍼, 교재 등을 포함)을 휴대하거나 이를 주고받는 자

• 시험장 내외의 자로부터 도움을 받아 답안지를 작성한 자 및 도움을 준 자

• 사전에 시험문제를 알고 시험을 치른 자

• 타 응시자와 성명 또는 응시번호를 바꾸어 제출한 자

• 대리시험을 치른 자 및 치르게 한 자

- 시험 중에 시험과 관계없는 물품(휴대폰, PDA, 개인전자장비 등)을 휴대하거나 사용하는 자
- 응시원서를 허위로 기재하거나 허위서류를 제출하여 시험에 응시한 자
- 정당한 이유없이 시행본부 또는 감독관의 지시에 불응하여 시험진행을 방해하는 자
- 기타 부정 또는 불공정한 방법으로 시험을 치른 자
- 시험 전·후 또는 시험기간 중에 시험문제, 시험문제에 관한 일부 내용, 답안 등을 다른 사람에게 알려주거나 알고 시험을 치른 행위를 한 자

12. 합격자 발표 및 자격증 교부신청

① 합격자 발표
- 국시원 홈페이지(www.kuksiwon.or.kr) 이용
- 휴대폰 문자(SMS)통보(응시원서 접수 시 휴대폰 연락처 기재자에 한함)

② 자격증 교부신청
- 자격증 교부신청은 위탁 대행을 맡은 국시원 홈페이지를 통해 신청한다.

③ 구비서류
- 요양보호사 자격증 발급 신청서
- 사진 2장(3cm×4cm)
- 요양보호사 교육수료증명서 및 실습확인서
- 자격증 또는 면허증 사본
- 건강진단서(신청접수일 기준으로 6개월 이내에 진단발급된 경우만 인정)

④ 요양보호사 결격사유
- 요양보호사 결격사유에 해당하는 자는 자격증을 교부받을 수 없다. 노인복지법 제39조의 13에 의한 요양보호사 결격사유는 다음과 같다.
- 「정신건강증진 및 정신질환자 복지서비스 지원에 관한 법률」 제3조 제1호에 따른 정신질환자(다만, 전문의가 요양보호사로서 적합하다고 인정하는 사람은 그러하지 아니함)
- 마약·대마 또는 향정신성의약품 중독자

- 피성년후견인
- 금고 이상의 형을 선고받고 그 형의 집행이 종료되지 아니하였거나 그 집행을 받지 아니하기로 확정되지 아니한 사람
- 법원의 판결에 따라 자격이 정지 또는 상실된 사람
- 요양보호사의 자격이 취소된 날부터 1년이 경과되지 아니한 사람

⑤ 답안카드 열람

- 답안카드 열람(필기 시험에 한함)은 응시자 본인이 작성한 답안카드에 한하여 합격자 발표일로부터 90일 이내에 확인 가능
- 답안카드 열람을 위한 방문예약은 희망일 1일 전까지 홈페이지를 통해 신청
- 신청방법 : 국시원 홈페이지 [면허 · 자격 · 증명서] – [답안카드 열람 방문신청]
- 열람방법 : 국시원 별관 2층 고객지원센터 직접 방문
- 홈페이지를 통해 방문예약 후 회신을 받은 응시자는 방문 희망일시에 본인의 신분증을 반드시 지참하여 국시원 별관 2층 고객지원센터에서 '답안카드 열람 신청서'를 작성하시면 신속하게 답안카드 확인이 가능
- 시험문제가 공개되는 시험의 경우 응시자가 직접 본인의 문제지를 지참하여야 하며, 국시원에서는 문제지를 제공하지 않음

> 요양보호사 시험일정 및 방법 등은 시험 주관처의 사정에 따라 변경 가능하므로, 반드시 시험 주관처인 국시원 홈페이지(www.kuksiwon.or.kr)를 참조하시기 바랍니다.

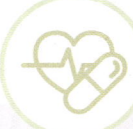

구성과 특징

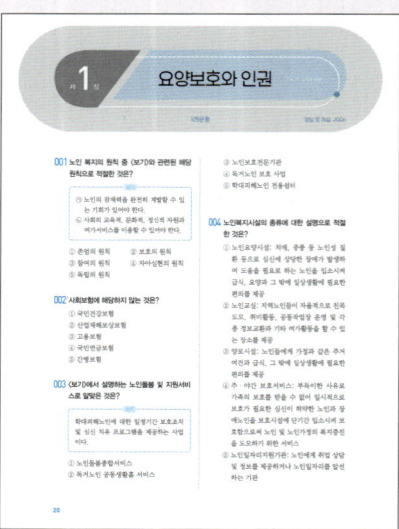

PART 1 과목별 빈출문제

보건복지부 요양보호사 표준교재에서 출제한 무한반복 빈출문제를 과목별로 구성하였습니다.

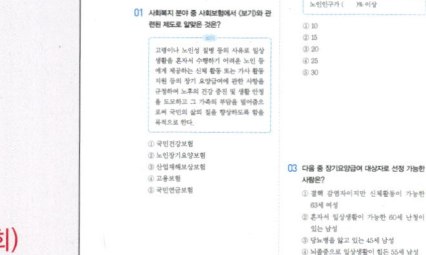

PART 2 실전모의고사(1~5회)

실제 시험과 동일한 동형 모의고사 5회분을 수록하였습니다.

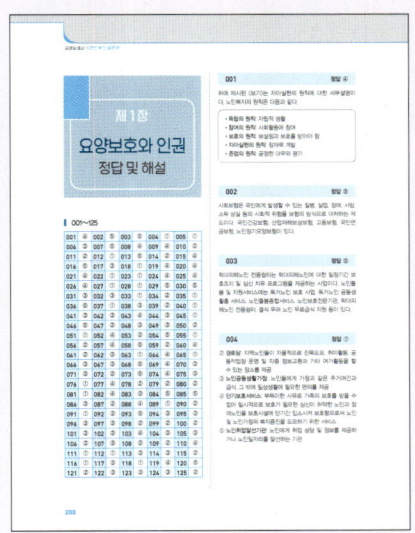

PART 1 과목별 빈출문제 정답 및 해설

빠른 정답 찾기로 문제를 빠르게 채점할 수 있고, 각 문제의 해설을 상세하게 풀어내어 문제와 관련된 개념을 이해하기 쉽도록 하였습니다.

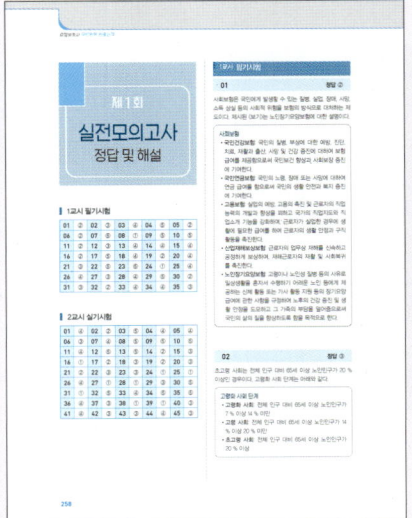

실전모의고사(1~5회) 정답 및 해설

실제 시험과 동일한 형태의 동형 모의고사 5회분에 대한 정답 및 해설을 빠르게 이해할 수 있도록 구성하였습니다.

CONTENTS

PART **1**
과목별 빈출문제

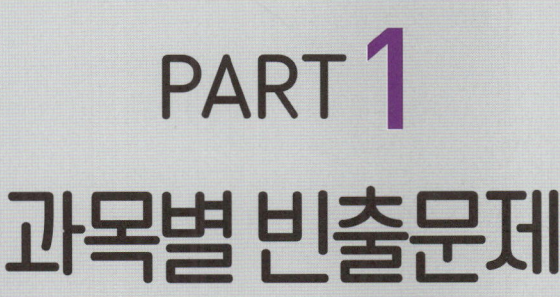

CARE WORKER

제 1 장

요양보호와 인권
CARE WORKER

125문항   정답 및 해설 200p

001 노인 복지의 원칙 중 〈보기〉와 관련된 해당 원칙으로 적절한 것은?

> **보기**
>
> ⊙ 노인의 잠재력을 완전히 계발할 수 있는 기회가 있어야 한다.
> ⓒ 사회의 교육적, 문화적, 정신적 자원과 여가서비스를 이용할 수 있어야 한다.

① 존엄의 원칙   ② 보호의 원칙
③ 참여의 원칙   ④ 자아실현의 원칙
⑤ 독립의 원칙

002 사회보험에 해당하지 않는 것은?

① 국민건강보험
② 산업재해보상보험
③ 고용보험
④ 국민연금보험
⑤ 간병보험

003 〈보기〉에서 설명하는 노인돌봄 및 지원서비스로 알맞은 것은?

> **보기**
>
> 학대피해노인에 대한 일정기간 보호조치 및 심신 치유 프로그램을 제공하는 사업이다.

① 노인돌봄종합서비스
② 독거노인 공동생활홈 서비스
③ 노인보호전문기관
④ 독거노인 보호 사업
⑤ 학대피해노인 전용쉼터

004 노인복지시설의 종류에 대한 설명으로 적절한 것은?

① 노인요양시설: 치매, 중풍 등 노인성 질환 등으로 심신에 상당한 장애가 발생하여 도움을 필요로 하는 노인을 입소시켜 급식, 요양과 그 밖에 일상생활에 필요한 편의를 제공
② 노인교실: 지역노인들이 자율적으로 친목 도모, 취미활동, 공동작업장 운영 및 각종 정보교환과 기타 여가활동을 할 수 있는 장소를 제공
③ 양로시설: 노인들에게 가정과 같은 주거 여건과 급식, 그 밖에 일상생활에 필요한 편의를 제공
④ 주·야간 보호서비스: 부득이한 사유로 가족의 보호를 받을 수 없어 일시적으로 보호가 필요한 심신이 허약한 노인과 장애노인을 보호시설에 단기간 입소시켜 보호함으로써 노인 및 노인가정의 복지증진을 도모하기 위한 서비스
⑤ 노인일자리지원기관: 노인에게 취업 상담 및 정보를 제공하거나 노인일자리를 알선하는 기관

005 노인장기요양보험제도 가입 대상자에 해당하지 않는 것은?

① 병원 입원 중인 55세 남성
② 혈관성치매로 신체 활동이 어려운 45세 여성
③ 결핵으로 신체활동이 어려운 75세 남성
④ 알츠하이머병으로 6개월 이상의 기간 동안 혼자서 일상생활을 수행하기 어려운 55세 남성
⑤ 파킨슨병으로 인해 신체 활동이 어려운 50세 남성

006 〈보기〉는 독거노인 공동생활홈 서비스 대상에 대한 설명이다. 빈칸에 들어갈 알맞은 내용은?

> **보기**
>
> 소득, 건강, 주거, 사회적 접촉 등에 취약한 (   )세 이상의 독거노인

① 55
② 60
③ 65
④ 70
⑤ 75

007 우리나라 국민연금법상 급여의 종류가 다른 것은?

① 노령연금
② 반환일시금
③ 유족연금
④ 장애연금
⑤ 상병보상연금

008 치매단기쉼터 및 치매카페 운영, 치매초기상담 및 치매조기검진, 1:1 사례관리를 수행하는 기관은?

① 노인 건강진단
② 노인보호전문기관
③ 경로당
④ 치매안심센터
⑤ 노인복지관

009 심신의 기능 상태 장애로 일상생활에서 일정 부분 다른 사람의 도움이 필요하며 장기요양 인정 점수가 51점 이상 60점 미만에 해당하는 자는?

① 장기요양 1등급
② 장기요양 2등급
③ 장기요양 3등급
④ 장기요양 4등급
⑤ 장기요양 5등급

010 대상자의 지위, 명예 등을 타인에게 인정받고 싶어하는 것은 매슬로의 기본욕구 5단계 중 어디에 해당하는가?

① 자아실현의 욕구
② 존경의 욕구
③ 사랑과 소속의 욕구
④ 안전의 욕구
⑤ 생리적 욕구

과목별 빈출 문제 **1**

011 요양보호사가 요양보호서비스 제공 시 고려할 사항으로 옳은 것은?

① 대상자가 원하는 모든 서비스를 제공한다.
② 현장 상황에 맞게 서비스를 제공한다.
③ 장소가 바뀌면 서비스 내용을 다르게 제공한다.
④ 대상자 집에 복지용구가 없을 때는 대상자를 돌보지 않는다.
⑤ 대상자의 가족과 의견이 상충될 때는 가족의 의견을 우선시한다.

012 요양보호사의 윤리적 태도로서 친절하고 예의바른 태도에 대해 틀린 설명은?

① 대상자에게 친근한 태도로 반말, 명령어를 사용해도 된다.
② 대상자와 개인적으로 별도의 서비스 계약을 하거나 타 기관에 의뢰하여서는 안 된다.
③ 대상자 앞에서 나태하거나 피곤한 모습을 보이지 않는다.
④ 대상자와 자신의 시선을 맞추고 내려다보지 않는다.
⑤ 대상자를 방문하였을 때 대상자가 없으면 방에 들어가지 않는다.

013 근골격계 질환의 종류 중 어깨 통증에 대한 설명으로 적절한 것은?

① 골프를 치는 사람에게 주로 발생한다고 하여 골프 엘보라고도 한다.
② 몸의 절반 정도가 둔감한 느낌이 들 때가 있으며 팔에 힘이 빠진다.
③ 현기증, 어지럼증과 같은 두통이 있다.
④ 테니스 선수들에게 많이 발생한다고 하여 테니스 엘보라고도 한다.
⑤ 손과 팔을 등 뒤로 돌릴 때 아프다.

014 요양보호사의 근골격계 질환 예방 중 초기치료에 대한 설명으로 적절하지 않은 것은?

① 휴식: 외상을 조절하고 조직의 추가적인 손상을 막기 위해 휴식이 필요
② 올리기: 손상 부위를 심장보다 높게 올리는 것은 모세혈관의 압력을 높여 정맥혈 회귀를 감소시키고 부종을 줄여준다.
③ 아픈 부위 고정: 주변 근육이 이완되고 지지되어 통증과 근육경련이 감소된다.
④ 약물: 통증과 부종이 있는 경우 의사의 처방에 따라 진통제나 근육이완제 등의 약물을 복용하기도 한다.
⑤ 냉찜질: 손상 후 초기치료(급성기 3일 정도)에 좋으며, 얼음주머니는 2시간마다 20~30분씩 사용한다.

015 노인의 자산을 노인의 동의없이 사용하거나 부당하게 착취하여 이용하는 행위는 어디에 해당되는가?

① 신체적 학대
② 언어 · 정서적 학대
③ 성적학대
④ 재정적 학대
⑤ 방임

016 노인학대 유형 설명으로 바르게 연결된 것은?

① 정서적 학대: 노모를 시설에 맡기고 연락이 되지 않는다.
② 유기: 외출을 시키지 않는다.
③ 자기방임: 비웃거나 조롱한다.
④ 재정적 학대: 노인에게 필요한 물품을 제공하지 않는다.
⑤ 방임: 고장 난 보청기, 금이 간 안경을 끼고 있다.

017 다음 제시문을 읽고 요양보호사의 권리를 보장하는 법으로 옳은 것은?

> 서비스 지원 중 요양보호사가 보호자에게 폭언 및 신체폭력의 위협을 받아 안전상의 이유로 업무를 중단했을 시, 장기요양기관장은 요양보호사에게 해고를 하거나 그밖에 불리한 처우를 하여서는 안 된다.

① 노인장기요양보험법
② 산업재해보상보험법
③ 산업안전보건법
④ 노인복지법
⑤ 근로기준법

018 대상자가 요양보호사에게 언어적 성희롱을 하는 행위는?

① 음탕하고 상스러운 이야기를 한다.
② 특정부위를 과도하게 많이 노출한다.
③ 엉덩이와 배를 만지려고 한다.
④ 갑자기 입맞춤을 하며 껴안는다.
⑤ 음란한 그림을 보여주려고 한다.

019 요양보호사의 직업윤리로 옳은 것은?

① 근무 중에 발생한 사고는 가족에게 먼저 알린다.
② 업무와 관련하여 대상자의 가족과는 경계를 둔다.
③ 노인학대가 확실한 경우에만 보고한다.
④ 대상자와 대화할 시 항상 존댓말을 사용한다.
⑤ 학대받고 있다고 의심되면 동료와 해결한다.

020 다음 그림과 같은 동작을 취할 때 손바닥과 손가락이 저리고 손의 감각이 저하되는 증상이 나타나는 근골격계 질환은?

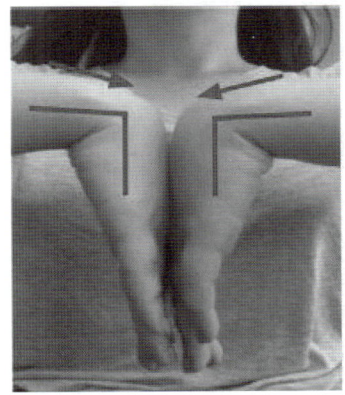

① 팔꿈치 외측상과염
② 팔꿈치 내측상과염
③ 손목 삠
④ 수근관 증후군
⑤ 만성관절염

021 요양보호업무에서 건강위험 요인이 아닌 것은?

① 대상자와 가족의 폭언
② 직업성 스트레스
③ 직업성 감염
④ 운동으로 인한 체력 소모
⑤ 교대근무

022 독감(인플루엔자)의 원인으로 적절한 것은?

① 기침이나 재채기를 할 때 분비되는 호흡기 비말을 통해 전파
② 세균성 혹은 바이러스성 감염
③ 노화에 따른 폐기능 감소
④ 갑작스러운 온도나 습도 차이
⑤ 스테로이드와 같은 면역 억제제 사용

과목별 빈출 문제 1

023 요양보호사가 노로바이러스 장염에 걸렸을 때 관리법으로 옳은 것은?

① 증상 회복 후 최소 2~3일간 음식조리에 참여하지 않는다.
② 노로바이러스 관련 예방접종을 한다.
③ 마스크 및 장갑, 모자 등을 착용한 후 업무를 지속한다.
④ 개인 위생을 철저히 하고 어패류 등은 반드시 날 것으로 먹는다.
⑤ 노로바이러스는 전파가 잘 되지 않으므로 증상이 약한 경우에는 모든 업무에 참여해도 된다.

024 요양보호사가 설거지를 하고 있는데 대상자가 갑자기 엉덩이를 만지는 경우 대처방안으로 옳은 것은?

① 경찰서에 신고한다고 말한다.
② 모른 척 넘어가며 설거지를 마무리한다.
③ 서비스를 그 즉시 중단한다.
④ "이러시면 안 됩니다."라고 단호히 거부 의사를 표현한다.
⑤ 시설장에게 대상자 교체를 요청한다.

025 요양보호사가 요양시설에서 서비스를 제공할 때 주의해야 할 사항으로 옳은 것은?

① 대상자의 활력징후를 매일 체크하여 파악한다.
② 대상자로부터 서비스에 대한 물질적 보상을 받아도 된다.
③ 대상자에게 도움을 수시로 제공하는 수직적 관계임을 인식한다.
④ 응급상황이 발생하면 신속히 응급처치를 시행한다.
⑤ 학대받는 상황이 발견되면 스스로 문제를 해결한다.

026 요양보호사가 자기관리를 위한 스트레칭 시 주의사항을 옳은 것은?

① 동작은 반복해서 빠르게 실시한다.
② 통증을 느낄 정도의 강도로 실시한다.
③ 스트레칭된 자세로 2~3초간 유지한다.
④ 호흡은 편안하고 자연스럽게 한다.
⑤ 동작과 동작 사이에 45초간 휴식을 취한다.

027 요양보호서비스 분류 중 〈보기〉에 해당하는 서비스로 옳은 것은?

> **보기**
>
> 관찰 및 측정, 투약 및 주사, 호흡기 간호, 의사진료 보조, 그 밖의 처치

① 간호처지서비스
② 기능회복훈련서비스
③ 응급서비스
④ 신체활동지원서비스
⑤ 개인활동지원서비스

028 요양보호사가 담당하고 있는 대상자의 학대 사실을 알았다면 이때 신고해야 할 곳은?

① 노인보호전문기관
② 주민자치센터
③ 중앙응급의료센터
④ 건강가정지원센터
⑤ 노인복지회관

029 특별현금급여 중 수급자가 노인전문병원 또는 요양병원에 입원했을 때 지급되는 현금급여는?

① 가족요양비
② 특례요양비
③ 특례간병비
④ 가족부양비
⑤ 요양병원간병비

030 〈보기〉에서 설명하는 노인신체의 일반적 변화로 알맞은 것은?

> **보기**
>
> 만성질환이 있는 노인은 다른 합병증이 쉽게 올 수 있어 사소한 원인으로도 중증에 이를 수 있다.

① 면역능력의 저하
② 잔존능력의 저하
③ 세포의 노화
④ 비가역적 진행
⑤ 회복능력의 저하

031 노인의 성 변화로 옳지 않은 것은?

① 여성 노인은 성관련 기관이나 조직의 기능이 위축되고, 생리적 반응이 감퇴한다.
② 여성 노인은 신체적 어려움이 수반됨에도 불구하고 성적 욕구는 유지한다.
③ 남성 노인은 테스토스테론 생산의 증가가 이루어진다.
④ 남성 노인은 발기부전을 초래할 수 있다.
⑤ 남성 노인은 사정에 대한 두려움이 생길 수 있다.

032 노인의 정신적 문제요인 중 옳지 못한 것은?

① 공공시설 수용 및 의존성에 대한 위험 증가 – 변화에 따른 자기보호 능력 손상
② 사망에 대한 인식 증가 – 동료 사망자 수 증가
③ 취약성 증가 – 재정, 건강, 친구의 부족
④ 사망 – 친구, 가족, 중요한 지지자
⑤ 퇴직 – 역할, 수입, 목적감각 상실

033 현대사회의 삶의 만족도를 결정하는 중요한 요인으로 자리 잡은 것은?

① 노년기의 부부관계
② 중년기의 부부관계
③ 고부 간의 관계
④ 형제, 자매와의 관계
⑤ 부모, 자식과의 관계

034 노화에 따른 미각의 변화로 옳은 것은?

① 짠맛의 감지 증가
② 미각의 역치 증가
③ 단맛의 감지 증가
④ 신맛의 감지 감소
⑤ 쓴맛의 감지 동일

035 노화에 따른 청각의 변화로 옳은 것은?

① 고막이 두꺼워진다.
② 귓바퀴가 축소된다.
③ 청력 자체는 변화가 없다.
④ 이관은 내측으로 넓어진다.
⑤ 외이도의 건조증이 감소한다.

036 등급판정기준에 따라 1차 판정결과를 심의하여 장기요양 등급을 최종 판정하는 기구는?

① 한국안전보건평가원
② 장애판정위원회
③ 건강보험심사평가원
④ 장기요양위원회
⑤ 등급판정위원회

037 장기요양 신청 절차 중 방문조사를 담당하는 인력으로 옳은 것은?

① 공단소속 직원
② 지방 의사회 소속 의사
③ 시장
④ 사회복지공무원
⑤ 구청장

038 노인복지가 추구하는 목적으로 옳은 것은?

① 의존상태 유지
② 공공부조
③ 자아실현의 욕구 충족
④ 문화적 공존
⑤ 협력과 상생

039 다음은 장기요양인정 절차이다. (   )안에 들어갈 단계는?

```
1. 신청
2. 방문조사
3. 방문조사결과에 따른 1차 판정
4. 의사소견서 제출예외자 통보
5. 의사소견서 제출
6. (                    )
7. 등급판정
```

① 서비스 제공 절차 수립
② 등급판정위원회 개최
③ 목표계획
④ 사례검토
⑤ 건강상태의 확인

040 요양보호사의 직업윤리 원칙에 대한 설명으로 옳지 않은 것은?

① 대상자가 학대를 받아도 신고할 의무는 없다.
② 대상자의 가족, 의사, 간호사 등과 적극적으로 협력한다.
③ 대상자의 자기 결정을 최대한 존중한다.
④ 치매노인을 존중하고 친절하고 예의바른 태도로 대한다.
⑤ 가족의 의견과 대상자의 의사를 존중한다.

041 다음 설명에 해당하는 노인 학대 유형은?

> 아들은 아버지를 시설에 입소시킨 후 1년 동안 한 번도 방문하지 않고 자기 부담금 또한 미납하였다.

① 방임
② 자기방임
③ 유기
④ 정서적 학대
⑤ 경제적 학대

042 요양보호사의 작업 관련 근골격계 원인 중 작업자 요인에 해당하는 것은?

① 무리한 힘의 사용
② 정적인 자세
③ 작업 습관
④ 반복적 동작
⑤ 정신 심리 상태

043 어깨 통증을 호소하는 대상자를 관찰하는 법으로 옳은 것은?

① 호흡곤란을 겪고 있는지 살펴본다.
② 배변상태를 점검한다.
③ 피부상태를 확인한다.
④ 관절의 가동 범위를 관찰한다.
⑤ 흉통의 유무를 살펴본다.

044 요양보호사가 업무수행을 할 시 근골격계 질환을 예방하기 위한 방법으로 옳은 것은?

① 물건이나 대상자를 이동 시에는 작은 근육을 사용한다.
② 물체는 최대한 몸 멀리 위치하도록 하여 들어올린다.
③ 물건을 든 상태에서 방향을 바꿀 때 허리를 돌리지 않고 발을 움직여 조절한다.
④ 물건을 양손으로 들어 올릴 때 다리가 아닌 허리를 펴서 들어 올린다.
⑤ 허리를 굽히고 무릎을 펴서 몸의 무게 중심을 높인다.

045 요양보호사가 양손으로 물건을 들어 올릴 때의 방법으로 옳은 것은?

① 허리를 펴고 무릎을 굽혀 몸의 무게중심을 낮추고 지지면을 넓힌다.
② 허리를 굽힌 상태에서 들어올린다.
③ 물건을 든 상태에서 방향 전환할 때 허리를 굽히며 조절한다.
④ 물건을 최대한 몸에서 멀리 위치한 상태에서 들어올린다.
⑤ 무릎을 펴서 들어올린다.

046 사회복지 분야 중 생활 유지 능력이 없거나 생활이 어려운 국민의 최저생활을 보장하고 자립을 지원하는 제도는?

① 최저임금보장제
② 사회서비스
③ 사회보험
④ 사회관계망서비스
⑤ 공적부조

047 노인 복지의 원칙 중 〈보기〉와 관련된 해당 원칙으로 적절한 것은?

〈보기〉

⊙ 사회에 통합되어야 하고, 노인복지정책의 형성과 시행에 적극적으로 참여하며, 지식과 기술을 젊은 세대와 공유하여야 한다.
ⓛ 지역사회를 위한 봉사 기회를 갖고 개발하며, 흥미와 능력에 맞는 자원봉사자로서 활동할 수 있어야 한다.
ⓒ 노인들을 위한 사회운동을 하고 단체를 조직할 수 있어야 한다.

① 자아실현의 원칙   ② 참여의 원칙
③ 보호의 원칙   ④ 독립의 원칙
⑤ 존엄의 원칙

048 노인 사회활동 및 여가활동 지원으로 적절하지 않은 것은?

① 노인일자리 및 사회활동
② 경로당
③ 노인 건강진단
④ 노인자원봉사
⑤ 노인복지관

049 장기요양 급여 중 재가급여의 내용으로 적절하지 않은 것은?

① 방문요양: 수급자의 가정 등을 방문하여 신체활동 및 가사활동 등을 지원하는 장기요양
② 방문간호: 간호사 등이 의사, 한의사, 치과의사의 방문간호지시서에 따라 수급자의 가정 등을 방문하여 간호, 진료의 보호, 요양에 관한 상담 또는 구강위생 등을 제공하는 장기요양급여

③ 주 · 야간보호: 수급자를 일정기간 동안 장기요양기관에 보호하여 신체활동 지원 및 심신기능의 유지 · 향상을 위한 교육 · 훈련 등을 제공하는 장기요양급여
④ 기타재가급여: 수급자의 일상생활, 신체활동 지원에 필요한 용구를 제공하거나 가정을 방문하여 재활에 관한 지원 등을 제공하는 등의 장기요양급여
⑤ 방문목욕: 목욕설비를 갖춘 장비를 이용하여 수급자의 가정 등을 방문하여 목욕을 제공하는 장기요양급여

050 등급외자의 신체 및 인지 상태에서 등급외 B형에 해당하는 것은?

① 복지관 이용이 불가능하다.
② 실내 이동은 자립, 실외 이동도 자립 비율이 높다.
③ 신체기능이나 인지기능에 문제가 있어서 혼자서 일상생활이 불가능하다.
④ 만성관절염을 겪을 확률이 낮다.
⑤ 장기요양인정점수가 45점 이상~51점 미만인 자이다.

051 요양보호사의 법적 · 윤리적 책무로 옳은 것은?

① 제공된 요양보호 서비스 내용은 정확하게 기록한다.
② 대상자 가족 또는 대상자와 금전적 거래는 때때로 해도 된다.
③ 제공한 서비스일지는 주 2회 기록한다.
④ 서비스 방법이 확실하지 않을 때는 동료에게 물어보고 진행한다.
⑤ 추가 서비스를 요구할 시 요양보호사가 임의대로 들어준다.

052 다음에서 설명하는 노인 학대 유형은?

> • 계절에 맞지 않는 낡고 더러운 의복을 입고 있다.
> • 가스, 수도, 전기, 난방이 단절되었다.
> • 금이 간 안경을 끼고 있으며 지팡이는 닳아 제대로 쓰지 못하고 있다.

① 재정적 학대   ② 유기
③ 자기방임   ④ 방임
⑤ 정서적 학대

053 노인장기요양인정 신청 및 판정 절차에 대한 설명으로 옳은 것은?

① 장기요양인정의 유효기간은 최소 6개월 이다.
② 65세 미만 대상자는 의사소견서를 첨부 하여 공단에 신청한다.
③ 판정은 신청서를 제출한 날부터 90일 이 내에 완료한다.
④ 등급판정 신청은 대상자의 친구가 신청해 도 된다.
⑤ 장기요양인정점수가 85점 이상이면 장기 요양 1등급에 해당한다.

054 노인돌봄종합서비스에 해당하는 것을 모두 고른 것은?

> 가. 놀인돌봄기본서비스
> 나. 방문서비스
> 다. 치매가족지원서비스
> 라. 각종 보건·복지서비스
> 마. 단기가사서비스

① 가, 나   ② 가, 다, 마
③ 나, 다   ④ 나, 다, 라
⑤ 나, 다, 마

055 사회복지와 관련된 욕구 중 〈보기〉와 관련된 욕구로 적절한 것은?

> 보기
>
> 인간 욕구 중에서도 누구에게나 공통적으 로 나타나며, 필수적인 것들의 최저 수준 에 적용되는 욕구이다.

① 기본 욕구   ② 안전의 욕구
③ 인간 욕구   ④ 사회적 욕구
⑤ 자아실현의 욕구

056 노화에 따른 소화기계의 변화에 대한 설명으 로 옳은 것은?

① 지방 흡수력이 증가한다.
② 간 기능이 감소하여 약물의 대사와 제거 능력이 저하된다.
③ 미각의 둔화로 쓴맛과 단맛에 둔해진다.
④ 구강 → 인후 → 식도 → 대장 → 소장 → 직장 → 위 → 항문 순으로 음식을 받아들 인다.
⑤ 위는 소화된 영양분을 흡수한다.

057 배우자 사별에 대한 적응 단계 중 사별 이 후 혼자된 사람으로서 2단계 증상으로 옳은 것은?

① 상실감
② 우울감
③ 개척의지
④ 정체감
⑤ 고독감

058 노인 부모와 따로 살면서 사생활을 지키면서도 빈번하게 상호작용을 할 수 있는 가족의 형태는?

① 빈둥지증후군
② 핵가족
③ 노인부부가족
④ 노인독거가족
⑤ 수정확대가족

059 노부모 부양 방법에 대한 설명으로 옳은 것은?

① 경제적 부양을 가장 중시해야 한다.
② 공적 부양과 사적 부양을 상호 보완적으로 이용한다.
③ 몸이 불편해지면 바로 요양시설로 모신다.
④ 장남이 부양하는 것이 가장 좋은 방법이다.
⑤ 자녀가 전적으로 부양하는 것이 가장 일반적이다.

060 노인의 심혈관계 변화에 대한 설명이 아닌 것은?

① 말초혈관으로부터 심장까지의 혈액순환이 감소한다.
② 기립성 저혈압, 하지에 부종, 정맥류, 치질이 생긴다.
③ 심장의 탄력성이 감소한다.
④ 폐활량의 감소로 쉽게 숨이 차고 콧속의 점막이 건조해진다.
⑤ 최대 심박출량과 심박동수가 감소한다.

061 근골격계 변화에 대한 설명으로 옳지 않은 것은?

① 어깨가 좁아지고 골반이 커진다.
② 팔·다리의 지방은 증가하고 엉덩이와 허리의 피하지방은 감소한다.
③ 근섬유의 수와 크기가 감소하여 근육의 양이 줄어든다.
④ 충격에도 골절되기 쉽다.
⑤ 관절의 활막이 탄력성을 잃고 관절면이 마모되어 염증, 통증, 기형이 초래된다.

062 다음 제시문에서 설명하는 노인의 심리적 특성은?

- 결단이나 행동이 느려지고 매사에 신중해진다.
- 질문이나 문제에 대해 대답을 할지 망설이거나 하지 못하며, 때에 따라서는 중립을 지키고는 한다.

① 우울증 경향의 증가
② 내향성(수동성)의 증가
③ 조심성의 증가
④ 경직성의 증가
⑤ 의존성의 증가

063 요양보호사의 신체손상을 예방하기 위한 방법으로 옳은 것은?

① 무릎을 구부리고 허리를 편다.
② 양발을 붙이고 서서 지지면을 좁힌다.
③ 배에 힘을 빼고 허리를 굽힌다.
④ 대상자를 멀리하여 보조한다.
⑤ 무게중심을 높게 한다.

064 보호의 원칙에 대한 설명이 아닌 것은?

① 사회의 문화적 가치체계에 따라 가족과 지역사회의 보살핌과 보호를 받아야 한다.
② 보호 및 치료 시설에 거주할 때도 기본적 인권과 자유를 누릴 수 있어야 한다.
③ 노인의 자율과 보호를 높이는 사회적, 법률적인 서비스를 이용할 수 있어야 한다.
④ 나이, 성, 인종이나 민족적 배경 등에 상관없이 공정하게 대우받아야 한다.
⑤ 최적의 신체적, 정신적, 정서적 안녕을 유지하거나 되찾도록 도움을 받아야 한다.

065 〈보기〉에서 설명하는 복지시설에 해당하는 것은?

> ──── 보기 ────
>
> 노인여가복지시설로 노인들에 대하여 사회활동 참여욕구를 충족시키기 위하여 건전한 취미생활, 노인건강유지, 소득보장 기타 일상생활과 관련한 학습프로그램을 제공한다.

① 노인교실
② 노인복지관
③ 경로당
④ 양로시설
⑤ 노인요양공동생활가정

066 요양보호 업무 관련 서비스 원칙으로 적절하지 않은 것은?

① 신체활동지원서비스: 대상자의 신체 크기나 질환 상태 등을 고려하여 휠체어를 선택한다.
② 신체활동지원서비스: 세면이나 양치를 도울 때는 대상자가 이동할 수 있는 세면장에서 하는 게 좋다.
③ 일상생활지원서비스: 부득이하게 물건을 옮겨야 하면 대상자의 동의를 구하지 않고 옮겨도 된다.
④ 일상생활지원서비스: 주변정돈을 도울 때 기존에 놓여있던 용품은 요양보호사의 판단으로 다른 곳으로 옮기면 안 된다.
⑤ 방문목욕서비스: 사전에 대상자의 질환상태 확인과 목욕 이후 세심한 관찰과 지원이 필요하다.

067 장기요양보험료 산정 시 60% 경감자의 재가급여 본인일부부담 비율은?

① 2%
② 4%
③ 6%
④ 8%
⑤ 10%

068 가입자인 국민의 노령, 장애, 사망에 대하여 연금 급여를 함으로써 국민의 생활 안전과 복지 증진에 기여하는 사회보험은?

① 노인장기요양보험
② 산업재해보상보험
③ 고용보험
④ 국민건강보험
⑤ 국민연금보험

069 방문요양서비스, 단기보호서비스, 방문목욕서비스는 노인복지시설 유형 중 어느 것에 해당하는가?

① 노인주거복지시설
② 노인의료복지시설
③ 노인여가복지시설
④ 재가노인복지시설
⑤ 노인보호전문기관

070 다음 〈보기〉에서 설명하는 노인학대 예방을 위한 유관기관의 역할로 알맞은 기관은?

> ───보기───
>
> 학대피해노인 및 보호자 또는 학대행위자의 신분조회 요청 등에 대한 협조, 필요시 관계 공무원 또는 노인복지상담원으로 하여금 노인복지 시설과 노인 또는 관계인에 대한 조사, 노인 인권 보호 및 학대 예방 관련 예방 위원회 설치 운영 등

① 보건복지부
② 시 · 도
③ 시 · 군 · 구
④ 노인보호 전문기관
⑤ 노인복지시설

071 요양보호사의 윤리적 태도에 관한 설명으로 맞지 않는 것은?

① 대상자를 하나의 인격체로 존중하는 태도를 갖는다.
② 매사에 약속을 지키며 책임있는 언행과 신뢰받는 활동이 되어야 한다.
③ 대상자에게 자신의 권한을 강조하여 지시해야 한다.
④ 처음 동기를 점검하여 겸손한 태도를 갖는다.
⑤ 대상자 앞에서 나태한 모습을 보이지 않도록 한다.

072 요양보호사 윤리적 태도로 옳은 것은?

① 개인사정으로 방문이 어려울 시 대신 동료에게 개인적으로 부탁한다.
② 방문일정을 변경하면 미리 연락하여 변경한다.

③ 제공해야 할 서비스의 내용과 방법이 확실하지 않다면 요양보호사가 임의로 선택한다.
④ 복지용구를 알선해 준다.
⑤ 자신의 종교와 다를 시 선교를 통해 권유해도 된다.

073 노인장기요양보험 표준서비스 중 일상생활 지원서비스에 해당하는 것은?

① 이동 도움
② 외출 시 동행
③ 식사 도움
④ 의사소통 도움
⑤ 취사

074 다음 보기에 들어갈 알맞은 숫자는?

> 2020년 7월에 1등급 판정을 받고, 2021년 7월에 다시 1등급을 받은 수급자는 (   ) 년 7월에 등급 판정을 받으면 된다.

① 2022   ② 2023
③ 2024   ④ 2025
⑤ 2026

075 노인장기요양보험제도에 대한 설명 중 옳은 것은?

① 보험급여에는 재가, 시설 급여만 있다.
② 등급은 의사가 판정한다.
③ 보험자는 국민건강보험공단이다.
④ 독거노인은 장기요양인정등급이 없어도 수급자가 된다.
⑤ 장기요양인정신청은 사회복지전담공무원만 가능하다.

076 〈보기〉의 설명에 해당하는 장기요양급여는?

> ── 보기 ──
>
> 수급자가 장기요양기관이 아닌 노인요양
> 시설 등의 노인요양시설 등의 기관 또는
> 시설에서 재가급여 또는 시설급여에 상당
> 한 장기요양급여를 받는 경우 수급자에게
> 지급되는 현금급여

① 특례요양비
② 가족요양비
③ 요양병원간병비
④ 시설급여
⑤ 기타재가급여

077 노인의 소화기계 변화로 옳지 않은 것은?

① 당뇨병에 걸리기 쉬워진다.
② 변실금의 발생이 있다.
③ 음식을 씹기 어렵다.
④ 지방 흡수력이 증가한다.
⑤ 간 기능이 감소하여 약물의 대사와 제거
　능력이 저하한다.

078 노화에 따른 심혈관계 특성으로 옳은 것은?

① 혈류량 증폭으로 인한 혈압 저하
② 말초혈관으로부터 심장으로의 혈액순환
　감소
③ 심근섬유의 탄력성 증가
④ 우심방 근육의 감소
⑤ 최대 심박출량 감소와 심장박동수 증가

079 노화에 따른 피부계 변화로 옳은 것은?

① 두피와 얼굴의 털이 감소한다.
② 피부가 건조하고 표피가 얇아진다.
③ 손톱과 발톱이 얇아진다.
④ 피하의 지방층이 늘어 눈꺼풀이 늘어진다.
⑤ 피하지방의 증가로 기온에 둔감하다.

080 고부관계의 변화에 대한 설명으로 바르지 않
은 것은?

① 고부갈등은 현대 우리나라 개인의 심리
　및 정신질환, 노인문제 및 부부문제의 직
　접적인 원인이 된다.
② 현대사회의 고부관계는 육체적 압박이 더
　심하다.
③ 고부갈등은 부부 간의 갈등 및 붕괴 및 가
　족기능의 상실로 이어지고 있다.
④ 전통사회는 며느리의 일방적인 복종과 그
　에 따른 인내만이 미덕으로 알고 감정을
　드러내지 않았다.
⑤ 고부 간의 갈등이란 시어머니와 며느리 사
　이에서 발생하는 갈등과 충돌을 의미한다.

081 현대사회에서의 노년기 가족관계 변화의 특
성으로 옳은 것은?

① 혼자 살거나 노부부끼리 사는 세대가 늘
　고 있다.
② 노년기 부부간 관계의 중요성이 줄어들고
　있다.
③ 빈 둥지 기간이 점차 짧아지고 있다.
④ 고부갈등은 참고 견디는 것이 미덕으로
　여겨진다.
⑤ 핵가족화 현상으로 손자녀와의 관계가 친
　밀해지고 있다.

082 사회적 활동이 감소하고 타인과 만나는 것을 기피하는 등 점증적으로 내향적인 성격이 나타나는 노인의 심리적 특성은?

① 경직성의 증가
② 조심성의 증가
③ 우울증 경향의 증가
④ 수동성의 증가
⑤ 생에 대한 회고의 경향

083 요양보호사의 윤리적 태도로 옳은 것은?

① 대상자와 개인적으로 별도의 서비스 계약을 체결한다.
② 대상자의 요청이 있으면 타 기관에 의뢰한다.
③ 자신의 종교를 선교의 목적으로 강요해서는 안 된다.
④ 업무상 알게 된 사적인 개인정보는 시설장에게 보고한다.
⑤ 사정이 어려운 대상자의 본인부담금은 할인해준다.

084 요통에 대한 설명으로 적절하지 않은 것은?

① 윌리엄 운동과 맥켄지 운동을 통해 완화 가능하다.
② 오랜 시간 앉아 있는 경우 통증이 심하다.
③ 신경이 눌린 부위의 다리에 저린 증상, 감각 이상, 근력 약화가 있다.
④ 등쪽 허리, 골반 부위부터 시작하여 다리로 뻗치는 듯한 통증이 있다.
⑤ 현기증, 어지러움과 같은 두통이 있다.

085 노인의 건강한 노화로 알맞지 않은 것은?

① 지속적으로 뇌에 자극을 줘 기억력과 인지력을 유지한다.
② 유전적, 생활습관적 특징을 살펴 자신에게 맞는 음식과 영양보조식품을 섭취한다.
③ 자신의 질병 유무를 확인하고 신체에 적합한 운동을 지속하여 노화를 늦춘다.
④ 자신감과 역할이 상실되지 않도록 사회적 관계를 유지하고 생산적 활동을 한다.
⑤ 가족, 친구와 갈등을 없애기 위해 최소한의 애정 표현과 의사소통을 한다.

086 우리나라에서 노인복지법이 제정된 연도는?

① 1961년
② 1971년
③ 1981년
④ 1991년
⑤ 1999년

087 노인복지의 원칙(UN, 1991) 중 독립의 원칙으로 적절하지 않은 것은?

① 일할 수 있는 기회를 갖거나 다른 소득을 얻을 수 있어야 한다.
② 변화하는 시대에 자신의 불변하는 능력을 토대로 혁신적으로 적응 가능한 환경에서 살 수 있어야 한다.
③ 적절한 교육과 훈련 프로그램에 접근할 수 있어야 한다.
④ 언제, 어떻게 직장을 그만둘 것인지에 대한 결정에 참여할 수 있어야 한다.
⑤ 노인 본인의 소득은 물론, 가족과 지역사회의 지원을 통하여 식량, 물, 주택, 의복, 건강서비스를 이용할 수 있어야 한다.

088 요양보호서비스 분류 중 〈보기〉에 해당하는 서비스로 옳은 것은?

> **보기**
>
> 외출 시 동행, 일상 업무 대행

① 일상생활지원서비스
② 치매관리지원서비스
③ 신체활동지원서비스
④ 개인활동지원서비스
⑤ 정서지원서비스

089 노인장기요양보험에서 제공하는 표준서비스로 바르게 연결된 것은?

① 일상생활지원서비스 – 청소 및 주변정돈
② 개인활동지원서비스 – 세탁
③ 신체활동지원서비스 – 일상 업무 대행
④ 정서지원서비스 – 외출 시 동행
⑤ 기능회복훈련서비스 – 생활상담

090 다음 〈보기〉에서 설명하는 내용은 어떤 요양보호서비스와 관련된 사례인가?

> **보기**
>
> 혈압이 높은데도 대상자와 가족이 목욕을 희망한다.
> • 대처1: 혈압이 높을 때는 기본적으로 목욕을 하지 않는 것이 좋다는 것을 대상자와 가족에게 설명한다.
> • 대처2: 두통이나 어지럼, 피로감 등 증상이 있는지 관찰하고, 시설장이나 간호사와 상의하여 조치한다.

① 일상생활지원서비스
② 신체활동지원서비스
③ 개인활동지원서비스
④ 정서지원서비스
⑤ 방문목욕서비스

091 가정에서 일상생활을 영위하고 있는 노인으로서 신체적, 정신적 장애로 어려움을 겪고 있는 노인에게 건전하고 안정된 노후를 영위하도록 하는 복지시설은?

① 방문요양서비스
② 단기보호 서비스
③ 노인복지주택
④ 보인보호전문기관
⑤ 주 · 야간 보호서비스

092 다음 〈보기〉에서 설명하는 내용은 어떤 요양보호서비스와 관련된 사례인가?

> **보기**
>
> 외출 시 요양보호사 차량을 이용하려고 한다.
> • 대처1: 사고가 날 경우 요양보호사의 책임이므로 개인 차량을 이용할 수 없음을 설명한다.
> • 대처2: 차량 이용 시 요양보호사가 사고를 예방하기 위해 대상자 옆에 있어야 함을 설명한다.

① 정서지원서비스
② 개인활동지원서비스
③ 일상생활지원서비스
④ 신체활동지원서비스
⑤ 기능회복훈련서비스

과목별 빈출 문제 **1**

093 다음 〈보기〉에서 설명하는 내용은 어떤 요양보호서비스와 관련된 사례인가?

> **보기**
>
> 냉장고 안에 있는 유효기간이 지난 식품을 버리지 못하게 한다.
> • 대처1: 대상자의 허락없이 식품을 처분하지 않으며 대상자와 함께 냉장고 내부를 정리 정돈한다.
> • 대처2: 가족의 지원을 요청하거나 가족이 지켜보는 가운데서 정리한다.

① 신체활동지원서비스
② 기능회복훈련서비스
③ 개인활동지원서비스
④ 시설환경관리서비스
⑤ 일상생활지원서비스

094 다음 중 사회복지의 목적에 해당되지 않는 것은?

① 자립성의 증진
② 사회통합
③ 부의 축적
④ 인간다운 생활보장
⑤ 사회적 평등

095 다음 중 특별현금급여에 해당하는 것으로 옳은 것은?

> 가. 요양병원간병비
> 나. 특례요양비
> 다. 가족요양비
> 라. 방문간호비

① 가, 나
② 가, 라
③ 가, 나, 다
④ 가, 다, 라
⑤ 나, 다, 라

096 다음은 재가급여 종류별 설명이다. 옳게 연결된 것은?

① 단기보호 – 하루 중 일정한 시간 동안 장기요양기관에 보호하여 신체활동 지원 및 심신기능의 유지
② 주·야간보호 – 일정기간 동안 장기요양기관에 보호하여 신체활동 지원 및 심신기능의 유지
③ 방문요양 – 수급자의 가정 등을 방문하여 신체활동 및 가사활동 등을 지원
④ 방문간호 – 수급자의 일상생활, 신체활동 지원에 필요한 용구를 제공하거나 가정을 방문하여 재활에 관한 지원 등을 제공
⑤ 기타재가급여 – 간호사 등이 의사의 방문간호지시서에 따라 수급자의 가정을 방문하여 간호를 제공

097 장기요양기관이 현저히 부족한 지역에 살고 있는 대상자가 아들로부터 방문 요양에 상당하는 장기요양급여를 받았다면 이때 지급되는 특별현금급여는?

① 특례요양비
② 요양병원간병비
③ 가족요양비
④ 재가급여
⑤ 시설급여

098 장기요양급여 산정 시 국가는 보험료 예상 수입액의 몇 %를 부담하는가?

① 15%
② 20%
③ 35%
④ 40%
⑤ 50%

099 일반인의 경우 장기요양보험료 시설급여와 재가급여에 대한 비율은?

	시설급여	재가급여
①	10%	10%
②	20%	15%
③	30%	15%
④	40%	15%
⑤	50%	20%

100 노인의료복지시설에 해당하는 것은?

① 노인복지관
② 노인요양공동생활가정
③ 경로당
④ 노인교실
⑤ 양로시설

101 노인장기요양보험의 보험자로 보험료를 받아 계약 조건에 따라 보험금을 지급하는 곳은?

① 사회복지관
② 보건복지부
③ 국민건강보험공단
④ 시 · 군 · 구
⑤ 국민연금관리공단

102 등급 외 A형, B형에 해당하는 노인에게 목욕서비스 등을 제공하는 기관은?

① 노인보호전문기관
② 종합병원
③ 사회복지관
④ 노인의료복지시설
⑤ 노인주거복지시설

103 시 · 군 · 구가 운영하는 노인 관련 복지사업으로 적절하지 않은 것은?

① 독거노인생활관리사 파견 사업
② 결식 우려 노인 무료급식지원
③ 노인돌봄종합서비스
④ 노인건강관리사업
⑤ 노인일자리 및 사회활동

104 재가노인복지시설이 아닌 것은?

① 주 · 야간보호　　② 방문목욕
③ 노인복지관　　④ 방문요양
⑤ 단기보호

105 노인에게 신체 활동 또는 가사 활동 지원, 노후의 건강 증진 및 생활 안정을 도모하고 그 가족의 부담을 덜어줌으로써 국민의 삶의 질을 향상하도록 하는 사회보험제도는?

① 국민건강보험
② 고용보험
③ 노인장기요양보험
④ 국민연금
⑤ 기초노령연금

106 매슬로의 기본욕구 5단계를 바르게 나열한 것은?

① 생리적 욕구 → 사랑과 소속의 욕구 → 안전의 욕구 → 존경의 욕구 → 자아실현의 욕구
② 생리적 욕구 → 안전의 욕구 → 사랑과 소속의 욕구 → 존경의 욕구 → 자아실현의 욕구

③ 생리적 욕구 → 안전의 욕구 → 존경의 욕구 → 사랑과 소속의 욕구 → 자아실현의 욕구

④ 안전의 욕구 → 생리적 욕구 → 존경의 욕구 → 사랑과 소속의 욕구 → 자아실현의 욕구

⑤ 안전의 욕구 → 사랑과 소속의 욕구 → 생리적 욕구 → 존경의 욕구 → 자아실현의 욕구

107 다음 보기에 들어갈 알맞은 숫자는?

> 2021년 7월에 3등급 판정을 받고, 2022년 7월에 다시 3등급을 받은 수급자는 (　　)년 7월에 등급 판정을 받으면 된다.

① 2023　　② 2024
③ 2025　　④ 2026
⑤ 2027

108 유효기간 갱신 시 갱신결과 직전 등급과 같은 5등급을 판정받은 경우의 장기요양 유효기간으로 옳은 것은?

① 1년　　② 2년
③ 3년　　④ 4년
⑤ 5년

109 등급판정위원회가 가감하여 조정할 수 있는 장기요양인정 유효기간의 범위는?

① 3개월　　② 6개월
③ 9개월　　④ 12개월
⑤ 15개월

110 장기요양인정 판정은 신청서를 제출한 날로부터 며칠 이내에 완료해야 하는가?

① 7일
② 15일
③ 20일
④ 30일
⑤ 40일

111 수급자가 장기요양급여를 받기 위해서는 장기요양기관에 제시하는 서류는?

① 장기요양인정서
② 장기요양보험료 영수증
③ 방문간호지시서
④ 건강보험료 확인서
⑤ 의사소견서

112 대상자의 욕구와 문제를 해결하기 위하여 정보를 수집하고 분석하여 대상자의 상황을 명확하게 하는 것으로 이를 평가할 때는 대상자의 신체적 상황뿐만 아니라 정신 심리 상태, 사회 환경까지 파악해야 하는 것은?

① 욕구평가　　② 모니터링
③ 기능상태평가　　④ 서비스 제공
⑤ 등급판정

113 노인이 되면 나타나는 대표적인 고통 중 사회적 역할 상실로 인한 수입 감소를 나타내는 말은?

① 질병(疾病)　　② 소외(疎外)
③ 빈곤(貧困)　　④ 고독(孤獨)
⑤ 무위(無爲)

114 노인의 신경계 변화로 맞는 것은?

① 정서조절이 안정된다.
② 근육의 긴장과 자극 반응성의 증가로 신체활동이 증가한다.
③ 균형을 유지하는 능력과 신체를 바르게 유지하는 능력이 감소한다.
④ 장기기억은 감퇴하나 단기기억은 대체로 유지된다.
⑤ 감각이 예민해진다.

115 노인의 근골격계 변화에 대한 설명으로 옳지 않은 것은?

① 근섬유의 수와 크기가 감소하여 근육의 양이 줄어든다.
② 어깨와 골반 모두 좁아진다.
③ 근력의 저하로 운동능력이 감소한다.
④ 관절의 활막이 탄력성을 잃고 관절면이 마모되어 염증, 통증, 기형이 초래된다.
⑤ 충격에도 골절되기 쉽다.

116 노화에 따른 소화기계 특성으로 옳은 것은?

① 직장벽의 탄력성이 감소한다.
② 위액과 타액 분비가 증가한다.
③ 짠맛과 신맛을 잘 느끼지 못한다.
④ 대장의 활동성이 증가한다.
⑤ 지방의 흡수력이 증가한다.

117 어르신께서 특정 사물에 대해 정서적 안정감을 느끼며 세월의 흐름 속에서 자기정체감을 유지하고자 특정 사물을 매우 소중히 여긴다면 이러한 노인의 심리적인 경향으로 옳은 것은?

① 유산을 남기려는 경향
② 생에 대한 회고의 경향
③ 친근한 사물에 대한 애착심
④ 의존성의 증가
⑤ 내향성(수동성)의 증가

118 다음에 해당하는 노인의 신체적 특성으로 옳은 것은?

> • 주변 사람들에게 적대적으로 대하거나 타인을 비난하는 등의 행동을 보인다.
> • 불면증, 식욕부진, 체중감소 등과 같은 신체적인 증상을 호소한다.
> • 기억력이 저하되며 흥미, 의욕을 상실하는 등의 심리적 증상을 겪게 된다.

① 우울증 경향의 증가
② 내향성(수동성)의 증가
③ 조심성의 증가
④ 경직성의 증가
⑤ 의존성의 증가

119 대상자께서 새로운 변화를 싫어하며 도전적인 일을 꺼려 스마트폰 사용도 거부하신다면 이러한 노인의 심리적인 경향으로 옳은 것은?

① 우울증 경향의 증가
② 내향성(수동성)의 증가
③ 조심성의 증가
④ 경직성의 증가
⑤ 친근한 사물에 대한 애착심

120 노년기의 가족형태에 대한 설명으로 옳은 것은?

① 고부 간의 관계는 현대사회로 들어설수록 갈등이 심각해지고 있다.
② 자매 또는 형제 간의 갈등과 경쟁이 강화되고 있다.
③ 노부부끼리만 살거나 노인 혼자 사는 세대가 점진적으로 줄고 있다.
④ 노인 부모가 근거리에 살고 자녀의 보살핌을 받는 핵가족이 증가하고 있다.
⑤ 일상생활에서 타인의 의존도가 높아지고 있다.

121 노인의 인권보호 사항이 아닌 것은?

① 건강
② 친구
③ 교육
④ 소득보장과 고용
⑤ 사회복지

122 요양보호사의 직업윤리로 잘못된 것은?

① 인도주의 정신 및 봉사정신을 바탕으로 대상자의 인권을 옹호한다.
② 효율적이고 안전한 업무를 수행하기 위해 지식과 기술을 습득한다.
③ 업무의 결과는 시설장에게 보고하되, 업무 경과까지는 보고하지 않아도 된다.
④ 업무수행에 방해되지 않도록 건강관리, 외모관리 등 자기관리를 철저히 한다.
⑤ 인종, 연령, 성별, 정치적 신념 등으로 대상자를 차별 대우하지 않는다.

123 대상자와 상호신뢰감을 형성하기 위해 요양보호사의 윤리적 태도로 옳은 것은?

① 별도의 추가 서비스를 계약한다.
② 신체 접촉은 하지 않는다.
③ 대상자와 자신의 시선을 맞추고 내려다보지 않는다.
④ 대상자가 방에 없을 시 먼저 방에 들어가 대기한다.
⑤ 대상자에게 유아어를 사용하여 친근감을 표현한다.

124 직업성 근골격계 질환에 의한 관리법으로 옳은 것은?

① 손상 후 12시간 내에 초기치료 한다.
② 냉찜질 시 얼음주머니는 30분마다 10분씩 사용한다.
③ 압박은 손상 부위에 축적되어 있는 부종을 조절한다.
④ 올리기는 손상 부위를 심장보다 낮게 올려 모세혈관의 압력을 높인다.
⑤ 손목이 삐었을 때는 온찜질을 해주고 만성관절염일 때는 냉찜질을 해준다.

125 요양보호사의 자기안전관리 중 결핵 대상자에 대한 설명으로 옳은 것은?

① 결핵은 한 번 증상이 나타나고 완치되면 이후에는 재발하지 않는다.
② 다른 사람에게 감염되지 않도록 기침 예절을 준수해야 한다.
③ 폐에서만 결핵균이 감염될 수 있다.
④ 증상이 나타나는 대상자만 마스크를 착용한다.
⑤ 결핵약을 복용하면 부작용이 없이 바로 전염성이 사라진다.

134문항

정답 및 해설 213p

001 노인성 질환의 특성으로 적절하지 않은 것은?

① 비전형적으로 특정 질병과 관계없는 경우가 있다.
② 원인이 불명확한 만성 퇴행성 질병이 대부분이다.
③ 약물반응에 민감하지만 약물중독에 빠지기는 어렵다.
④ 가벼운 질환에도 의식장애를 일으키기 쉽다.
⑤ 기능저하로 수분과 전해질 균형이 깨지기 쉽다.

002 만성기관지염의 증상으로 적절하지 않은 것은?

① 심한 기침, 특히 이른 아침에 발생하는 가래 끓는 기침
② 점진적 호흡곤란 심화
③ 전신 쇠약감, 체중감소
④ 알레르기성 비염
⑤ 흰색이나 회색 또는 점액성의 화농성 가래

003 다음 〈보기〉에서 설명하는 증상으로 알맞은 것은?

> **보기**
>
> ㉠ 중추신경계 증상: 현기증, 두통, 집중력 저하, 손발 저림
> ㉡ 피부 증상: 창백, 설염
> ㉢ 심혈관계 증상: 빈맥, 저혈압, 숨가쁨, 호흡곤란
> ㉣ 소화기 증상: 소화불량, 오심, 변비, 복부팽만
> ㉤ 비뇨생식기계 증상: 성욕감퇴

① 빈혈
② 동맥경화증
③ 고혈압
④ 퇴행성 관절염
⑤ 요실금

004 〈보기〉는 어떤 질환에 대한 설명인가?

> **보기**
>
> • 정의: 수정체가 혼탁해져서 빛이 들어가지 못하여 시력장애가 발생하는 질환으로 눈동자에 하얗게 백태가 껴서 뿌옇게 보이거나 잘 안 보임
> • 증상: 색 구별 능력 저하, 동공의 백색 혼탁, 불빛 주위에 무지개가 보임, 밤과 밝은 불빛에서의 눈부심, 통증이 없으면서 점차 흐려지는 시력, 시력 감소

① 녹내장
② 백내장
③ 노인성 난청
④ 섬망
⑤ 옴

005 세계보건기구인 WHO가 제시한 물 섭취 하루 권장량으로 적절한 것은?

① 0.5~1L

② 1~1.5L

③ 1.5~2L

④ 2L~2.5L

⑤ 2.5~3L

006 다음 중 노화로 인한 운동문제에 대해 옳은 것은?

① 관절이 뻣뻣해지지만 관절의 운동범위가 늘어난다.

② 폐조직의 탄력성이 증가한다.

③ 심장기능 약화로 쉽게 피곤해 진다.

④ 자극에 대한 반응이 늘어나고 균형 및 조정능력이 증가한다.

⑤ 시력감퇴가 발생하지만 운동을 하고자 하는 욕구가 증가한다.

007 노인의 성 문제에 대한 설명으로 옳은 것은?

① 여성 노인은 성적 자극에 반응이 지연된다.

② 관절염 대상자의 통증 완화를 위한 항염증성 약물은 성적 욕구를 증가시킨다.

③ 성생활은 뇌졸중 재발과 관련이 없다.

④ 전립선 절제술은 발기하는 데 문제를 유발한다.

⑤ 일부 항파킨슨 약물치료제는 성생활 수행능력까지 반드시 높여준다.

008 약물의 종류별 복용시간 중 식사 중 또는 식사 직후 복용하는 약물로 옳은 것은?

① 일부 당뇨약

② 칼슘제

③ 위장장애를 줄이는 대부분의 약제

④ 위장관 운동 조절제

⑤ 갑상선호르몬제

009 노인의 예방 접종에서 〈보기〉 빈칸에 들어갈 올바른 숫자는?

> **보기**
>
> 예방접종 – 대상 및 장소
> • 대상: (   )세 이상 노인은 반드시 인플루엔자, 폐렴구균, 대상포진, 파상풍, 디프테리아 예방접종을 하도록 권장한다.
> • 접종 장소: 전국 보건소 및 지정 의료기관

① 55

② 60

③ 65

④ 70

⑤ 75

010 우울증이 있는 노인이 심한 절망감과 부정적인 언어표현을 자주하는 경우 유심히 관찰해야 될 사항은?

① 자살기도

② 치매

③ 언어장애

④ 노인성 난청

⑤ 섬망

011 당뇨병의 운동요법으로서 치료 및 예방 방법이 아닌 것은?

① 매일 규칙적으로 할 수 있는 쉽고 무리하지 않는 운동을 한다.

② 공복이 아니더라도 운동을 하거나 단기간 등산 시 고혈당을 대비한다.

③ 혈당이 조절되지 않으면 의사와 상의 후 운동량을 조절한다.

④ 식후 30분~1시간 경에 혈당이 오르기 시작할 때, 하루에 최소 30분, 일주일에 5회 이상 운동을 한다.

⑤ 혈압이 높은 경우에는 혈압을 조절한 후에, 혈당이 300mg/dl 이상인 경우에는 혈당을 조절한 후에 운동을 시작한다.

012 〈보기〉와 관련된 섬망의 치료 및 예방 방법은?

─ 낮에는 창문이나 커튼을 열어 시간을 알게 한다.
─ 개인 사물, 사랑하는 사람의 사진, 달력, 시계 등을 가까이에 둔다.

① 지남력의 유지

② 신체통합성 유지

③ 개인의 정체성 유지

④ 초조의 관리

⑤ 착각 및 환각 관리

013 요양대상자가 밤에 숙면을 취하기 위한 방법으로 옳은 것은?

① 카페인이 함유된 음료를 최대한 마시게 한다.

② 진정제 또는 수면제를 주기적으로 복용하도록 한다.

③ 공복감으로 잠이 안 오는 경우 따뜻한 우유를 마시게 한다.

④ 일시적으로 많은 양의 운동을 하게 한다.

⑤ 낮잠을 많이 자도록 유도한다.

014 노인성 난청의 치료제 및 예방 방법으로 적절하지 않은 것은?

① 감소된 청력을 근본적으로 복구하는 치료는 없다.

② 난청을 악화시킬 수 있는 약물 복용은 삼간다.

③ 소음이 없는 장소에서 말하는 사람의 얼굴을 보고 천천히 또박또박 말한다.

④ 난청이 심하면 보청기를 사용한다.

⑤ 저음의 차분한 소리보다 고음의 큰 소리로 말한다.

015 치매의 치료 및 예방법으로 바르지 못한 것은?

① 채소와 어류의 섭취를 제한한다.

② 조기 발견하여 치료하는 것이 중요하다.

③ 약물요법은 질환을 늦추거나 증상 발현을 지연시킬 수 있다.

④ 규칙적인 수면을 하도록 한다.

⑤ 사교활동을 하고 스트레스를 해소한다.

016 다음 중 건강한 노년을 위한 생활양식으로 옳지 못한 것은?

① 매년 독감 예방접종을 실시한다.

② 2년마다 병원을 방문하여 만성퇴행성 질환관련 검사를 한다.

③ 생활양식의 변화에 대해 상담한다.

④ 콜레스테롤을 많이 섭취하여 영양상태를 유지시킨다.

⑤ 매일 규칙적인 운동을 한다.

017 노인의 약물사용 방법으로 옳은 것은?

① 복용하던 약을 증상이 없어진다면 의사의 처방없이 중단해도 된다.

② 약을 술과 함께 먹으면 효과가 올라가지만 부작용이 종종 유발될 수 있다.

③ 가급적 단골 병원과 약국을 지정하여 다니는 것이 좋다.

④ 약이 쓰면 다른 것과 함께 복용해도 된다.

⑤ 철분제는 오렌지주스와 함께 복용해서는 안 된다.

018 대상자의 계절별 생활안전 수칙 중 여름에 폭염 대응 안전수칙으로 옳지 않은 것은?

① 가급적 야외 활동이나 야외 작업을 자제한다.

② 한낮에는 외출이나 논밭일, 비닐하우스 작업 등을 삼간다.

③ 부득이 외출할 때는 헐렁한 옷차림에 챙이 넓은 모자와 물을 휴대한다.

④ 식사는 든든하게 하고 물은 평소보다 적게 마신다.

⑤ 선풍기는 환기가 잘되는 상태에서 사용하고 커튼 등으로 햇빛을 가린다.

019 고혈압 대상자의 약물요법으로 옳은 것은?

① 마음대로 용량을 증감하거나 중단하지 않는다.

② 저혈압으로 떨어지면 약 복용을 스스로 중단한다.

③ 두통이나 치통 등의 증상이 있을 때에만 약을 먹는다.

④ 대상자 본인의 판단에 따라 약을 자유롭게 복용한다.

⑤ 한약을 먹을 경우에는 혈압약을 스스로 그만 먹는다.

020 대상자가 설사로 고통을 호소한다면 이때 요양보호사가 제공하기에 알맞은 음식은?

① 우유, 돈가스

② 콜라, 소고기죽

③ 보리차, 야채죽

④ 사이다, 비빔밥

⑤ 우유, 잡곡밥

021 기관지의 만성적 염증으로 기도가 좁아진 경우 요양보호사로서 도울 수 있는 방법으로 옳은 것은?

① 매운 음식을 먹도록 한다.

② 얕은 호흡을 유도한다.

③ 차가운 기후 및 습기 많은 기후에 있도록 한다.

④ 뜨겁고 차가운 음식 번갈아 가며 제공한다.

⑤ 매연에의 노출로부터 피하도록 한다.

022 빈혈로 철분제를 복용하고 있는 대상자가 어지럼증을 호소할 시 요양보호사가 우선적으로 해야 할 일은?

① 체중부하 운동을 안내한다.

② 영양주사를 맞히고 비타민 C를 복용시킨다.

③ 햇볕을 쫴며 밖에서 오랫동안 걷는다.

④ 처방된 철분제를 복용하였는지 확인한다.

⑤ 고지방식이 위주로 섭취하도록 안내한다.

023 요실금 증상이 있을 시 대처방법은?

① 이동변기를 항상 준비한다.
② 골반근육 강화운동을 실시한다.
③ 소변을 참았다가 한 번에 해결한다.
④ 기저귀를 채우도록 한다.
⑤ 밤에는 물을 마시지 못하도록 한다.

024 위암 환자에게 제공하는 음식으로 알맞은 것은?

① 두부
② 자장밥
③ 새우튀김
④ 백미
⑤ 훈연한 음식

025 노인성 질환의 특성으로 적절하지 않은 것은?

① 관절 구축과 욕창을 수반하기 쉽다.
② 가벼운 질환보다는 심각한 질환에 의식장애를 일으키기 쉽다.
③ 심리적 요인이 질병 발생에 많은 영향을 준다.
④ 다각적이고 총체적 접근이 필요하다.
⑤ 경과가 길고 재발이 빈번하며 합병증이 생기기 쉽다.

026 그림과 관련된 질환은?

초기	중기	말기
뼈돌기체가 생기고 관절 간격이 좁아지기 시작함	관절 사이의 간격이 확연히 좁아짐	뼈와 뼈가 직접 부딪힘

① 고관절 골절
② 골다공증
③ 퇴행성 관절염
④ 욕창
⑤ 옴

027 〈보기〉는 어떤 질환에 대한 설명인가?

> **보기**
> • 증상: 가려움증(특히 밤에 심함), 물집, 고름
> • 치료 및 예방: 장갑과 가운을 착용하고 목에서 발끝까지 전신에 치료용 연고를 바르는데 진드기가 가장 활동적인 밤에 약을 바르고 다음 날 아침에 씻어냄

① 대상포진
② 옴
③ 피부 건조증
④ 욕창
⑤ 머릿니

028 설사의 원인이 아닌 것은?

① 장의 감염(바이러스, 세균, 기생충 등)
② 스트레스
③ 병원균에 오염된 음식물, 식중독
④ 장 질환
⑤ 항암제, 마약성 진통제, 제산제 등의 약
　　물 사용

029 다음 중 심부전의 원인이 되는 질환들은 무엇인가?

① 관상동맥질환, 고혈압
② 당뇨, 골다공증
③ 신장병, 백내장
④ 부정맥, 난청
⑤ 심근경색, 위궤양

030 당뇨병을 앓고 있는 대상자가 두통을 호소하며 땀을 흘리며 시야가 몽롱해지는 증상을 보였다. 그 후 어지럼증을 느끼다가 쓰러진 채 발견이 되었는데 이 원인으로 옳은 것은?

① 체온의 하락
② 저혈압의 감소
③ 고혈압의 감소
④ 저혈당
⑤ 고혈당

031 골다공증에 대한 설명으로 옳은 것은?

① 연골이 닳아서 유발된 질환이다.
② 걷기나 조깅같은 체중 부하운동을 실시한다.
③ 비타민 B를 섭취한다.
④ 커피를 주기적으로 마신다.
⑤ 고단백 고지방식이를 주로 먹는다.

032 우울증의 증상이 아닌 것은?

① 팔, 다리, 머리, 속이 아프다고 한다.
② 수면장애가 나타난다.
③ 흥통이 증가한다.
④ 절망감 등 마음의 고통이 커진다.
⑤ 자신의 건강에 대한 불안과 걱정이 많아진다.

033 치매의 초기(경도) 증상으로 옳은 것은?

① 전화 통화 내용을 기억하지 못하고 반복해서 질문한다.
② 주소, 전화번호, 가까운 가족의 이름 등을 잊어버린다.
③ 집, 주변에서도 길을 잃거나 월, 요일에 대한 시간개념이 저하된다.
④ 소리를 지르거나 심하게 화를 내는 등의 증세를 보인다.
⑤ 판단을 하거나 지시를 따르지 못한다.

034 치매 대상자의 관리원칙으로 옳지 않은 것은?

① 치매에 대한 지식을 가져야 한다.
② 치매의 각종 증상에 대한 대비책을 세워야 한다.
③ 의사소통의 기법을 몸에 익혀야 한다.
④ 치매 대상자를 환자로만 대하고 규칙을 요구한다.
⑤ 가족과 책임을 나누도록 한다.

035 노인의 노화와 관련된 영양문제로 옳은 것은?

① 조기 공복감을 느끼며 이로 인해 식욕이 상승한다.
② 활동이 감소하지만 칼슘의 섭취 및 흡수는 증가한다.
③ 정서 기능이 저하되어 이로 인해 음식의 결핍만이 주로 발생한다.
④ 만성질환으로 인한 영양부족이 발생한다.
⑤ 위의 소화기능 및 흡수기능이 증가한다.

036 건망증과 치매의 차이점으로 옳은 것은?

	건망증	치매
①	뇌의 질환	생리적인 뇌의 현상
②	일상생활에 지장이 있고 수발이 필요하다.	일상생활에 지장이 없다.
③	힌트를 줘도 기억하지 못한다.	힌트를 주면 기억이 난다.
④	경험의 일부 중 사소한 일을 잊는다.	경험한 사건 중 중요한 일도 잊는다.
⑤	곰곰이 생각해도 기억이 나지 않는다.	곰곰이 생각하다 보면 기억이 난다.

037 노인에게 변비 발생률이 높은 이유로 옳은 것은?

① 장운동의 증가로 인해
② 채소와 과일의 섭취로 인해
③ 충분한 식이섬유 섭취로 인해
④ 하제 남용으로 인해
⑤ 배 근육의 힘 증가로 인해

038 노화에 따른 피부계 특성으로 옳은 것은?

① 피부가 흰색으로 변한다.
② 표피가 두꺼워진다.
③ 피하지방이 증가한다.
④ 기온에 민감하다.
⑤ 손톱이 얇아진다.

039 대장암 환자가 섭취하기에 좋은 음식으로 옳은 것은?

① 훈연식품
② 오징어젓
③ 통곡식
④ 삼겹살
⑤ 피자

040 녹내장 대상자의 일상생활 주의사항으로 적절하지 않은 것은?

① 목이 편한 복장을 한다.
② 담배를 끊는다.
③ 추운 겨울이나 무더운 여름에 발작하기 쉬우므로 기온 변화에 유의한다.
④ 한 눈에 녹내장이 있으면 다른 눈에는 발생할 가능성은 적어 녹내장이 있는 눈만 정기검사를 받는다.
⑤ 머리로 피가 몰리는 자세나 복압이 올라가는 운동(윗몸 일으키기)은 안압을 올릴 수 있으므로 피한다.

041 노화와 관련하여 발생하는 영양문제를 관리하기 위한 방법으로 옳지 않은 것은?

① 적절한 칼로리 섭취는 이상적인 체중 유지를 돕는다.
② 칼슘 등의 부족은 우유로 보충한다.
③ 콩이나 유제품은 일주일에 한 번 섭취한다.
④ 동물성 단백질은 체중 1kg 당 0.5~0.6g 정도가 충분하고 적어도 단백질의 1/3~1/4는 동물성 단백질로 공급하도록 한다.
⑤ 해조류, 버섯류, 채소 및 과일류를 가능한 자주 먹도록 한다.

042 심부전을 예방하는 방법으로 옳은 것은?

① 고지방식이
② 고염식이
③ 저섬유소 섭취
④ 체중 조절 중지
⑤ 금연

043 노인의 약물사용 방법으로 옳은 것은?

① 약 복용을 잊어버렸으면 그 다음 복용 시간에 2배로 복용한다.
② 건강기능식품은 의약품이 아니므로 의사와 상의없이도 복용 가능하다.
③ 약 삼키는 것이 힘들면 쪼개서 복용해도 된다.
④ 약을 자몽주스와 함께 복용하면 고혈압, 고지혈증의 부작용이 증가한다.
⑤ 우유, 녹차, 커피 등 카페인 음료와 함께 복용하면 약의 흡수를 증가시킨다.

044 〈보기〉와 관련된 섬망의 치료 및 예방 방법은?

> **보기**
>
> – 항상 단호하고 부드러운 목소리로 말한다.
> – 대상자를 부드럽게 마주보아 위협을 느끼지 않게 한다.

① 지남력의 유지
② 신체통합성 유지
③ 개인의 정체성 유지
④ 초조의 관리
⑤ 착각 및 환각 관리

045 노인의 운동관리에 대한 다음 설명 중 옳지 못한 것은?

① 운동금기 질환 및 투약상황을 확인한다.
② 바람이 잘 통하고 땀을 흡수하는 옷을 입고 운동한다.
③ 적어도 10분 이상 준비운동을 한다.
④ 운동 중간에 휴식없이 마무리 운동을 한다.
⑤ 개인의 능력에 맞는 운동프로그램을 실시한다.

046 피부 건조증 대상자를 치료 또는 증상을 예방하기 위한 방법으로 옳은 것은?

① 목욕 후 물기는 두드리지 말고 물기가 마른 후 보습제는 바르지 않는다.
② 물을 자주 마셔 수분을 충분히 섭취한다.
③ 뜨거운 물로 깨끗이 잘 씻어준다.
④ 아침, 저녁으로 타월로 때를 밀어준다.
⑤ 잦은 샤워를 통해 피부 수분을 보충하고 증상을 완화한다.

047 노인의 통증 표현에 대한 설명으로 적절한 것은?

① 통증에 대한 질문은 비정기적인 간격을 두고 일회적으로 사정한다.
② 통증을 느끼는 상황에 대해 인식하는 데 문제가 없는지 파악한다.
③ 통증은 객관적인 생리학적 도구들이 있다.
④ 노인 여성의 통증 파악 시, 생식 및 비뇨 기계에서 소변의 양상을 사정한다.
⑤ 노인의 통증 파악 시, 기침을 할 때 객담이 동반되는지는 살펴볼 필요없다.

048 노화에 따른 소화기계 질환 중 위염 원인으로 적절하지 않은 것은?

① 치아 문제로 충분히 씹지 못한 음식물 섭취
② 과식 등 무절제한 식습관
③ 병원균이 포함된 부패한 음식 섭취
④ 아스피린, 알코올, 조미료같은 자극적인 약물이나 화학성분 섭취
⑤ 요실금에 대한 염려로 인한 수분 섭취 부족

049 〈보기〉는 어떤 질환에 대한 설명인가?

> **보기**
>
> • 정의: 안압(눈의 압력)의 상승으로 시신경이 손상되어 시력이 점차 약해지는 질환
> • 증상: 좁은 시야, 눈 이물감, 어두움 적응 장애, 색깔 변화 인식 어려움, 안구 통증, 두통, 구역질

① 녹내장
② 백내장
③ 노인성 난청
④ 섬망
⑤ 옴

050 〈보기〉에서 설명하는 자가진단법의 질환으로 옳은 것은?

> **보기**
>
> • 물집이 나타나기 전부터 감기 기운과 함께 일정 부위에 심한 통증이 느껴진다.
> • 작은 물집이 몸의 한쪽에 모여 전체적으로 띠 모양으로 나타난다.
> • 물집을 중심으로 타는 듯하고 날카로운 통증이 느껴진다.
> • 어렸을 때 수두를 앓은 경험이 있다.
> • 평소 허약하거나 노인이거나 암 등의 질병으로 면역력이 약하다.

① 욕창
② 피부 건조증
③ 대상포진
④ 옴
⑤ 머릿니

051 치매의 초기 증상으로 옳은 것은?

① 의사소통이 거의 불가능하다.
② 쓸모없는 물건을 모아 두거나 쌌다 풀었다 하며 배회행동과 안절부절못하는 모습을 보인다.
③ 혼자서는 집안일과 외출을 하지 못한다.
④ 자기 물건을 잃어버리고는 남이 훔쳐 갔다고 의심한다.
⑤ 옷을 입거나 외모를 가꾸는 위생 상태를 유지하지 못한다.

052 뇌졸중 증상 중에서 운동실조증에 대한 설명으로 옳은 것은?

① 비틀거리기도 하며 한 방향으로 계속 쓰러지려 한다.
② 한 개의 물체가 둘로 보이는 현상이 나타난다.
③ 반복적으로 토를 하는 행위가 나타난다.
④ 말을 어눌하게 하며 상대방이 알아듣지 못하는 현상이 나타난다.
⑤ 대뇌에 뇌졸중이 발생하여 의식저하가 나타난다.

053 노인의 성에 대한 다음 설명 중 옳은 것은?

① 남성 노인은 에스트로겐 분비 감소로 성교 시 불편감과 통증이 증가한다.
② 심장질환을 가진 노인은 성교 시 심장마비에 주의해야 한다.
③ 저혈압 노인은 발기부전을 경험할 수 있다.
④ 과도한 알코올 섭취는 남성의 발기를 촉구한다.
⑤ 신경안정제는 남성보다는 여성에게 성 문제를 유발한다.

054 노인에게 볼 수 있는 우울증상의 특징으로 옳지 않은 것은?

① 불쾌감
② 흥미결여
③ 무기력
④ 식욕저하
⑤ 독립성 증가

055 욕창의 단계별 증상으로 옳은 것은?

① 1단계: 깊은 욕창이 생기고 괴사조직이 발생한다.
② 2단계: 피부가 분홍색이나 푸른색을 띤다.
③ 3단계: 피부가 벗겨지고 물집이 생기고 조직이 상한다.
④ 4단계: 뼈와 근육까지 괴사가 진행된다.
⑤ 5단계: 누르면 색깔이 일시적으로 없어져 하얗게 보이고 열감이 있다.

056 노인 낙상의 신체 심리적 위험 요인은?

① 경사가 급격한 복도
② 지나친 음주
③ 뼈 크기 증가
④ 어두운 조명에서 적응력 감소
⑤ 높은 의자높이

057 노인의 건강증진을 위한 영양공급으로 옳은 것은?

① 육류는 기름을 제거하고 섭취한다.
② 아미노산 보충을 제한한다.
③ 고열량 식품을 권장한다.
④ 수분 섭취를 제한한다.
⑤ 과일류, 버섯류는 가능한 자주 먹지 않도록 한다.

058 당뇨병이 있는 대상자가 저혈당 증상을 보일 시 요양보호사로서 알맞은 대처방안은?

① 의식이 있다면 오렌지 주스 또는 사탕을 먹인다.
② 의식이 있다면 충분히 물을 마시게 한다.
③ 의식을 잃는 것 같아 보이면 대화를 시도한다.
④ 인슐린 주사약을 입으로 복용하게 한다.
⑤ 자세를 변경하고 담요를 덮어주어 휴식을 취하게 한다.

059 대장암 환자의 식이요법으로 옳은 것은?

① 훈연식품을 피한다.
② 통곡식 음식은 피한다.
③ 찬 음식을 주로 먹는다.
④ 동물성 식품의 섭취를 늘린다.
⑤ 간식은 주기적으로 상시 제공한다.

060 고혈압 대상자를 위한 약물복용과 관련된 설명으로 옳은 것은?

① 가슴이 답답하거나 숨이 차지 않으면 약 복용을 멈춘다.
② 전날 복용하지 않은 약물은 다음날 함께 복용한다.
③ 혈압약을 오래 먹으면 몸이 약해지므로 장기간 복용은 위험하다.
④ 혈압이 조절되면 약은 그만 복용한다.
⑤ 투약 후에도 증상이 지속된다면 의료진에게 알린다.

061 계절별 생활안전 수칙 중 겨울에 뇌졸중 예방 안전수칙으로 옳지 않은 것은?

① 따뜻한 곳에서 찬 곳으로 나갈 때는 양말, 신발, 방한복, 방한모자, 목도리 등을 착용한다.
② 운동 시 준비 운동과 마무리 운동을 평소보다 충분히 한다.
③ 새벽보다는 낮 시간에 운동한다.
④ 고혈압 등 뇌졸중의 선행 질환을 철저히 관리한다.
⑤ 실내 운동을 삼가고 실외 운동을 하는 것이 좋다.

062 노인의 약물사용 방법으로 옳은 것은?

① 단골병원과 약국을 지정하여 다니는 것이 좋다.
② 약이 쓰면 다른 것과 함께 복용한다.
③ 효과가 없을 시 처방전을 바꿔 복용한다.
④ 진료 후 이전 처방약을 이어서 복용한다.
⑤ 술을 마시고도 꼭 약을 복용한다.

063 〈보기〉와 관련된 섬망의 치료 및 예방 방법은?

보기

– 대상자가 할 수 있는 일은 스스로 하도록 말로 지지한다.
– 능동적인 관절운동, 목욕, 마사지를 제공한다.

① 지남력의 유지
② 신체통합성 유지
③ 개인의 정체성 유지
④ 초조의 관리
⑤ 착각 및 환각 관리

064 노인의 알맞은 약물 복용 방법으로 옳은 것은?

① 약이 쓰다면 따뜻한 녹차와 함께 먹는다.
② 식사 전 철분제제를 상시 먹는다.
③ 고지혈증 약은 자몽주스와 먹으면 흡수가 빨리 된다.
④ 식후 갑상선 호르몬제를 먹는다.
⑤ 식후 위장 장애를 줄이는 약을 복용한다.

065 다음 〈보기〉에서 설명하는 질환으로 알맞은 것은?

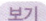

보기

> 강한 외부 힘이 작용해서 고관절 뼈가 부러지는 것으로 골다공증이 있는 노인이 낙상을 하면 발생한다.

① 퇴행성 관절염
② 골다공증
③ 고관절 골절
④ 욕창
⑤ 옴

066 전립선비대증의 증상이 아닌 것은?

① 비대해진 전립선으로 요도가 넓어져 소변 줄기가 굵어진다.
② 소변을 보고 나서도 시원하지 않다.
③ 소변이 바로 나오지 않고 힘을 주어야 나온다.
④ 배뇨 후 2시간 이내에 다시 소변이 마렵고 소변이 마려울 때 참기 힘들다.
⑤ 밤에 자다가 소변을 보려고 자주 깬다.

067 욕창의 원인으로 적절한 것은?

① 단기간의 와상 상태로 생긴다.
② 뇌척수신경의 장애로 인한 체위변경이 어려워 발생한다.
③ 체중으로 압박받는 부위, 특히 뼈가 들어간 곳에 가해진 일시적인 압력으로 인해 유발된다.
④ 영양분 과대 섭취와 그로 인한 체중 증가, 피하지방의 급격한 증가 등으로 인해 피부와 뼈 사이의 완충지대가 증가하여 생긴다.
⑤ 대상자를 갑자기 들어 올리거나 침대에 장시간 눕히므로 인해 유발된다.

068 신경정신 질환 중 우울증에 대한 설명으로 맞지 않는 것은?

① 우울증은 노인에게는 흔히 발생하는 질환이다.
② 우울증은 스스로 자각하기 쉬워서 병원을 찾는 경우가 빈번하다.
③ 우울증은 외상처럼 주변사람이 쉽게 발견할 수 있는 질병이 아니다.
④ 핵가족화로 고령자들이 혼자 거주하는 경우가 많기 때문에 우울증에 걸린 노인들이 방치되기 쉽다.
⑤ 병원을 찾는 경우가 드물다.

069 다음 그림에서 나타내는 질환으로 알맞은 것은?

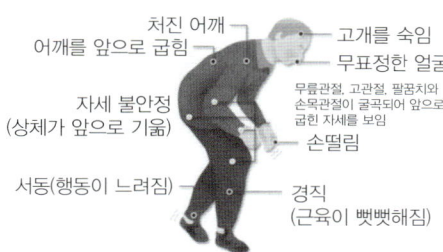

처진 어깨
어깨를 앞으로 굽힘
고개를 숙임
무표정한 얼굴
자세 불안정
(상체가 앞으로 기욺)
무릎관절, 고관절, 팔꿈치와 손목관절이 굴곡되어 앞으로 굽힌 자세를 보임
손떨림
서동(행동이 느려짐)
경직
(근육이 뻣뻣해짐)

① 뇌졸중
② 파킨슨질환
③ 퇴행성 관절염
④ 골다공증
⑤ 고관절 골절

070 다음 중 수분 섭취를 제한해야 하는 질병은?

① 심부전
② 고혈압
③ 당뇨병
④ 염증성 비뇨기 질환
⑤ 폐렴

071 대상자의 금연 후 신체적 변화로 옳지 않은 것은?

① 2주~3개월: 폐 기능의 30%가 회복되고, 혈액순환이 좋아진다.
② 3개월 이상: 정자 수가 증가하고 성기능이 향상된다.
③ 1년 뒤: 심장병 발병 위험이 절반으로 줄어든다.
④ 5~10년 뒤: 폐암으로 사망할 확률이 흡연자의 절반으로 감소한다.
⑤ 10년 이상: 심장발작 위험이 줄어든다.

072 하지 마비에 변실금이 있는 자를 대상으로 돌볼 때 욕창 예방을 위해 주의 깊도록 살펴보아야 하는 신체부위는?

① 허리
② 엉덩이
③ 팔
④ 팔꿈치
⑤ 발뒤꿈치

073 다음 증상이 나타나는 노인성 질환은?

- 알레르기 증상이 나타난다.
- 가슴이 답답한 느낌이나 불쾌감이 든다.
- 점액 분비량이 증가하며 기도 경련이 일어나기도 한다.
- 기침, 숨을 내쉴 때 쌕쌕거리는 호흡음, 호흡 곤란 등이 일어난다.

① 폐암
② 폐결핵
③ 만성기관지염
④ 식도염
⑤ 천식

074 만성기관지염을 앓고 있는 대상자의 증상을 완화시키는 방법으로 옳은 것은?

① 뜨겁거나 차가운 음식을 먹게 한다.
② 습도가 많은 기후에 있도록 한다.
③ 숨을 가쁘게 쉬도록 한다.
④ 소화가 잘 되는 음식으로 여러 번 나누어 식사하게 한다.
⑤ 공기를 정화하고자 방향제를 뿌린다.

075 심장의 수축력이 저하되어 신체조직에 필요한 만큼의 충분한 혈액을 내보내지 못하는 질환은?

① 동맥경화증
② 심부전
③ 폐결핵
④ 부정맥
⑤ 빈혈

076 눈의 압력 상승으로 인해 시신경이 손상되어 시력이 점차 약해지는 질환은?

① 결막염
② 백내장
③ 사시
④ 녹내장
⑤ 안구건조증

077 노인에게 약물중독의 위험이 증가되는 이유는?

① 피하 지방의 감소
② 위장 분비 증가
③ 위대장반사 증가
④ 심장박출량 증가
⑤ 신장으로 가는 혈류량 감소

078 설사의 발생 원인으로 옳은 것은?

① 부적절한 하제 복용
② 식물성 식이섬유 섭취
③ 뜨거운 음식 과도한 섭취
④ 유산균 포함된 음식 위주의 섭취
⑤ 소화기능의 증가

079 수정체의 황화현상으로 구분하기 어려운 색깔은?

① 빨강색, 노랑색
② 노랑색, 파랑색
③ 노랑색, 검정색
④ 남색, 보라색
⑤ 초록색, 흰색

080 대상자께서 식사 때마다 음식이 싱겁다며 설탕, 간장을 더 많이 넣어달라고 하신다면 이 경우 대상자의 미각 특징으로 옳은 것은?

① 신맛 감지 기능의 증가
② 단맛 감지 기능의 증가
③ 후각 기능의 증가
④ 미뢰 개수의 증가
⑤ 쓴맛 감지 기능 감소

081 다음 중 호흡기계 질환이 아닌 것은?

① 만성기관지염
② 급성기관지염
③ 요실금
④ 폐렴
⑤ 천식

082 골다공증의 원인으로 적절하지 않은 것은?

① 폐경, 여성 호르몬 부족
② 골격이 약하고 저체중
③ 운동 부족
④ 감상선 및 부갑상선 질환
⑤ 척추골절 등 20세 이전 골절 경험

083 다음은 치매에 대한 설명이다. 옳은 것은?

① 치매는 진행이 빠르다.
② 치매란 뇌의 질환보다는 생리적인 뇌의 현상이다.
③ 성격의 변화보다는 정신적 변화가 중점적으로 나타난다.
④ 섬망에 비해 주의 집중이 매우 떨어진다.
⑤ 자신의 주위에 대한 상황판단을 부정확하게 한다.

084 다음 중 대상포진 설명으로 옳은 것은?

① 세균성 질환이다.
② 병소가 번지지 않도록 긁도록 한다.
③ 발생 후 2주 안에 완치된다.
④ 가렵지 않으나 작열감을 포함한 발진이 있을 수 있다.
⑤ 대상포진 백신 투여로 세포성 면역이 증강한다.

085 다음 제시된 질문은 어떤 질환의 증상을 알아보기 위한 것인가?

> " 양다리를 들어 볼까요? "
> " 활짝 웃어볼까요? "
> " 또박또박 말해볼까요? "

① 파킨슨병
② 고혈압
③ 뇌졸중
④ 심부전
⑤ 치매

086 의식장애로 인해 주의력 저하뿐만 아니라 주의력 감퇴, 정서 불안정, 편집 망상, 지남력 장애 등을 보이는 질환은?

① 파킨슨병
② 우울증
③ 알츠하이머
④ 섬망
⑤ 노인성 난청

087 천식 대상자의 기관지 경련을 유발하거나 악화시키는 원인은?

① 차고 건조한 공기
② 진정제 복용
③ 폐 기능 증가
④ 일정한 습도
⑤ 가벼운 운동

088 폐결핵에 대한 설명으로 옳은 것은?

① 2주 이상의 기침과 흉통 증상을 보인다.
② 결핵은 감염성이 없는 유전병이다.
③ 오전에 고열이 있다가 밤에 열이 내린다.
④ 초기에 가슴통증과 객혈 등이 있다.
⑤ 결핵 약제를 일주일만 복용하면 완치가 된다.

089 다음 〈보기〉와 같은 증상이 나타나는 노인성 질환은?

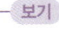

> • 아침에 일어나면 관절이 뻣뻣하다.
> • 연골이 닳아서 없어진 상태이며 관절의 변형이 일어난다.
> • 관절을 많이 사용할수록 통증을 호소한다.

① 류마티스관절염
② 고관절 골절
③ 골다공증
④ 퇴행성 관절염
⑤ 골연하증

090 관상동맥이 동맥경화로 좁아져 심장근육에 산소를 충분히 공급하지 못할 때 발생되는 통증은?

① 요통
② 복통
③ 흉통
④ 두통
⑤ 하지통

091 치매의 합병증에 따라 야기될 수 있는 증상이 아닌 것은?

① 약물 부작용
② 영양실조
③ 백내장
④ 경련
⑤ 변실금

092 퇴행성 관절염이 있는 대상자에게 가장 적합한 운동은?

① 체조
② 테니스
③ 탁구
④ 축구
⑤ 배드민턴

093 대장암 환자에게 제공할 음식으로 옳은 것은?

① 인스턴트 식품, 가공식품은 제공하지 않는다.
② 생과일은 제공하지 않는다.
③ 염분이 많은 음식을 제공한다.
④ 동물성 식품을 다량으로 제공한다.
⑤ 음식을 차게 해서 제공한다.

094 노인성 질환의 일반적 특성으로 옳은 것은?

① 급성 퇴행성 질병이다.
② 회복이 느리고 합병증이 발생한다.
③ 단독으로 발생한다.
④ 약물 부작용이 적다.
⑤ 정상적인 노화과정과 구분하기 쉽다.

095 노인성 질환의 특징으로 옳은 것은?

① 약물의 배설이 빨라 약물에 대한 반응이 둔감하다.
② 젊은 사람보다 약물에 민감하다.
③ 급성질환으로 회복이 느린 편이다.
④ 질환 원인은 명확하나 치료가 어렵다.
⑤ 초기 진단과 예후 예측이 쉽다.

096 노화에 따른 노인의 신체적 특성으로 옳은 것은?

① 뺨과 입가의 털이 감소한다.
② 피하지방의 증가로 인해 지방이 축적된다.
③ 점진적으로 진행되며 가역적인 방향으로 진행된다.
④ 손, 발톱이 부서지기 쉬우며 점차 얇아진다.
⑤ 머리카락이 점차 가늘어진다.

097 노화에 따른 비뇨생식기계 특성으로 옳은 것은?

① 방광의 저장능력이 증가한다.
② 빈뇨증이 점차 감소한다.
③ 요류힘이 증가한다.
④ 여성의 경우 배뇨 시 통증을 경험한다.
⑤ 남성의 경우 배뇨곤란을 경험한다.

098 변비가 있는 대상자가 관장을 요구하는 경우 요양보호사로서 올바른 대처방안은?

① 배변 활동이 원활하도록 복부를 배꼽 주위에서 시계 반대방향으로 원을 그리듯이 마사지한다.
② 의료진과 상의한 후 요양보호사가 관장을 실시한다.
③ 평상시 식습관과 배변 양상을 확인하고 서비스 계획에 반영한다.
④ 시간을 잘 계산하여 주 1회 관장으로 배변하는 습관을 들이도록 유도한다.
⑤ 변의가 느껴질 때까지 참다가 화장실에 가게 한다.

099 저혈당 대상자에게 나타나는 증상은?

① 두통
② 설사
③ 기침
④ 변비
⑤ 요실금

100 폐결핵의 증상으로 적절하지 않은 것은?

① 초기부터 흉부방사선 촬영에서 우연히 발견되는 경우가 다수
② 피로감, 식욕부진, 체중감소, 무기력감
③ 점액성, 화농성, 혈액성 가래(농흉 및 객혈)
④ 2주 이상의 기침과 흉통
⑤ 오후에 고열이 있다가 늦은 밤에 식은 땀과 함께 열이 내리는 증상 반복

101 폐조직에 염증이 생겨 기관지가 두껍게 되고 섬유화되어 폐로 산소를 흡수하는 능력이 감소하는 질환은?

① 위경련
② 폐결핵
③ 폐렴
④ 폐수종
⑤ 만성기관지염

102 이물질이 기도 내로 넘어가 폐 또는 기관지에 염증을 유발할 수 있는 질환은?

① 폐렴
② 폐기종
③ 폐결핵
④ 폐암
⑤ 식도염

103 기도의 만성 염증성 질환으로 기관지 벽의 부종과 기도 협착, 여러 가지 자극에 대해 기도가 과민반응을 보이는 질환은?

① 만성기관지염
② 천식
③ 인플루엔자(독감)
④ 폐결핵
⑤ 폐렴

104 호흡기계 질환인 것은?

① 독감(인플루엔자)
② 고혈압
③ 욕창
④ 섬망
⑤ 심부전

105 다음 중 요실금에 관한 원인으로 옳지 않은 것은?

① 변비
② 골반근 조절능력의 약화
③ 노화에 따른 호르몬 불균형
④ 폐경기 이후 여성 호르몬의 생산 중지로 인한 요도점막의 퇴행
⑤ 자율신경 실조증, 각종 약물복용으로 인한 부작용

106 소변을 보고 싶다고 느끼자마자 바로 소변이 나오는 노인성 요실금의 증상은?

① 역류성 요실금
② 절박성 요실금
③ 복압성 요실금
④ 정신적 요실금
⑤ 범람 요실금

107 전립선비대증 증상으로 옳지 않은 것은?

① 비대해진 전립선으로 요도가 넓어져 소변줄기가 굵어진다.
② 소변을 보고 나서도 시원하지 않다.
③ 소변이 바로 나오지 않고 힘을 주어야 나온다.
④ 배뇨 후 2시간 이내에 다시 소변이 마렵고 소변이 마려울 때 참기 힘들다.
⑤ 밤에 자다가 소변을 보려고 자주 깬다.

108 방광 밑의 전립선이 커져서 요도를 압박하는 것으로 소변을 보고 나서도 시원하지 않은 질환은?

① 방광염
② 요로결석
③ 고환염
④ 전립선비대증
⑤ 요도염

109 노화로 인한 심혈관계 특성으로 옳은 것은?

① 심근섬유 탄력성 감소
② 심박출량 증가
③ 정맥 귀환 증가
④ 말초혈관 저항 감소
⑤ 심장 탄력성 증가

110 노화에 따른 심혈관계 변화로 옳은 것은?

① 혈압 저하
② 말초혈관 저항 증가
③ 심박출량 증가
④ 심박동수 증가
⑤ 정맥 귀환 증가

111 대상자가 혈변, 직장 출혈, 점액 분비, 설사, 변비 등을 자주 호소한다면 이때 의심되는 질환은?

① 맹장염
② 위궤양
③ 대장암
④ 위염
⑤ 폐렴

112 대상자가 식사 후 3~4시간이 지나 배가 고프기 시작할 때 명치 부위의 심한 통증을 느낀다면 이때 의심해 볼 수 있는 질환은?

① 변비
② 췌장암
③ 폐렴
④ 위염
⑤ 위암

113 다음 중 욕창이 발생하는 원인으로 옳은 것은?

① 과도한 피하지방
② 심한 변비
③ 장기간 와상상태
④ 단백질의 과다복용
⑤ 잦은 체위변경

114 천골 부위의 욕창을 가진 대상자에게 도넛 모양 베개 사용을 금지하는 이유는?

① 피부 손상
② 척추 손상
③ 골반 기형적 변형
④ 골절 압박
⑤ 압박부의 혈액 순환 저해

115 그림과 관련된 질환은?

1단계	2단계	3단계	4단계
표피에 생긴 홍반이 30분 이내 없어지지 않음	표피, 진피를 포함한 피부에 부분적인 손상	진피, 피하조직을 포함한 피부 전체에 손상	피하조직, 근막, 근육, 뼈, 관절을 포함한 심부조직에 손상

① 피부건조증
② 대상포진
③ 머릿니
④ 욕창
⑤ 옴

116 대상포진의 증상인 것은?

① 복통
② 두통
③ 마비
④ 부종
⑤ 수포

117 다음과 같은 증상이 나타나는 바이러스성 질환은?

수두를 일으키는 바이러스에 의해 피부와 신경에 염증이 생긴다. 피부 감각신경말단 부위의 수포, 타는 듯한 느낌을 받는다.

① 머릿니
② 말초신경
③ 습진
④ 대상포진
⑤ 홍반성 낭창

118 밤에 특히 가려움이 심하고 물집과 고름이 생기는 등 알레르기 증세와 비슷하며 감염력이 강하여 대상자와 접촉하는 사람도 동시에 치료를 받아야 하는 질병은?

① 두드러기
② 옴
③ 대상포진
④ 아토피
⑤ 머릿니

119 옴 감염에 대한 설명으로 옳은 것은?

① 알레르기성 질환에 해당한다.

② 아침에 증세가 심하다.

③ 세균성 질환의 일종이다.

④ 호흡기로 감염이 될 수 있다.

⑤ 사람과 사람 사이에 직접 감염이 된다.

120 뇌졸중으로 오른쪽 뇌에 이상이 있는 대상자에게 나타나는 팔과 다리 마비 증상은?

① 왼쪽 팔다리가 마비된다.

② 오른쪽 팔다리가 마비된다.

③ 왼쪽 다리가 저려온다.

④ 오른쪽 다리가 저려온다.

⑤ 양쪽 팔다리 모두가 마비된다.

121 〈보기〉에서 설명하는 전구증상으로 옳은 것은?

> 보기
>
> • 한쪽 팔다리가 마비되거나 감각이 이상하다
> • 주위가 뱅뱅 도는 것처럼 어지럽다.
> • 의식장애로 깨워도 깨어나지 못한다.
> • 갑자기 벼락 치듯 심한 두통이 온다.
> • 말할 때 발음이 분명치 않거나, 말을 잘 못 한다.
> • 일어서거나 걸으려 하면 자꾸 한쪽으로 넘어진다.

① 파킨슨질환

② 퇴행성 관절염

③ 골다공증

④ 고관절 골절

⑤ 뇌졸중

122 마치 술 취한 사람처럼 비틀거리고 한쪽으로 계속하여 쓰러지려 하며, 물건을 잡으려고 할 때는 정확히 잡지 못하는 증상은?

① 현기증 　　　　② 어지럼증

③ 시력장애 　　　④ 운동 실조증

⑤ 평형 감각장애

123 다음 〈보기〉에서 설명하는 질환은?

> 보기
>
> • 정의: 뼈를 보호해 주는 끝부분의 연골(물렁뼈)이 닳아서 없어지거나 관절에 염증성 변화가 생긴 상태
> • 원인: 노화, 유전적인 요소와 환경적인 요소가 복합적으로 작용하여 명확하지 않지만 관절을 싸고 있는 조직의 퇴화와 연골의 탄력성 저하가 원인이 된다.
> • 증상: 관절 부위의 통증, 운동장애, 관절의 변형
> • 치료 및 예방: 약물 치료, 온·냉요법, 마사지, 물리치료, 관절 경직 예방 및 근육강화를 위한 관절운동, 관절의 파괴가 심할 때는 수술, 관절의 부담을 완화하기 위한 체중 조절, 관절에 부담이 되지 않는 규칙적인 운동(예 수영, 평평한 흙길 걷기, 체조 등)

① 파킨슨질환

② 통풍성 관절염

③ 류마티스 관절염

④ 퇴행성 관절염

⑤ 고관절 골절

124 다음 중 골다공증의 원인이 아닌 것은?

① 중년기 이후 폐경기 여성의 여성호르몬 부족
② 골격이 약하고 저체중인 경우
③ 청소년기에 칼슘 섭취가 불충분한 경우
④ 관절을 너무 많이 사용한 경우
⑤ 흡연, 음주, 카페인 다량 섭취

125 노인의 고관절 골절의 가장 큰 원인은?

① 시력장애
② 청력장애
③ 낙상
④ 발달장애
⑤ 수면장애

126 고관절 골절을 유발하는 주요 원인은?

① 골다공증
② 류마티스 관절염
③ 과체중
④ 척추 측만증
⑤ 퇴행성 관절염

127 노인 대상자가 운동을 꺼려하는 이유는?

① 자극에 대한 반응이 늘어나서
② 시간과 돈 낭비라고 생각하여
③ 관절의 운동범위가 늘어나서
④ 폐활량의 증가로 쉽게 숨이 차서
⑤ 폐조직의 탄력성이 증가해서

128 다음에서 설명하는 주요 질환으로 옳은 것은?

• 유전병은 아니며 전신이 쑤시는 통증이 발생하고 아침에 관절이 한 시간 이상 뻣뻣해진다.
• 관절의 활막에 생기는 이유가 알려지지 않은 만성 염증이다.
• 주로 30대와 40대에 시작되며 여자에게 많이 발생되고 치료하지 않으면 관절의 기능을 잃게 된다.

① 골다공증
② 골연화증
③ 류마티스 관절염
④ 고관절 골절
⑤ 퇴행절 관절염

129 대상자가 아몬드를 먹다가 기도로 넘어갔을 시 야기될 수 있는 질환은?

① 천식
② 인플루엔자
③ 만성기관지염
④ 폐렴
⑤ 폐결핵

130 다음 중 수분을 충분히 마셔야 하는 질병은?

① 간경화
② 심부전
③ 염증성 비뇨기 질환
④ 심한 갑상선기능저하증
⑤ 부신기능저하증

과목별 빈출 문제 **2**

131 노인의 성생활 관리에 대한 설명으로 옳지 않은 것은?

① 노인의 성적 욕구 및 성적 표현은 기본 욕구이다.
② 노화로 인한 성적 변화를 극복하기 위해 꾸준한 운동 및 정기검진이 필요하다.
③ 여성노인은 질분비물이 늘어나므로 윤활제 사용을 조금만 한다.
④ 약물 처방 시 성기능에 미치는 영향을 확인한다.
⑤ 사생활 존중 및 개인의 특성에 맞는 성생활을 한다.

132 치매대상자의 지남력 저하로 야기되는 증상은?

① 간단한 전자제품 작동을 하지 못한다.
② 물건을 둔 곳을 잊어버린다.
③ 오늘이 몇 월 며칠인지 기억하지 못한다.
④ 상대방과 대화 중 적절한 어구를 사용하지 못한다.
⑤ 자신이 둔 물건의 위치를 기억하지 못한다.

133 섬망에 대한 설명으로 옳은 것은?

① 서서히 발생한다.
② 수면양상이 일정하다.
③ 신체적 변화가 없다.
④ 주의력이 감퇴한다.
⑤ 치매와 동반되어 발생하지 않는다.

134 다음 중 인플루엔자의 정기적인 예방접종 주기는?

① 매달 1회
② 6개월마다 1회
③ 매년 1회
④ 2년마다 1회
⑤ 3년마다 1회

248문항   정답 및 해설 225p

001 대상자의 배설, 목욕, 식사섭취, 수분섭취, 체위변경, 외출 등의 상태 및 제공 내용을 기록하는 것으로 요양기관에 따라 명칭이 조금씩 다른 요양보호 기록의 종류는?

① 인수인계서
② 사고보고서
③ 상태기록지
④ 장기요양급여 제공기록지
⑤ 간호일지

002 〈보기〉의 설명에 해당하는 것은?

> 보기
>
> 대상자가 연하 능력이 없고 의식장애가 있을 때 비위관을 통해 코에서 위로 넣어 제공하는 액체형 음식

① 경구 유동식   ② 경관 유동식
③ 갈아서 만든 음식   ④ 잘게 썬 음식
⑤ 일반식

003 어르신은 매주 금요일에 노인복지시설에서 운영하는 서예교실에 참가하고 있다. 여기에 해당하는 여가활동 유형은?

① 소일 활동   ② 사교오락 활동
③ 운동 활동   ④ 자기계발 활동
⑤ 가족중심 활동

004 경관영양 돕기의 주의사항으로 옳은 것은?

① 영양주머니는 3일에 한번 깨끗이 씻어서 말린 후 사용해도 된다.
② 주입 속도가 너무 느리더라도 대상자가 흡입할 수 있다면 속도가 느려도 된다.
③ 위관영양액은 체온보다 매우 높게 데워서 준비해야 한다.
④ 비위관이 새거나 영양액이 역류하면 간호사에게 연락한다.
⑤ 대상자의 의식이 없다면 시작과 끝을 알리지 않아도 된다.

005 대상자를 일어서게 하기로 옳지 않은 것은?

① 최소 하루 20분 정도는 일부러라도 서 있거나 일어서서 걷도록 도와야 한다.
② 2~3분이라도 서 있을 수 있는 대상자라면 세수하는 동안이라도 서 있게 해야 한다.
③ 느리면 가급적 혼자 움직이지 않고 부축을 통해 움직이도록 한다.
④ 서서 움직이고, 스스로 활동하는 동안 기분좋은 이야기를 하며 격려해야 한다.
⑤ 잠깐이라도 서 있을 경우, 그 시간이 대상자에게 중요한 시간임을 알도록 한다.

006 경구영양 돕기의 방법 중 옳은 것은?

① 시력이 저하된 대상자에게는 스스로 식사
할 수 있도록 음식을 시계 반대 방향으로
둔다.
② 대상자의 상태에 맞춰 스스로 먹게 하기보
다는 요양보호사가 최대한 음식을 먹인다.
③ 음식물을 삼키기 쉽게 식사 전에 물을 한 모
금 마시게 하고, 음식의 온도를 확인한다.
④ 숟가락 가운데 부분을 입술 앞쪽에 대고
숟가락 손잡이를 허리쪽으로 약간 내려
음식을 먹인다.
⑤ 누워있는 상태에는 소화하기 쉽도록 가능
한 한 상체를 눕힌 자세를 취한다.

007 배설 돕기 중 화장실 이용을 돕는 방법으로
적절하지 않은 것은?

① 스스로 할 수 있는 부분은 최대한 스스로
할 수 있게 하고 보조가 필요한 부분만 돕
는다.
② 배설을 마친 후 침상에서 휠체어로 이동
하는 것의 역순으로 침상으로 이동 보조
한다.
③ 화장실 밖에서 기다릴 때는 대상자가 집
중할 수 있도록 말을 걸지 않는다.
④ 편마비 대상자의 경우, 건강한 쪽에 휠체
어를 두고 침대 난간에 빈틈없이 붙이거
나, 30~45° 비스듬히 붙이고 잠금장치를
걸고 발 받침대를 올린다.
⑤ 화장실은 밝고 바닥에 물기가 없게 하며
변기 옆에 손잡이와 응급벨을 설치한다.

008 유치도뇨관을 삽입하고 있는 어르신의 유치
도뇨관 교체시기로 옳은 것은?

① 소변이 유치도뇨관 밖으로 새는 경우에
② 연결관이 꺾이거나 꼬여서 눌려있을 때
③ 의료기관을 방문해야 할 때
④ 소변량이 전보다 적어진 경우에
⑤ 대상자가 자유롭게 서 있거나 뛸 수 있을
때에

009 요양보호사가 대상자의 옷을 갈아입힐 때의
주의사항으로 옳지 않은 것은?

① 실내온도는 22~24℃로 유지한다.
② 기분상태, 안색, 통증, 어지러움, 열이 있
는지 확인한다.
③ 노출되는 부분을 적게 하여 수치심을 느
끼지 않도록 한다.
④ 단추나 앞여밈이 없는 옷의 경우에는 신
축성이 좋은 옷으로 선택한다.
⑤ 편마비나 장애가 있는 경우, 옷을 벗길 때
는 불편한 쪽부터 벗기고 옷을 입힐 때는
건강한 쪽부터 입힌다.

010 침상 목욕에 대한 설명으로 옳지 않은 것은?

① 회음부: 자존심 유지
② 얼굴: 목, 귀, 입 주위, 이마, 뺨, 코, 눈
순서로 닦기
③ 양쪽 하지: 발 끝에서 허벅지 쪽으로
④ 복부: 배꼽 중심에서 시계 방향
⑤ 양쪽 상지: 손끝에서 겨드랑이 쪽(말초에
서 중심으로)

011 침대 오른쪽 또는 왼쪽으로 이동하는 방법으로 옳지 않은 것은?

① 대상자를 이동하고자 하는 쪽에 선다.
② 요양보호사는 대상자의 두 팔을 가슴 위에 포갠다.
③ 상반신과 하반신을 동시에 이동시킨다.
④ 한 손은 대상자의 목에서 겨드랑이를 향해 넣어서 받치며, 다른 한 손은 허리 아래에 넣어서 상반신을 이동시킨다.
⑤ 하반신은 허리와 엉덩이 아래에 손을 깊숙이 넣고 이동시킨다.

012 대상자의 일으켜 세우는 방법으로 옳은 것은?

① 옆에서 보조: 대상자의 건강한 쪽에 위치해서 발을 대상자의 건강한 발 바로 뒤에 놓는다.
② 옆에서 보조: 대상자의 허리에 손을 얹고 무릎을 굽히는 것을 도우며, 다른 한 손은 어깨를 지지하여 빠르게 일으킨다.
③ 앞에서 보조: 대상자의 발을 무릎보다 살짝 바깥쪽으로 옮겨준다.
④ 앞에서 보조: 자신의 무릎을 대상자의 건강한 쪽 무릎 바깥쪽에 대고 발을 고정시킨다.
⑤ 앞에서 보조: 대상자가 완전하게 양 무릎을 펴고 선 자세를 취하면 요양보호사는 선 자세에서 균형을 잡을 수 있을 때까지 잡아준다.

013 휠체어 이동 돕기에 대한 설명으로 옳지 않은 것은?

① 휠체어는 신체 기능 및 사용 공간, 체형에 맞는 것을 선택한다.
② 휠체어 옆에서 손잡이를 잡고 한 손으로 잠금장치를 한다.
③ 잠금장치를 하고 발 받침대를 올리고 시트를 들어 올린 후 팔걸이를 잡아 접는다.
④ 잠금장치를 하고 팔걸이를 바깥쪽으로 펼친 후 시트를 눌러 펴고 발 받침대를 내린다.
⑤ 요양보호사는 대상자 스스로 할 수 있도록 멀리서 지지한다.

014 편마비 대상자를 휠체어에서 자동차 안으로 옮기는 경우 좌석에 앉히는 순서로 적절한 것은?

① 마비된 다리 → 엉덩이와 상체 → 건강한 다리
② 건강한 다리 → 엉덩이와 상체 → 마비된 다리
③ 엉덩이와 상체 → 한쪽 다리 먼저
④ 엉덩이와 상체 → 양쪽 다리 같이
⑤ 양쪽 다리 같이 → 엉덩이 → 상체

015 좌측편마비 대상자가 안전하게 화장실을 다녀올 수 있도록 돕기 위한 방법으로 옳은 것은?

① 우측에 휠체어를 30~45° 비스듬히 붙인다.
② 와상 대상자는 바로 휠체어에 앉힌다.
③ 화장실이 가까운 경우 휠체어에 걸터앉힌다.
④ 대상자의 우측에서 바로 기다린다.
⑤ 요양보호사는 밖에서 다른 업무를 본다.

016 지팡이 이용 보행 돕기에 대한 설명으로 적절하지 않은 것은?

① 대상자의 건강한 쪽 손에 지팡이를 쥐어준다.
② 지팡이를 사용하는 쪽 발의 새끼발가락으로부터 앞 15cm, 옆 15cm 지점에 지팡이 끝이 오게 한다.
③ 지팡이를 쥔 쪽 반대편 불편한 발을 먼저 옮긴 후 건강한 다리를 옮긴다.
④ 계단을 오를 때는 지팡이 → 건강한 쪽 다리 → 마비된 쪽 다리 순서로 오른다.
⑤ 계단을 내려갈 때는 지팡이 → 건강한 쪽 다리 → 마비된 쪽 다리 순서로 내려간다.

017 장기적으로 기저귀를 사용하는 대상자의 돕기 방법으로 옳은 것은?

① 깨끗이 기저귀를 교환하기 위해 최대한 신체노출을 한다.
② 회음부는 뒤에서 앞으로 닦는다.
③ 통증, 상처 등을 호소하는지 살핀다.
④ 지정된 시간에만 기저귀를 교체한다.
⑤ 기저귀의 배설물은 안보다는 밖으로 말아 넣는다.

018 다음 복지용구 중 대여와 구입이 둘 다 가능한 품목은?

① 실외용 경사로
② 지팡이
③ 전동침대
④ 욕창예방 매트리스
⑤ 욕창예방 방석

019 요양보호사로서 화재와 관련된 예방 및 대처 방안으로 옳은 것은?

① 봄철(3월~5월)에는 습도가 높고 바람이 약하게 불어 화재가 발생하기 어렵다.
② 방을 나간 다음에 문을 열어두면 불과 연기가 퍼지지 않는다.
③ 화재 시 엘리베이터를 사용하여 이동한다.
④ 뜨거운 연기는 아래로 내려오고 차가운 공기는 천장으로 올라간다.
⑤ 야간 화재 시 더 깊은 실내로 들어갈 수 있으므로 벽을 짚은 손은 바꾸지 않는다.

020 여름철 폭염대응 안전수칙으로 옳은 것은?

① 만성질환 대상자 관리는 무더위와는 상관이 없다.
② 노인은 탈수감지 능력이 떨어지므로 평상시보다 물을 많이 마시도록 한다.
③ 두통이나 현기증이 있을 시 재빨리 119에 신고한다.
④ 논밭일, 비닐하우스 작업을 한다.
⑤ 식사는 보통보다 무겁게 한다.

021 일상생활 지원원칙으로 옳은 것은?

① 요양보호사의 판단에 따른다.
② 서비스에 사용되는 생활용품은 임의대로 사용한다.
③ 일회용품을 사용한다.
④ 일상생활 지원 서비스는 대상자와 가족에 한해서 지원한다.
⑤ 대상자의 욕구를 우선 반영하여 서비스를 제공한다.

022 요양보호사로서 음식 조리하는 방법으로 옳은 것은?

① 볶기 – 기름은 항상 많이 넣어서 볶는다.
② 무침 – 식욕을 돋우기 위해 식초나 소스로 무침은 하지 않는다.
③ 굽기 – 고기는 오래 굽는다.
④ 삶기 – 채소는 삶지 않아야 부드럽다.
⑤ 찜 – 센 불에 가열하다가 약한 불로 오래 가열한다.

023 당뇨가 있는 대상자의 식사를 준비 시, 올바른 식사 돕기 방법은?

① "찌개에 햄 넣어드릴까요?"
② "속이 안 좋으시면 죽이나 드셔요."
③ "야채 말고 삼겹살 구워 드릴까요?"
④ "혈당수치가 이전보다 높으니, 잡곡밥 해 드릴까요?"
⑤ "토마토는 드시지 마세요."

024 다음 그림과 같은 건조 표시에 의한 건조방법으로 옳은 것은?

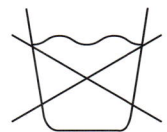

① 락스 사용 불가
② 중성세제 사용 불가
③ 물세탁 안 됨
④ 산소계 표백제 사용 불가
⑤ 염소계 표백제 사용 불가

025 다음 대화 중 대상자에 대한 요양보호사의 말과 연관이 깊은 소통방식은?

> 대상자: "영감님이 돌아가시고 잠을 통 못 자."
> 요양보호사: "따뜻한 물로 제가 발 마사지해 드릴게요."

① 존경과 관심
② 증상 완화 보조
③ 나 – 전달법
④ 정보제공
⑤ 공감

026 억제대의 피해로 옳은 것은?

① 심장 기능이 극도로 향상한다.
② 자세변환이 힘들어 욕창이 잘 생긴다.
③ 근육을 많이 움직여서 근력이 떨어진다.
④ 인지 기능이 급격히 상승한다.
⑤ 골다공증이 생기지만 악화되지는 않는다.

027 다음에 해당하는 여가활동 유형은?

> 대상자는 매일 요양보호사와 함께 신문보기, 종이접기, 퍼즐 놀이를 하고 있다.

① 자기계발 활동
② 가족중심 활동
③ 사교오락 활동
④ 소일 활동
⑤ 운동 활동

과목별 빈출 문제 **3**

028 다음 설명에 해당하는 업무보고 형식은?

> • 능숙하게 사용할 수 있으면 시간을 절
>   약할 수 있고 편리하다.
> • 실시간으로 확인할 수 있다.
> • 기록으로 남길 수 있다.

① 전산망 보고
② 구두보고
③ 상황보고
④ 주간보고
⑤ 서면보고

029 대상자 베개 선택 및 정리로 옳은 것은?

① 메밀껍질이나 식물의 종자로 만들어진 베개는 따가우므로 선택하지 않는다.
② 베개 높이는 척추와 머리가 15°가 되는 것으로 선택한다.
③ 감염 대상자의 경우 베개와 모포를 수시로 교환한다.
④ 베개는 1개만 사용한다.
⑤ 베개는 습기와 열을 흡수하지 않는 것으로 한다.

030 식기 및 주방에서 지켜야 할 위생관리로 옳은 것은?

① 고무장갑은 사용 후 뒤집지 않고 세제로 씻는다.
② 수세미는 스펀지형이 더 잘 닦인다.
③ 배수구에 세재를 부어놓으면 악취가 사라진다.
④ 유리그릇은 찬물에 담가서 씻는다.
⑤ 위생관리 방법의 기본은 세척, 환기, 철저한 건조이다.

031 대상자의 집을 청소하는 방법으로 옳은 것은?

① 창문을 닫고 청소한다.
② 높은 곳에서 낮은 곳의 순서로 한다.
③ 청소기 배기구는 대상자를 향하도록 한다.
④ 쓰레기가 많은 경우에는 빗자루에 물을 묻히지 않고 쓸어낸다.
⑤ 거동이 가능한 대상자라도 청소를 함께 하도록 유도하지 않는다.

032 식기 및 주방의 위생관리 방법으로 옳은 것은?

① 수세미는 스펀지형으로 된 것이 더 좋다.
② 고무장갑은 사용한 상태 그대로 세제로 씻는다.
③ 사용한 식기는 즉시 닦아 처리한다.
④ 수저류 – 유리컵 – 반찬그릇 – 국그릇 – 프라이팬 순서로 설거지한다.
⑤ 씻은 식기류는 헝겊으로 닦아 건조시킨다.

033 본세탁의 세탁물 기호에 대한 설명으로 옳은 것은?

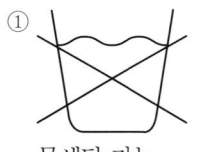
① 물세탁 가능
세탁기 사용 안 됨

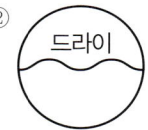
② 드라이
드라이클리닝 가능

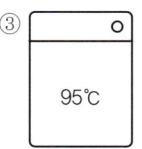
③ 95℃
95℃ 물로 세탁
세제 종류 제한 있음

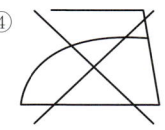
④ 짜면 안 됨

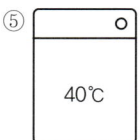
⑤ 40℃
40℃ 물로 세탁
세탁기 및 손세탁
불가능

034 침상 목욕 시 대상자의 얼굴 닦는 순서로 옳은 것은?

① 눈 – 귀 – 입 – 코 – 목
② 눈 – 코 – 입 – 귀 – 목
③ 코 – 입 – 눈 – 귀 – 목
④ 코 – 눈 – 입 – 귀 – 목
⑤ 목 – 귀 – 눈 – 코 – 입

035 대상자를 침대 머리로 올릴 때 가장 먼저 해야 할 것은?

① 요양보호사가 대상자 옆으로 선다.
② 침대 난간을 올린다.
③ 침대를 수평으로 한다.
④ 대상자의 자세를 바르게 유지한다.
⑤ 대상자의 무릎을 세운다.

036 휠체어로 울퉁불퉁한 길을 이동할 때 옳은 방법은?

① 브레이크를 반쯤 열고 이동한다.
② 뒤로 돌려 뒤로 서서히 간다.
③ 지그재그로 이동한다.
④ 휠체어는 앞쪽을 향하게 하고 밀면서 이동한다.
⑤ 앞바퀴를 들어 올리고 뒷바퀴만으로 이동한다.

037 외상이 의심되는 대상자를 척추고정판에 눕혀 고정시킬 때 옳은 순서는?

① 위팔 → 무릎 → 손목과 엉덩이
② 위팔 → 손목과 엉덩이 → 무릎
③ 무릎 → 손목과 엉덩이 → 위팔
④ 무릎 → 위팔 → 손목과 엉덩이
⑤ 손목과 엉덩이 → 무릎 → 위팔

038 왼쪽 편마비 대상자가 계단으로 내려갈 때 이동 순서로 옳은 것은?

① 왼발 → 지팡이 → 오른발
② 오른발 → 지팡이 → 왼발
③ 오른발 → 왼발 → 지팡이
④ 지팡이 → 왼발 → 오른발
⑤ 지팡이 → 오른발 → 왼발

039 대상자를 대신하여 요양보호사가 물품 구매를 할 때 옳은 방법은?

① 물품 구매 내역을 구매할 때마다 기록한다.
② 대상자를 대신해 해당 업무를 진행하고 확인한다.
③ 요양보호사는 자신의 일을 우선적으로 처리한다.
④ 대상자가 확인을 요구할 시 보류한다.
⑤ 대상자의 동의는 미리 얻지 않아도 된다.

040 대상자가 기저귀 안으로 수시로 손을 넣는 경우 대처방안으로 옳은 것은?

① 손톱을 항상 길게 유지하도록 한다.
② 손을 가끔 씻긴다.
③ 손을 넣지 못하도록 강요한다.
④ 음부에 피부 이상이 없는지 확인해본다.
⑤ 화장실에 불규칙적으로 종종 데리고 간다.

과목별 빈출 문제 3

041 고혈압 대상자의 식사 돕기 방법으로 옳지 않은 것은?

① 고추장, 된장 등의 장류는 피한다.
② 지방이 많은 음식은 피한다.
③ 염분이 많은 음식은 필히 피한다.
④ 해조류, 콩류 등은 피한다.
⑤ 콜레스테롤이 많은 달걀 노른자는 피한다.

042 변비로 고생하는 대상자가 관장을 요구할 시 취할 대처방안으로 옳은 것은?

① 변비가 해결될 때까지 화장실에 오래 앉아 있도록 한다.
② 대상자가 요구한 대로 관장을 실시한다.
③ 변비약을 사서 먹도록 안내한다.
④ 보호자에게 이에 대해 이야기한다.
⑤ 의료행위에 해당하므로 의료진과 상의한다.

043 설거지하는 순서로 옳은 것은?

① 유리컵 → 수저류 → 밥그릇 → 반찬그릇 → 후라이팬
② 유리컵 → 반찬그릇 → 밥그릇 → 수저류 → 후라이팬
③ 유리컵 → 후라이팬 → 수저류 → 반찬그릇 → 밥그릇
④ 수저류 → 밥그릇 → 반찬그릇 → 유리컵 → 후라이팬
⑤ 수저류 → 밥그릇 → 유리컵 → 후라이팬 → 반찬그릇

044 세탁방법으로 옳은 것은?

① 흰색 면은 그늘에서 건조한다.
② 커피얼룩은 뜨거운 물세탁을 한다.
③ 변이 묻은 것은 부분 세탁한다.
④ 파운데이션 얼룩은 주방용 세제로 세탁한다.
⑤ 혈액 얼룩은 제거한 후 삶는다.

045 침구 선택으로 옳지 않은 것은?

① 이불: 양모이불처럼 따뜻하고 가벼운 보습성이 있는 제품이 좋다.
② 이불: 커버는 백색의 무명베나 면제품이 좋다.
③ 요(메트리스): 탄력성과 지지력이 있고 습기 배출을 잘하여 단단한 것이 좋다.
④ 베개: 습기와 열을 흡수하는 것으로 높이는 어깨 폭에 5cm를 더하는 것이 좋다.
⑤ 리넨류: 튼튼하고 흡습성이 좋은 면으로 옅은 색이 좋다.

046 대상자의 가루약 복용 방법으로 옳은 것은?

① 여러 종류 가루약을 한꺼번에 섞어서 복용한다.
② 입안에 물을 머금고 가루약을 넣어 마신다.
③ 가루약을 복용할 때는 물을 적게 제공한다.
④ 가루약을 두유에 섞어서 먹인다.
⑤ 중간 크기의 숟가락에 가루약을 물에 녹인 후 투약한다.

047 정맥주사 주입 중 주사부위에 부종이 나타날 시 요양보호사로서 올바른 대처방법은?

① 수입 속도를 임의로 조절한다.
② 주사부위에 냉찜질을 한다.
③ 주사바늘을 즉시 제거한다.
④ 조절기를 잠그고 시설장에게 보고한다.
⑤ 주사부위를 문질러 마사지한다.

048 유치도뇨관을 사용하는 대상자의 요양보호로 옳은 것은?

① 이동 시 소변주머니를 배보다 위로 든다.
② 수분섭취는 자제하도록 한다.
③ 유치도뇨관이 꺾이지 않도록 한다.
④ 소변주머니는 정해진 시간에만 비운다.
⑤ 걸어 다니지 못하게 한다.

049 대상자의 발톱 주위에 피부감염, 염증 등의 증상이 보일 경우 요양보호사가 우선적으로 해야 하는 것은?

① 손톱을 일자 모양으로 자른다.
② 발톱은 길게 잘라준다.
③ 오일을 주기적으로 발라준다.
④ 붕대로 감싼다.
⑤ 간호사에게 보고한다.

050 대상자와 대화할 때 올바른 듣기 태도는?

① 상대방이 말을 할 때 미리 대답을 정해놓는다.
② 상대방이 말을 할 때 일관성이 있는지 파악한다.
③ 충분히 듣지 않은 상태로 조언한다.
④ 편안하지 않은 자세로 듣는다.
⑤ 이해가 안 되더라도 질문은 하지 않는다.

051 어르신께서 입맛이 없다고 할 때 올바른 대화 방법은?

① "오늘은 요리를 힘들게 했으니 참고 드셔 보세요."
② "입맛이 없으시니 새콤달콤하게 요리를 해드릴까요?"
③ "어르신 편식하시면 안돼요. 편식이 너무 심하셔요."
④ "어르신은 죽 위주로만 식사하셔야 해요."
⑤ "저는 괜찮은데 어르신 입맛에 문제가 있는 것 아닐까요?"

052 욕실에서 낙상한 대상자를 발견했을 때 요양 보호사가 우선적으로 해야 할 것은?

① 대상자가 심한 통증을 호소하면 구급약을 사용한다.
② 시설장에게 보고하지 않고 119에 신고한다.
③ 신속히 대상자를 일으켜 세우고 상황을 확인한다.
④ 대상자를 움직이지 못하게 하고 안정시킨다.
⑤ 대상자를 그대로 두고 의료진이 올 때까지 기다린다.

053 노부부는 매달 자녀들과 함께 소풍을 가고 있다면 이는 어느 유형의 여가활동인가?

① 사교오락 활동
② 자기계발 활동
③ 운동 활동
④ 소일 활동
⑤ 가족중심 활동

054 지남력 장애가 있는 대상자와 대화하는 방법으로 옳은 것은?

① 대상자의 이름을 부르고 존칭은 사용하지 않는다.
② 여기, 이쪽 등의 지시대명사를 사용한다.
③ 대상자를 대하는 데 일관성을 갖도록 최대한 노력한다.
④ 모든 물품을 색상으로 구분시킨다.
⑤ 낮 동안에는 기본정보를 자주 바꿔 준다.

055 시각장애를 앓고 있는 어르신과 의사소통을 할 때 옳은 것은?

① 대상자를 만나면 말을 건네고 악수를 청한다.
② 비언어적 메시지를 사용하지 않는다.
③ 지시대명사를 자주 사용한다.
④ 대상자 바로 옆에 서서 이야기한다.
⑤ 요양보호사를 중심으로 오른쪽, 왼쪽을 설명하여 원칙을 정한다.

056 의사소통 시 가장 크게 영향을 주는 요소는?

① 표현력
② 얼굴표정
③ 목소리 속도
④ 말의 내용
⑤ 목소리 크기

057 비위관 영양액을 빠르게 주입할 시 나타날 수 있는 증상은?

① 변비
② 위경련
③ 혈변
④ 설사
⑤ 점액변

058 월례회의의 특징으로 옳은 것은?

① 월례회의에서 제안된 의견이나 애로사항에 대해 어떻게 조치하였는지 월례회의 다음날 보고한다.
② 관리자가 요양보호사의 업무와 관련된 정보와 업무 준수사항 등을 전달한다.
③ 사고 등 응급상황에 대한 대처는 전달하지 않도록 한다.
④ 급여제공기록지 사용에 대한 설명은 전달하지 않는다.
⑤ 요양보호사가 대상자에게 행한 요양보호와 관련된 정보는 전달하지 않는다.

059 요양보호사의 업무보고 문서에 필요한 상황을 명확하게 작성하는 방법으로 옳은 것은?

① 중요한 부분을 반복해서 작성한다.
② 업무 종류 후 삼 일 단위로 모아서 작성한다.
③ 육하원칙에 의해 작성한다.
④ 요양보호사의 주관적 판단을 근거로 작성한다.
⑤ 구어체로 작성한다.

060 대상자에게 말하기로 옳지 않은 것은?

① 대상자의 방안으로 들어갈 때 대답이 없으면 3초간 기다렸다가 두드려 대상자를 깨운 뒤 말을 시작한다.
② 아무 말도 안 하는 대상자에게도 말을 건다.
③ 항상 긍정형 문장으로 이야기한다.
④ 봐야 할 것을 눈높이보다 아래에서 보여주며 이때 말을 하지 않아도 된다.
⑤ 또박또박 이야기하고, 대상자가 이야기하지 않더라도 지속적으로 이야기한다.

061 경구영양 돕기에 대한 설명으로 옳지 않은 것은?

① 경구영양의 목적은 적절한 영양 상태를 유지하도록 음식 섭취를 돕는 데 있다.
② 요양보호사는 대상자의 불편함 없이 식사하도록 도와주어야 하며, 적절한 영양소가 공급되고 있는지를 살펴보아야 한다.
③ 사례를 예방하기 위해 가능하면 최대 5분 정도 앉아 있도록 한다.
④ 대상자의 건강상태에 따라 일반식, 유동식, 치료식 등을 제공한다.
⑤ 식욕이 없는 경우에는 적은 양의 음식을 여러 가지 준비한다.

062 사례 예방을 위한 식사 돕기 방법으로 적절하지 않은 것은?

① 음식을 삼키기 쉽게 국이나 물, 차 등으로 먼저 목을 축이고 음식을 먹게 한다.
② 배 부위와 가슴을 압박하지 않는 옷을 입힌다.
③ 가능하면 앉아서 상체를 약간 앞으로 숙이고 턱을 당기는 자세로 식사한다.
④ 대상자가 충분히 삼킬 수 있다면 많은 양을 입에 한 움큼 넣어준다.
⑤ 수분이 적은 음식을 삼키기 어렵고 신맛이 강한 음식은 침을 많이 나오게 하여 사레가 들릴 수 있으므로 주의한다.

063 대상자의 목욕 돕기 방법으로 옳은 것은?

① 가슴부터 물이 닿도록 한다.
② 바닥에 찬물을 뿌려준다.
③ 지성용 비누를 사용한다.
④ 식사 직전이나 직후에 실시한다.
⑤ 혈압이 상승했을 때는 실시하지 않는다.

064 침상 목욕을 돕는 방법으로 옳은 것은?

① 유방은 위에서 아래로 닦는다.
② 회음부는 항문에서 요도 방향으로 닦는다.
③ 양쪽 하지는 발끝에서 허벅지 쪽으로 닦는다.
④ 양쪽 상지는 겨드랑이 쪽에서 손끝으로 닦는다.
⑤ 등과 둔부는 둔부에서 목 뒤까지 닦는다.

065 왼쪽 편마비 대상자가 옷 갈아입을 때 돕는 방법으로 옳은 것은?

① 앞여밈이나 단추가 없는 옷을 선택한다.
② 상의와 하의가 분리된 옷을 선택한다.
③ 오른쪽 옷부터 입힌다.
④ 왼쪽 옷부터 벗긴다.
⑤ 소매나 허리가 조이는 것을 선택한다.

066 대상자에게 탄력스타킹을 신기는 방법으로 옳은 것은?

① 중간에 주름을 만들어 꽉 조여 준다.
② 신기기 쉽도록 스타킹을 펴서 놓는다.
③ 수면 시에는 탄력스타킹을 신기지 않는다.
④ 동맥 순환 장애가 있는 사람에게 신긴다.
⑤ 다리에 부종이 있는 사람에게 신긴다.

067 지팡이를 이용할 때 대상자의 지팡이 길이를 결정하는 방법으로 옳은 것은?

① 지팡이를 한 걸음 앞에 놓을 때 팔꿈치가 약 5° 구부러지는 정도
② 지팡이를 한 걸음 앞에 놓을 때 팔꿈치가 약 10° 구부러지는 정도
③ 지팡이를 한 걸음 앞에 놓을 때 팔꿈치가 약 20° 구부러지는 정도
④ 지팡이를 한 걸음 앞에 놓을 때 팔꿈치가 약 30° 구부러지는 정도
⑤ 지팡이를 한 걸음 앞에 놓을 때 팔꿈치가 약 40° 구부러지는 정도

068 대상자의 휠체어 뒷바퀴 공기압에 대한 설명으로 옳은 것은?

① 뒷바퀴 공기압이 높을수록 진동 흡수를 잘 하지 못한다.
② 뒷바퀴 공기압이 높을수록 잠금장치 작동이 잘 된다.
③ 뒷바퀴 공기압이 높을수록 한쪽으로 기운다.
④ 뒷바퀴 공기압이 낮을수록 잘 굴러간다.
⑤ 뒷바퀴 공기압이 낮을수록 잠금장치 기능이 강해진다.

069 대상자의 투약 돕기 방법 중 주의사항으로 옳은 것은?

① 유효기간이 지난 약은 냉장고에 보관한다.
② 잘못 복용한 경우 즉시 대상자로 하여금 구토를 하게 한다.
③ 약을 삼키지 못할 경우 임의로 약을 갈거나 쪼갠다.
④ 큰 알약은 대상자가 삼키기 어려우므로 분쇄하여 복용하도록 한다.
⑤ 처방된 이외의 약을 섞어주지 않는다.

070 기저귀 사용을 돕는 방법으로 옳지 않은 것은?

① 면 덮개를 이불 위에 덮은 후 이불은 다리 아래로 접어 내린다.
② 차가운 물티슈로 회음부를 닦으며, 이때 뒤에서 앞으로 닦는다.
③ 둔부 주변부터 꼬리뼈 부분까지 가볍게 두드려 마사지한다.
④ 창문을 열고 방의 공기를 환기시키고 필요시 소취제나 방향제를 사용한다.
⑤ 기저귀를 쓰면 치매 증상 및 와상 상태가 더욱 심해질 수 있으므로 부득이한 경우에만 기저귀를 사용한다.

071 입안 헹구기의 방법으로 적절하지 않은 것은?

① 미지근한 물로 입안을 헹군다.

② 입안을 충분히 헹군 후 물받이 그릇에 뱉도록 한다.

③ 입안이 깨끗해질 때까지 여러 차례 헹구어 내고 마른수건으로 입 주위를 닦는다.

④ 입술이 건조하지 않도록 입술 보호제를 바르도록 한다.

⑤ 컵을 사용하는 것이 어려울 경우 손을 사용하도록 한다.

072 목욕 돕기 시 통 목욕에 대한 설명으로 옳지 않은 것은?

① 등을 대고 안전하게 앉게 한다.

② 욕조에서 나오게 하여 목욕의자에 앉히고 머리를 감긴다.

③ 말초에서 중심으로 몸을 닦고, 되도록 스스로 씻게 하며 도움이 필요한 부분만 보조한다.

④ 목욕 후 물기를 닦기 전 머리카락을 헤어드라이어를 필수적으로 사용하여 말린다.

⑤ 오일 등 피부유연제를 전신에 바르고 옷 입는 것을 돕는다.

073 단추 있는 상의를 입히는 절차로 옳지 않은 것은?

① 상의의 한쪽 소매 끝에서 어깨선, 목선까지 모아 쥔다.

② 마비된 쪽 손을 모아 쥐고 한쪽 소매를 어깨 위까지 올린다.

③ 건강한 쪽 팔부터 넣어 입게 한다.

④ 수액이 있는 경우, 마비된 쪽 팔을 끼고 바로 누운 자세에서 수액을 먼저 건강한 쪽 소매의 안에서 밖으로 빼서 건다.

⑤ 그 후에 건강한 쪽 팔을 끼우고 단추를 잠근다.

074 올바른 신체정렬 방법으로 옳지 않은 것은?

① 요양보호사의 허리와 가슴 사이의 높이로 몸 가까이에서 잡고 보조해야 한다.

② 안정성과 균형을 위해 발은 적당히 좁히고 서서 한 발은 다른 발보다 약간 뒤에 놓아 지지면을 좁힌다.

③ 양다리에 체중을 지지한 후 무릎을 굽히고 중심을 낮게 하여 골반을 안정시킨다.

④ 대상자 이동 시 다리와 몸통의 큰 근육을 사용하여 척추의 안정성을 유지한다.

⑤ 갑작스러운 동작은 피하고 보조 후 적절한 휴식을 취한다.

075 대상자를 오른쪽으로 돌려 눕히려고 할 때 체위변경 방법으로 옳은 것은?

① 요양보호사는 침대 왼쪽에 선다.

② 대상자의 얼굴을 왼쪽 방향으로 돌려놓는다.

③ 왼쪽 손을 위로 올린다.

④ 오른쪽 발을 왼쪽 발 위에 놓는다.

⑤ 왼쪽 어깨와 엉덩이에 손을 대고 왼쪽으로 돌려 눕힌다.

076 두 요양보호사가 침대 양 쪽에 서서 대상자의 어깨 아래, 대퇴부 아래에서 팔을 맞잡고 대상자를 이동시키는 돕기 방법의 유형은?

① 일으켜 세우기
② 옆으로 앉히기
③ 침대 머리로 올리기
④ 상체 눕히기
⑤ 걸터앉히기

077 침대에 걸터앉히는 방법으로 옳지 않은 것은?

① 대상자 가까이 서서 돌려 눕히는 방법에 따라 돌려 눕힌다.
② 앉히고자 하는 반대쪽에서 대상자를 향해 선다.
③ 돌려 눕힌 자세에서 목과 어깨 무릎을 지지한다.
④ 다리를 침대 아래로 내리면서 어깨를 들어 올린다.
⑤ 신체정렬을 유지한 상태에서 양쪽 발이 바닥에 닿도록 지지하여 자세가 안정되게 한다.

078 휠체어에서 대상자를 이동식 좌변기로 옮길 때 가장 먼저 해야 하는 일은?

① 발 받침대를 세운다.
② 휠체어 잠금장치를 잠근다.
③ 대상자의 불편한 쪽 무릎을 지지한다.
④ 대상자가 휠체어 손잡이를 잡도록 한다.
⑤ 대상자의 발을 바닥에 지지하도록 한다.

079 한쪽 다리가 마비되어 불편한 대상자가 평지를 이동할 때의 지팡이 사용법으로 옳은 것은?

① 불편한 다리 → 건강한 다리 → 지팡이
② 불편한 다리 → 지팡이 → 건강한 다리
③ 건강한 다리 → 지팡이 → 불편한 다리
④ 지팡이 → 불편한 다리 → 건강한 다리
⑤ 지팡이 → 건강한 다리 → 불편한 다리

080 성인용 보행기 사용 돕기에 대한 설명으로 적절하지 않은 것은?

① 팔꿈치가 30° 구부러지도록 대상자를 둔부 높이로 조절한다.
② 양쪽 다리 모두 약한 경우: 보행기 쪽으로 한쪽 발을 옮긴다.
③ 양쪽 다리 모두 약한 경우: 나머지 한쪽 발은 먼저 옮긴 발이 나간 지점까지 옮긴다.
④ 한쪽 다리만 약한 경우: 약한 다리와 보행기를 함께 앞으로 한 걸음 정도 옮긴다.
⑤ 한쪽 다리만 약한 경우: 일단 체중을 보행기와 건강한 다리 쪽에 의지하면서 손상된 다리를 앞으로 옮긴다.

081 요양보호사로서 세수 돕기 방법으로 옳은 것은?

① 귀이개로 귀지를 제거한다.
② 세안 시 코 안은 닦지 않고 콧방울을 닦는다.
③ 세수는 침상에 엎드려서 한다.
④ 눈은 바깥쪽에서 안쪽으로 닦는다.
⑤ 반대 쪽 눈을 닦을 때는 수건의 다른 면을 사용한다.

082 요양보호사 위생관리 방법으로 옳은 것은?

① 손을 자주 씻기만 하면 피부가 트거나 갈라져도 세균이 자라기 어렵다.
② 대상자와 접촉할 때는 분비물이 묻어도 최대한 대상자와 밀착한다.
③ 분비물에 오염된 물품은 쓰레기통 아무 곳에나 버린다.
④ 필요시 보호 장구를 착용하고, 사용한 후에 일회용 보호 장구는 재사용한다.
⑤ 손톱 밑은 균이 많으므로 손톱은 짧게 깎고, 가운이나 신발을 깨끗하게 유지한다.

083 다음 조리 방법 중 요양보호 대상자들에게 해가 될 수 있는 것은?

① 무친 음식
② 찜요리
③ 삶은 음식
④ 볶음 음식
⑤ 튀긴 음식

084 대상자의 분비물을 처리하는 방법으로 옳은 것은?

① 장갑을 끼고 배설물을 만졌다면 손을 닦지 않아도 된다.
② 기저귀를 교환할 때는 장갑을 착용한다.
③ 배출된 가래는 세면대에 버린다.
④ 배설물이 묻은 의류와 일반 세탁물은 동시에 세탁한다.
⑤ 혈액이 묻은 세탁물은 더운물로 닦는다.

085 복지용구 품목 중 구입 품목에 해당하는 것은?

① 수동휠체어
② 이동욕조
③ 이동변기
④ 목욕리프트
⑤ 실외용 경사로

086 요양보호사로서 정전에 대처하는 설명으로 옳지 않은 것은?

① 정전에 대비해 손전등을 미리 준비해 둔다.
② 전기기기의 동시 사용을 자제하고 별도의 전용 콘센트를 사용한다.
③ 정전이 된 때는 누전차단기의 이상 유무를 확인하지 말고 정지해 있는다.
④ 정전 복구 후에는 가전제품을 플러그에 하나하나 시간 간격을 두고 꽂아야 과전류에 의한 손상을 막을 수 있다.
⑤ 냉동식품을 점검하여 변질되었으면 버린다.

087 다음 중 설거지를 할 때 올바른 방법은?

① 국그릇보다 반찬그릇을 먼저 씻는다.
② 수저보다 유리컵을 먼저 씻는다.
③ 기름기가 많은 그릇부터 씻는다.
④ 도마는 세제를 풀어 따뜻한 물에 담근다.
⑤ 씻은 그릇은 행주로 닦는다.

088 대상자의 쾌적한 실내 환경을 조성하는 방법으로 옳은 것은?

① 습도는 60~80%가 적절하다.
② 전체 난방을 한다.
③ 소음은 크게 신경 쓰지 않는다.
④ 직접 환기를 시킨다.
⑤ 용도에 관계없이 조명등을 설치한다.

089 약을 보관하는 방법으로 옳은 것은?

① 알약은 건조한 곳에 보관한다.
② 한번 꺼낸 시럽은 다시 병에 넣어 재사용한다.
③ 안약은 사용 용도에 맞게 냉동 보관한다.
④ 치매대상자의 약은 손에 닿는 곳에 보관한다.
⑤ 시럽제는 서늘한 곳보다 햇빛이 있는 곳에 보관한다.

090 왼쪽 편마비 대상자를 휠체어에서 이동식 좌변기로 옮길 때 좌변기의 위치와 요양보호사가 지지해주어야 할 대상자의 부위는?

① 위치: 왼쪽, 부위: 허리
② 위치: 왼쪽, 부위: 무릎
③ 위치: 오른쪽, 부위: 허리
④ 위치: 오른쪽, 부위: 무릎
⑤ 위치: 오른쪽, 부위: 팔

091 다음 그림과 같은 건조 표시에 의한 건조방법으로 옳은 것은?

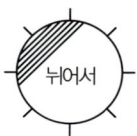

① 그늘에 뉘어서 건조
② 햇볕에 뉘어서 건조
③ 옷걸이에 걸어서 그늘에서 건조
④ 옷걸이에 걸어서 햇볕에서 건조
⑤ 채반에 널어서 햇볕에 건조

092 미각에 변화를 주어 식욕을 돋우는 조리법은?

① 젓갈로 양념한 무침
② 마요네즈 무침
③ 설탕으로 무침
④ 기름이 듬뿍 들어간 무침
⑤ 소스나 식초로 무침

093 낙상의 행동적 요인에 해당하는 것은?

① 시력 저하
② 심장 질환
③ 지나친 음주
④ 운동장애
⑤ 빈혈

094 대상자에게 가사 및 일상생활을 지원하는 목적으로 바른 것은?

① 보호자의 가사노동과 일상생활을 편리하게 돕는 데 있다.
② 생활의 불편을 최소화하여 대상자 스스로 자립생활을 할 수 있도록 돕는 데 있다.
③ 대상자 스스로 자립생활하지 않아도 되도록 도움을 준다.
④ 생활의 불편을 최소화하여 대상자를 편안하게 해주는 데 목적이 있다.
⑤ 대상자의 여가를 증진하는 데 목적이 있다.

095 노인의 영양 중 식이 종류에 대한 설명으로 옳은 것은?

① 경구 유동식은 음식의 원래 모양을 알아볼 수 없을 정도로 갈아서 제공한 음식이다.

② 경관 유동식은 대상자가 연하 능력이 있지만 의식장애로 인해 비위관을 통해 입에서 위로 넣어 제공하는 고체형 음식이다.

③ 일반식은 치아에 문제가 있지만 소화를 어느정도 할 수 있는 대상자에게 제공하는 음식이다.

④ 잘게 썬 음식은 치아가 적어 씹기 어렵고 삼키는 데 문제가 있어 대상자에게 네모 형태로 썰어 제공하는 음식이다.

⑤ 갈아서 만든 음식은 아주 잘게 썰어도 삼키기 힘든 대상자에게 음식의 원래 모양을 알아볼 수 없을 정도로 갈아서 제공한 음식이다.

096 다음 중 의사소통의 언어적 표현에 해당하는 것은?

① 목소리 크기

② 웃음소리 크기

③ 눈물

④ 으쓱거림

⑤ 속삭임

097 노인성 난청 대상자가 잘 들을 수 있도록 효과적인 의사소통 방법은?

① 눈을 보며 속삭이듯 말한다.

② 이야기는 되풀이하지 않는다.

③ 입을 적게 벌리며 말한다.

④ 눈짓으로 신호를 주면서 말한다.

⑤ 빠른 속도로 말한다.

098 노인의 여가활동 중 친구와 텔레비전을 시청하는 것은 어느 유형에 속하는가?

① 사교오락 활동

② 소일 활동

③ 운동 활동

④ 자기계발 활동

⑤ 종교참여 활동

099 요양보호 업무기록의 목적으로 옳은 것은?

① 동료 요양보호사와 정보를 공유하고자

② 요양보호서비스의 표준화에 기여하고자

③ 요양보호사의 능력을 확인하고자

④ 대상자의 사생활을 기록하고자

⑤ 요양보호사의 책임성을 낮춰주고자

100 요양보호사가 제공한 서비스 내용을 기록하는 가장 중요한 이유는?

① 기록하는 습관을 유지하게 위해

② 요양보호사를 평가하기 위해

③ 대상자의 가족에게 급여를 제공받기 위해

④ 대상자의 건강 증진을 위해

⑤ 다른 전문가와의 체계적인 의사소통을 위해

101 요양보호사가 행해야 할 올바른 신체정렬 방법으로 알맞은 것은?

① 무릎을 굽히고 허리를 편다.

② 배에 힘을 주면서 척추를 굽힌다.

③ 안정성과 균형을 위해 지지면을 좁힌다.

④ 대상자 이동 시 다리와 몸통의 작은 근육을 사용한다.

⑤ 대상자와 멀어질수록 요양보호사 신체 손상 위험을 감소시킨다.

과목별 빈출 문제 **3**

102 대상자가 침대 아래쪽으로 미끄러져 내려가 있을 때 침대 머리 쪽으로 올리는 방법으로 옳은 것은?

① 한사람이 겨드랑이에 양팔을 끼고 한사람 은 위에서 잡아당긴다.

② 두 사람이 대퇴부와 목을 잡고 순차적으로 올린다.

③ 시트를 위에서 끌어당겨 올린다.

④ 두 사람이 침대 양쪽에서 대퇴부와 어깨를 잡고 동시에 올린다.

⑤ 한사람은 허리와 다리를 잡고 한사람은 어깨와 팔을 잡고 동시에 올린다.

103 요양보호사로부터의 감염예방을 위한 손 씻기 방법으로 옳은 것은?

① 젖은 수건으로 물기를 제거한다.

② 손바닥이 중요하므로 손가락 사이는 씻지 않는다.

③ 손톱 밑은 일일이 따로 씻을 필요가 없다.

④ 손가락을 반대편 손바닥에 문질러준다.

⑤ 손 씻기로는 감염예방이 5%도 안 된다.

104 흡인에 대한 설명으로 옳은 것은?

① 카테터는 소독약을 묻혀 비벼 씻는다.

② 흡인은 요양보호사가 실시하는 것이 원칙이다.

③ 건조 시 드라이어를 사용해 말린다.

④ 가래가 담긴 흡인병은 1일 1회 이상 깨끗이 닦는다.

⑤ 사용한 모든 물품은 15분 이상 끓인 후 그늘에서 말린다.

105 고혈압이 있는 편마비 대상자의 통 목욕 시 적합한 요양보호법은?

① 편마비대상자는 마비된 쪽으로 손잡이나 보조도구를 잡게 한다.

② 몸통 – 팔 – 회음부 – 다리 – 발 순서로 씻는다.

③ 목욕 시, 중심에서 말초부위로 닦아준다.

④ 먼저 불편한 쪽 발을 욕조 안으로 들어가게 한다.

⑤ 혈압약을 복용했다면 한 시간 후에 목욕을 하도록 한다.

106 감염예방에 있어서 가장 기본적이고 효과적인 방법은?

① 마스크 쓰기

② 손 씻기

③ 일회용 장갑 끼기

④ 통 목욕하기

⑤ 항생제 복용하기

107 가정에서의 낙상 예방 주의사항으로 옳지 않은 것은?

① 전기 코드는 방 모서리로 돌리거나 테이프 등으로 고정한다.

② 모든 방과 현관에 문턱을 설치한다.

③ 싱크대 주변에는 고무매트를 깔아 놓는다.

④ 거실 및 복도의 바닥에 물기는 바로 닦는다.

⑤ 침대는 미끄러지지 않도록 바퀴에 잠금장치를 한다.

108 휠체어에서 자동차로 이동하는 방법으로 옳지 않은 것은?

① 주차 시 휠체어가 충분히 다가갈 수 있는 공간을 확보한다.
② 휠체어는 자동차와 평행하게 또는 비스듬하게 놓는다.
③ 휠체어 잠금장치는 고정하지 않고 대상자의 양쪽 발이 바닥에 닿도록 한다.
④ 마비된 무릎을 잘 지지하고 대상자의 엉덩이부터 자동차시트에 앉게 한다.
⑤ 다리를 한 쪽씩 올리고 대상자의 상체를 좌우로 이동해 시트에 깊숙이 앉힌다.

109 휠체어 관리 방법으로 옳은 것은?

① 나사에 이물질이 끼면 젖은 수건으로 닦는다.
② 잠금장치가 고정되지 않을 경우 타이어의 공기압을 살펴본다.
③ 휠체어를 사용하지 않을 경우 잠금장치는 풀어둔다.
④ 휠체어 보관 시 편 상태를 유지한다.
⑤ 타이어를 엄지로 누를 때 들어가지 않을 정도로 공기압을 유지한다.

110 복지용구 주요 품목에서 내구연한에 대한 설명으로 옳은 것은?

① 수동휠체어: 9년
② 욕창예방 매트리스: 10년
③ 욕창예방 방석: 3년
④ 침대: 16년
⑤ 지팡이: 8년

111 요양보호사가 지진에 대처하는 설명으로 옳지 않은 것은?

① 크고 견고한 구조물의 아래 또는 옆으로 피난하여 몸을 웅크린다.
② 집안에서는 탁자 아래로 들어가 몸을 보호하는 것을 금한다.
③ 건물 밖으로 나갈 때는 엘리베이터 사용을 금한다.
④ 건물 밖에서는 가방이나 손으로 머리를 보호하고 건물과 거리를 둔다.
⑤ 신속하게 운동장이나 공원 등 넓은 공간으로 대피한다.

112 고혈압이 있는 노인께 제공하는 식사준비로 옳은 것은?

① 명란젓
② 버섯무침
③ 곱창
④ 달걀노른자
⑤ 장아찌

113 항암치료를 받고 있는 대상자가 속이 메스꺼울 때 도움이 되는 음식은?

① 차가운 주스
② 달콤한 도넛
③ 뜨거운 녹차
④ 맛있는 청국장
⑤ 바삭한 새우튀김

114 변비가 있는 대상자에게 적절한 음식은?

① 염분이 많은 음식
② 수분이 적은 음식
③ 오렌지
④ 녹차
⑤ 홍차

115 식욕이 없는 노인의 식사 돕기 방법으로 옳은 것은?

① 수분이 적은 음식을 준다.
② 양념을 많이 해서 자극적인 음식을 준비한다.
③ 다양한 음식을 조금씩 준비하여 반찬의 색깔을 보기 좋게 담아낸다.
④ 신맛이 강한 음식을 준다.
⑤ 식욕이 증진되는 약을 사서 준다.

116 고혈압 예방법으로 옳은 것은?

① 단기간 과도한 운동
② 적당한 음주와 흡연
③ 일시적인 혈압측정
④ 염분 섭취량 증가
⑤ 식이요법

117 안전한 식품 섭취를 위한 방법으로 옳지 않은 것은?

① 익히지 않은 음식과 익힌 음식을 분리한다.
② 만두, 떡, 육류, 생선은 6개월 이내로 냉동하여 보관한다.
③ 안전한 물과 원재료를 사용한다.
④ 육류는 2~3일, 생선은 1~2일 이내로 냉장하여 보관한다.
⑤ 도마와 칼이 1개만 있으면 닭고기 → 육류 → 생선류 → 과일 순으로 사용한다.

118 주방용품을 위생적으로 사용하는 방법으로 옳은 것은?

① 기름기가 많은 그릇부터 우선적으로 씻는다.
② 수세미는 그물형보다 스펀지형이 더 좋다.
③ 도마는 찬물에 씻는다.
④ 냄새 제거를 위해 락스로 제품을 닦는다.
⑤ 유리그릇은 바로 찬물에 넣는다.

119 의복 선택으로 옳지 않은 것은?

① 가볍고 느슨하며 보온성이 좋을 것
② 저녁에는 교통사고 방지를 위해 밝은 색상일 것
③ 신발은 폭이 좁으며 뒤가 뚫려있는 것
④ 노인의 체형에 맞는 디자인
⑤ 움직이는 데 불편하지 않고 장식은 과도하지 않을 것

120 재료를 부드럽게 하고 식재료의 모양을 유지하는 노인 또는 환자식에 자주 사용되는 조리법은?

① 튀기기
② 찜
③ 삶기
④ 볶기
⑤ 굽기

121 대상자의 피복을 관리하는 법으로 옳은 것은?

① 낡고 더러운 옷은 버린다.
② 평소에 늘 입는 옷을 서랍의 앞쪽에 정리한다.
③ 오물이 묻은 옷은 세탁 후 오물을 제거한다.
④ 감염된 의류는 다른 의류와 함께 불림세탁을 한다.
⑤ 새로 구입한 의료는 세탁없이 바로 입는다.

122 대상자의 안전한 주거환경을 만드는 방법으로 옳은 것은?

① 창가에 여러 개의 화분을 놓아둔다.
② 식탁은 대상자의 앉은키와 휠체어의 높이에 맞춘다.
③ 위치 확인을 위해 화장실에 문턱을 만든다.
④ 계단은 일직선의 계단을 설치한다.
⑤ 화장실 문은 문턱을 만들어 욕실과 구분한다.

123 다음 중 식품의 위생관리에 대한 기본원칙은?

① 부패된 음식은 대상자에게 알리지 않고 폐기한다.
② 냉동식품은 실온에서 천천히 해동시킨다.
③ 육류는 잘게 썰어 냉동 보관한다.
④ 생으로 먹는 채소는 흐르는 물에 깨끗이 씻어서 먹는다.
⑤ 조리된 음식, 육류, 생선은 같은 칸에 보관한다.

124 침상 및 의복 청결관리의 기본 원칙으로 옳은 것은?

① 의류가 눅눅해지면 맑게 갠 날 그늘에서 바람을 쏘인다.
② 면 속옷은 삶고 난 뒤 세탁한다.
③ 매트리스는 부드럽고 푹신한 것으로 한다.
④ 얼룩이 묻은 의복은 얼룩을 말린 후 세탁한다.
⑤ 종류가 다양한 방충제를 모아 옷장 아랫부분에 넣어둔다.

125 오른쪽 편마비 대상자의 식사를 돕는 방법으로 옳은 것은?

① 왼쪽을 밑으로 하여 옆으로 누운 자세를 취하게 한다.
② 환기시키고 조명을 어둡게 한다.
③ 식사가 끝날 때까지 기다려준다.
④ 음식물이 입가에 흐르는 경우 식사 종류 후에 닦아준다.
⑤ 오른쪽으로 음식을 제공한다.

126 대상자의 물약 복용 방법으로 옳은 것은?

① 라벨 붙은 쪽이 손바닥에 오도록 쥔다.
② 약을 붓고 나서 약물을 혼합한다.
③ 약병 가장 자리에 묻은 물약은 손가락으로 닦아낸다.
④ 계량컵은 눈높이보다 아래로 놓고 약을 따른다.
⑤ 색이 변한 물약은 흔들어서 사용한다.

127 누워있는 대상자의 구강 청결을 돕는 방법으로 옳은 것은?

① 강하고 단단한 칫솔을 사용한다.
② 칫솔질을 못하는 경우에는 찬물로 입안을 적신다.
③ 치실을 이용하고 난 뒤 칫솔질을 한다.
④ 양치물을 삼키지 않도록 상체를 올려준다.
⑤ 구토를 막기 위해 혀는 닦지 않는다.

128 침대에서 머리 감기를 돕는 방법으로 옳은 것은?

① 침대보를 보호하고자 방수포를 둔부 밑에 깐다.
② 머리를 감기 전에 대소변을 먼저 보게 한다.
③ 실내온도를 17~20℃ 정도로 유지한다.
④ 헹군 머리는 헤어드라이어로 바로 말린다.
⑤ 눈을 뜨고 천장을 보도록 한다.

129 오른쪽 편마비가 있는 대상자의 상의를 벗기는 순서로 옳은 것은?

① 머리 – 왼쪽 팔 – 오른쪽 팔
② 머리 – 오른쪽 팔 – 왼쪽 팔
③ 왼쪽 팔 – 머리 – 오른쪽 팔
④ 오른쪽 팔 – 머리 – 왼쪽 팔
⑤ 오른쪽 팔 – 왼쪽 팔 – 머리

130 휠체어를 탄 대상자와 함께 엘리베이터를 이용하는 방법으로 옳은 것은?

① 지그재그로 들어갔다 나온다.
② 탈 때는 앞으로, 내릴 때는 뒤로 향한다.
③ 탈 때는 앞으로, 내릴 때도 앞으로 향한다.
④ 탈 때는 뒤로, 내릴 때는 앞으로 향한다.
⑤ 탈 때는 뒤로, 내릴 때도 뒤로 향한다.

131 오른쪽 편마비 환자가 치아착색을 걱정할 때 요양보호사로서 적절한 식사 도움 방법은?

① 머그컵으로 먹인다.
② 따뜻한 물을 먹인다.
③ 빨대가 달린 컵을 사용하여 먹인다.
④ 최대한 천천히 먹인다.
⑤ 포크로 먹인다.

132 요양보호사로서 일상생활 지원의 중요성으로 옳지 않은 것은?

① 신체활동을 지원하는 데 필요한 조건을 마련하기 위한 간접적인 활동이다.
② 일상생활 지원없이 신체활동 지원을 제대로 수행할 수 없다.
③ 신체활동 지원이 필요한 대상자에게는 신체활동 지원, 일상생활 지원이 함께 제공된다.
④ 신체활동 지원이 필요하지 않는 대상자에게는 일상생활 지원을 제외하고 제공한다.
⑤ 일상생활 지원은 대상자가 자립적 생활을 하는 데 중요한 역할을 한다.

133 다음과 같은 의사소통 방법으로 대화가 필요한 장애 대상자는?

> • 어려운 표현을 사용하지 않고 짧은 문장으로 천천히 이야기한다.
> • 실물, 그림판, 문자판 등을 이용한다.
> • 몸짓, 손짓을 이용해 상대의 말하는 속도에 맞춘다.

① 판단력·이해력 장애 대상자
② 노인성 난청 대상자
③ 지남력 장애 대상자
④ 주의력 결핍 장애 대상자
⑤ 시각 장애 대상자

134 지남력 장애 대상자와 대화하는 방법으로 옳지 않은 것은?

① 모든 물품과 주의사항을 문서화시킨다.
② 낮 동안에 기본적인 정보를 자주 반복한다.
③ 대상자를 대하는 데 일관성보다는 유동성을 갖는다.
④ 대상자의 주체성 강화 훈련을 위하여 이름과 존칭을 함께 사용한다.
⑤ 시간, 장소, 사람, 날짜, 달력, 시계 등을 자주 인식시킨다.

135 노인장기요양보험 급여로 구입할 수 있는 복지용구는?

① 목욕리프트
② 수동휠체어
③ 실외용 경사로
④ 목욕의자
⑤ 전동침대

136 와상환자에게 비위관 영양액을 주입할 시 적합한 체위는?

① 측위
② 앙와위
③ 복위
④ 반좌위
⑤ 쇄석위

137 신문 보기는 노인의 여가활동 중 어느 유형에 속하는가?

① 자기계발 활동
② 소일 활동
③ 가족중심 활동
④ 운동 활동
⑤ 사교오락 활동

138 다음 중 사례회의에 대한 설명으로 옳지 않는 것은?

① 대상자에게 제공되는 서비스의 질을 지속적으로 관리한다.
② 대상자에 대한 서비스제공 계획의 타당성을 검토하여 서비스 내용을 조정한다.
③ 재가장기요양기관에서의 사례회의는 보건, 의료, 사회복지 등 관련 전문직들이 참여한다.
④ 대상자와 관계된 직종들의 역할 분담을 명확히 한다.
⑤ 대상자에 대한 정보를 교환하고 요양보호의 목표를 공유하여 서비스의 질을 높인다.

과목별 빈출 문제 **3**

139 요양보호 업무 수행 시 반드시 기관에 보고해야 할 사항은?

① 대상자가 샤워를 요구할 경우
② 대상자에게 기저귀를 채울 경우
③ 대상자의 상태가 평상시와 동일할 경우
④ 대상자의 친척이 결혼식을 할 경우
⑤ 업무 도중 사고가 발생했을 때

140 변실금이 있는 대상자의 엉덩이와 목뒤 부위의 욕창을 예방하기 위한 올바른 자세는?

① 천장을 보고 일자로 눕도록 한다.
② 똑바로 누운 자세에서 다리를 45° 올리도록 한다.
③ 어깨와 엉덩이를 지지하면서 옆으로 돌려 눕힌다.
④ 상체를 45° 정도 올려준다.
⑤ 상체를 90° 정도 올려준다.

141 노인의 낙상 예방 방법으로 옳은 것은?

① 화장실 사용을 위해 침대의 난간을 내려 놓는다.
② 내려오지 못하게 침대의 높이를 높인다.
③ 물기가 많은 걸레로 복도 바닥을 닦는다.
④ 주위의 물건을 최소화하고 정리한다.
⑤ 욕실 문턱을 낮춘다.

142 요양보호사 자신의 감염 예방법으로 적절한 것은?

① 샤워나 목욕은 이틀에 한번 실시한다.
② 마스크는 혐오감을 주므로 착용하지 않는다.
③ 세균감염 예방을 위해 손에 로션은 바르지 않는다.
④ 대상자와 접촉 시 분비물이 묻지 않도록 한다.
⑤ 손은 물을 세수 대야에 받아서 씻는다.

143 대상자가 설사를 하는 경우 제공 가능한 음식으로 옳은 것은?

① 요플레, 흰 우유
② 따뜻한 물, 흰 쌀죽
③ 사이다, 참외
④ 수박, 잡곡밥
⑤ 비빔밥, 삼겹살

144 골다공증이 있는 대상자가 먹지 말아야 할 음식은?

① 뱅어포   ② 미역
③ 자몽   ④ 우유
⑤ 커피

145 대상자가 설사 증상을 보일 때 치료 및 예방법으로 옳지 않은 것은?

① 의사의 처방에 따라 약물을 복용한다.
② 음식물 섭취량을 늘린다.
③ 물을 충분히 마셔 탈수를 예방한다.
④ 심신을 안정시키며 체온을 유지한다.
⑤ 지사제 남용을 금지하고 의사의 지시에 따라 복용한다.

146 다음 중 식중독을 유발하는 원인으로 옳은 것은?

① 유통기한 내에 재료만 사용한다.
② 야채는 흐르는 물에 씻는다.
③ 손 씻기 등 개인 위생을 철저히 관리한다.
④ 바로 먹지 않는 어패류는 냉장 보관해서 먹는다.
⑤ 어패류는 수돗물로 잘 씻는다.

147 항암치료 중 대상자가 식욕부진을 보일 때 식사요령으로 옳은 것은?

① 차가운 물을 마시게 한다.
② 신 음식을 주로 먹인다.
③ 양념이 강한 음식을 먹인다.
④ 기름지거나 매우 단 음식을 먹인다.
⑤ 소량의 음식을 자주 먹인다.

148 다음 중 식중독을 일으킬 수 있는 상황으로 옳은 것은?

① 오염된 조리 기구는 10분간 세척 및 소독하여 2차 오염을 방지한다.
② 냉장고의 냉기순환을 위해 음식의 간격을 띄워 놓는다.
③ 살균이 안 된 우유는 마시지 않는다.
④ 생선은 1~2일 이내, 육류는 2~3일 이내에 먹는다.
⑤ 조리된 음식은 장시간 실온에 둔다.

149 대상자의 침상 청결관리를 위한 기본 원칙으로 옳은 것은?

① 감염 대상자의 베개 커버는 일주일에 한 번씩 교환한다.
② 오리털 이불과 양모는 그늘에 말린다.
③ 환기는 일주일에 세 번씩 하도록 한다.
④ 대상자와 상의하지 않았다면 전기코드는 발에 걸리는 물건이라도 그대로 둔다.
⑤ 더러워진 시트는 하루에 한 번씩 교환한다.

150 실내환경을 쾌적하게 조성하기 위한 방법으로 옳은 것은?

① 전체난방보다는 국소난방을 한다.
② 배설물을 치울 때는 간접조명을 사용한다.
③ 직사광선이 방에 잘 들어오도록 한다.
④ 습도는 40~60%가 적합하다.
⑤ 바람이 잘 들어오도록 환기 시 직접 환기한다.

151 식사 돕기의 방법으로 옳은 것은?

① 반찬 – 국 – 밥 순서로 식사를 하도록 안내한다.
② 입맛이 없는 대상자는 신맛이 유발되는 음식을 준비한다.
③ 사레가 들리면 식사를 계속하면서 기침을 할 수 있도록 등을 쳐준다.
④ 배 부위와 가슴을 압박하지 않는 옷을 입힌다.
⑤ 음식을 삼키는 도중에 다른 음식을 다시 넣어준다.

152 대상자가 약을 복용할 때 병에서 따른 시럽을 다시 넣지 말아야 하는 이유는?

① 냄새를 파악하기 어려워서
② 기포가 생겨서
③ 약이 변질되어서
④ 시럽이 손에 묻어서
⑤ 색깔을 확인하기 어려워서

153 대상자의 화장실 이용을 돕는 방법으로 옳은 것은?

① 휠체어 사용 시 잠금장치를 열어둔다.
② 최대한 스스로 할 수 있도록 격려한다.
③ 배뇨하는 동안 바로 옆에서 지켜본다.
④ 화장실의 조명은 어둡게 하여 편안함을 준다.
⑤ 낙상 예방을 위해 이동변기를 사용하게 한다.

154 침상배설을 돕는 방법으로 옳은 것은?

① 실수로 배설하는 경우에 위축되지 않게 격려한다.
② 소리 방지를 위해 변기 속에 물을 채운다.
③ 편안한 상태로 배설할 수 있도록 최대한 노출을 한다.
④ 차가운 변기를 대주어 변의를 자극한다.
⑤ 사용 후 뒤에서 앞으로 닦는다.

155 왼쪽 편마비 대상자에게 티셔츠를 입히는 순서로 옳은 것은?

① 오른쪽 팔 → 왼쪽 팔 → 머리
② 왼쪽 팔 → 오른쪽 팔 → 머리
③ 오른쪽 팔 → 머리 → 왼쪽 팔
④ 왼쪽 팔 → 머리 → 오른쪽 팔
⑤ 머리 → 오른쪽 팔 → 왼쪽 팔

156 침상에 누워있는 편마비 대상자를 일으켜 앉히는 방법으로 옳은 것은?

① 요양보호사는 대상자의 불편한 쪽에 선다.
② 건강한 손은 요양보호사의 목을 잡는다.
③ 양쪽 무릎을 곧게 편다.
④ 건강한 쪽으로 돌려 눕힌 후 일으킨다.
⑤ 침대 난간 위에 손을 올려놓은 후 일으킨다.

157 노인의 영양결핍의 위험 요인에 해당하지 않는 것은?

① 80세 이상의 고령
② 알코올 중독
③ 빈곤
④ 체중감소
⑤ 사회적 고립

158 경구영양 돕기의 방법 중 옳지 않은 것은?

① 대상자가 오른손잡이라면 오른쪽에서 밥을 먹여줘야 편안함을 느낀다.
② 편마비대상자는 건강하지 못한 쪽에서 밥을 넣어줘야 한다.
③ 편마비대상자는 마비된 쪽의 뺨 부위에 음식 찌꺼기가 남기 쉬우므로 식후 구강관리를 한다.
④ 편마비대상자는 마비된 쪽의 입가에 흐르는 음식물을 자연스럽게 닦아준다.
⑤ 양치질을 하거나 입안을 헹구고 입 주위와 의치를 깨끗이 닦는다.

159 목욕 돕기 주의사항으로 옳지 않은 것은?

① 대상자의 몸 상태를 확인하고 목욕 전 대
소변을 보게 한다.
② 대상자가 스스로 할 수 있어도 요양보호
사가 목욕을 주도하는 것이 좋다.
③ 욕조 안에 미끄럼 방지 매트를 깐다.
④ 목욕 물 온도는 40℃ 내외로 따뜻하게 맞
춘다.
⑤ 식사 직전 · 직후에는 목욕을 삼간다.

160 다음 중 요양보호사 음식물 조리 방법으로
옳은 것은?

① 생선은 오래 삶을수록 부드럽다.
② 무침을 할 때 소스나 식초는 사용하지 않
는다.
③ 찜은 센 불로만 가열을 한다.
④ 야채는 살짝 데쳐서 볶는다.
⑤ 오랫동안 구워서 부드럽게 만든다.

161 안전한 식품을 섭취하기 위한 법으로 옳은
것은?

① 멜론, 파인애플 등 열대과일은 냉장 보관
한다.
② 달걀은 둥근 부분이 위로 향하게 하여 냉
장 보관한다.
③ 냉동식품을 해동하여 먹은 후 남은 음식
은 다시 냉동한다.
④ 조리된 음식이 남았을 경우 식사 후에 폐
기한다.
⑤ 음식을 냉장실에 보관할 때는 간격을 붙
여 놓는다.

162 대상자의 의치 손질 방법으로 옳은 것은?

① 소독을 위해 의치세정제나 뜨거운 물에
보관한다.
② 의치는 건조하게 보관한다.
③ 식후에는 의치를 빼지 않고 물로 헹군다.
④ 의치를 낄 때는 아랫니를 먼저 낀다.
⑤ 부분 의치는 손톱으로 클래스프를 끌어
올려 뺀다.

163 대상자의 침구 선택 및 정리에 대한 설명으
로 옳은 것은?

① 매트리스는 습기 흡수를 잘하여 푹신한
것이 좋다.
② 베개는 습기와 열을 잘 흡수하는 것이 좋다.
③ 이불은 무겁고 보습성이 있는 제품이 좋다.
④ 시트는 튼튼하고 흡습성이 좋은 면으로
옅은 색이 좋다.
⑤ 오리털과 양모 이불은 햇볕에 잘 말려 건
조한다.

164 대상자의 절주방법으로 옳은 것은?

① 암 예방을 위하더라도 한두 잔의 술은 마
셔도 무방하다.
② 빈속에 술을 마신다.
③ 술자리에서의 대처 방안을 마련하고 실천
한다.
④ 관할 보건소나 알코올 상담 전문가의 도
움은 최대한 받지 않는다.
⑤ 음주와 함께 할 수 있는 일을 생각해 본다.

165 대상자의 스트레칭을 도울 시 주의사항이 아닌 것은?

① 심신을 이완시킨 후 스트레칭을 실시한다.
② 천천히 움직이며 반동을 하지 않는다.
③ 아픔을 느끼지 않을 때까지 이완시키고 그 자세를 15~16초 동안 유지한다.
④ 타인을 신경 써야 한다.
⑤ 하루에 몇 번 나누어 매일하는 것이 좋다.

166 식기 및 주방의 위생관리에 대한 다음 설명 중 옳지 않은 것은?

① 냉장고 선반은 식초물이나 소다물로 닦아 준다.
② 알코올과 물을 섞어 배수구에 부으면 악취가 제거된다.
③ 배수구는 세정제로 닦고 식초물을 부어 악취를 제거한다.
④ 싱크대는 희석한 알코올로 닦아주고 자주 환기시킨다.
⑤ 행주는 수시로 삶는 것이 위생적이다.

167 다음 〈보기〉의 방법으로 제거하는 것이 알맞은 얼룩은?

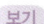

> **보기**
> • 비눗물로 씻으면 얼룩이 번져 깨끗하게 지워지지 않는다.
> • 알코올이 함유된 스킨이나 화장수를 화장솜에 적셔서 얼룩을 두드린다.

① 땀   ② 기름
③ 콜라   ④ 커피
⑤ 파운데이션

168 억제대의 피해로 옳지 않은 것은?

① 골다공증이 생기지만 악화되지는 않는다.
② 관절이 굳는다.
③ 자세변환이 힘들어 욕창이 잘 생긴다.
④ 근육을 움직이지 않아 근력이 떨어진다.
⑤ 심장 기능이 저하된다.

169 감염 증상 중 요로감염에 해당하는 것은?

① 의욕상실   ② 탈수
③ 인후통   ④ 근육통
⑤ 구토

170 경관영양 돕기의 주의사항으로 옳지 않은 것은?

① 비위관을 반창고 등으로 잘 고정한다.
② 시판 영양액의 유효기관을 확인한다.
③ 영양액의 농도는 진하게, 속도는 빠르게 유지한다.
④ 관이 막히지 않도록 주의한다.
⑤ 비위관 주변 청결을 유지하고 윤활제를 바른다.

171 경관영양 돕기의 방법을 옳지 않은 것은?

① 비위관이 빠졌을 경우 요양보호사가 임의로 비위관을 넣거나 빼도 무방하다.
② 너무 차갑거나 뜨겁지 않게 영양액을 준비한다.
③ 구토, 청색증이 나타나면 비위관을 잠근 후 바로 시설장이나 간호사에게 알린다.
④ 경관영양 주입 후 상체를 높이고 30분 정도 앉아 있도록 보조한다.
⑤ 영양액을 위장보다 높은 위치에 걸도록 한다.

172 목욕 돕기 시 통 목욕에 대한 설명으로 옳지 않은 것은?

① 발끝에 물을 묻혀 미리 온도를 느끼게 한다.
② 다리, 팔, 몸통 순서로 물로 헹구고 회음부를 닦아낸다.
③ 편마비대상자는 건강한 쪽으로 손잡이나 보조도구를 잡게 한다.
④ 건강한 쪽 겨드랑이를 잡고 마비된 쪽 다리, 건강한 쪽 다리 순으로 옮겨 놓게 한다.
⑤ 욕조에 있는 시간은 5분 정도로 한다.

173 왼쪽 편마비 대상자의 통 목욕 시 ( ) 안에 들어갈 요양보호사의 돕기 방법으로 옳은 것은?

> 대상자의 마비된 쪽 (가) 부위를 잡고, 욕조에 들어갈 때는 (나) 다리를 먼저, 나올 때는 (다) 다리를 먼저 옮기도록 한다.

	가	나	다
①	겨드랑이	오른쪽	왼쪽
②	겨드랑이	오른쪽	오른쪽
③	겨드랑이	왼쪽	왼쪽
④	목	오른쪽	왼쪽
⑤	목	왼쪽	왼쪽

174 어르신의 두발청결 돕기 방법으로 옳은 것은?

① 머리를 감은 후에 대소변을 보게 한다.
② 추울 때는 따뜻한 밤 시간대를 이용한다.
③ 물을 사용하기 어려울 때는 두발전용세정제를 사용한다.
④ 수건으로 눈과 귀를 덮어준다.
⑤ 공복, 식후에 머리를 감긴다.

175 어르신의 머리카락이 엉켰을 시 손질하는 방법으로 옳은 것은?

① 머리카락을 잡아당겨 두피 역방향으로 빗어준다.
② 물을 적신 후에 빗으로 손질한다.
③ 엉킨 부분을 가위로 자른다.
④ 머리를 비누로 감긴다.
⑤ 헤어젤을 바른다.

176 대상자에게 안연을 투여할 때의 방법으로 옳은 것은?

① 안연고 사용 시 처음 나오는 것은 버린다.
② 안연고 투여 시 바깥쪽에서 안쪽으로 짜 넣는다.
③ 튜브는 일반 화장지로 닦고 뚜껑을 닫는다.
④ 생리식염수에 적신 멸균 솜으로 눈 바깥쪽에서 안쪽으로 닦는다.
⑤ 대상자에게 투약절차를 설명할 필요는 없다.

177 대상자의 기저귀 사용을 돕는 방법으로 옳은 것은?

① 기저귀를 교환할 때는 솔직하게 불쾌한 표정을 보인다.

② 대상자의 사생활 보호를 위해 냄새가 나더라도 창문은 닫는다.

③ 기저귀 사용 돕기는 배설 돕기 중 가장 권장한다.

④ 대상자의 기저귀는 하루에 한 번씩 교체해준다.

⑤ 기저귀 교체 시 손을 씻은 후 일회용 장갑을 낀다.

178 스스로 배설하는 어르신을 지켜보는 방법으로 옳은 것은?

① 배설 시 이물질이 묻지 않도록 배설 모습이 잘 보이도록 최대한 옷을 내려준다.

② 배설이 오래 걸리면 최대한 빨리 해결할 수 있도록 촉구한다.

③ 대상자의 요구는 배설을 하는 도중에는 배설에 주의 집중할 수 있도록 배설 후 들어준다.

④ 요양보호사는 대상자가 배설하는 동안 주변을 정리하여 깨끗하게 치운다.

⑤ 배설 중 쓰러질 수도 있으므로 어르신을 잘 관찰한다.

179 대상자의 면도를 도울 때 옳은 방법은?

① 면도날은 얼굴 피부와 20° 정도의 각도를 유지한다.

② 되도록 수동면도기를 사용하는 것이 안전하다.

③ 면도 전 차가운 물수건으로 덮어 두어 상처를 예방한다.

④ 피부가 주름져 있다면 아래 방향으로 부드럽게 잡아 당겨 면도한다.

⑤ 턱 쪽에서 귀밑으로, 입 주위에서 코밑 순서로 면도를 진행한다.

180 얼굴피부와 면도날은 어느 정도의 각도를 유지하는 것이 적합한가?

① 25°   ② 35°

③ 45°   ④ 55°

⑤ 65°

181 구강청결을 돕기 위한 입안 닦아내기 방법으로 옳은 것은?

① 누워 있는 상태에서 양치를 도와줄 경우 머리를 높게 한다.

② 칫솔 사용이 어려울 경우 마른 브러시로 닦는다.

③ 의치는 표백제를 사용하여 닦는다.

④ 치아 위주로만 닦아주며 입술 관리는 하지 않아도 된다.

⑤ 혀 안쪽까지 깊숙이 닦는다.

182 대상자가 오후 내시경 검사로 식사를 금하는 상태일지라도 꼭 투약해야 하는 것은?

① 설사약

② 고지혈증약

③ 종합비타민

④ 위장약

⑤ 항고혈압제

183 약 보관 시 주의사항으로 옳은 것은?

① 시럽제는 플라스틱 계량컵이나 스푼에 덜어먹고 다시 병에 넣어도 된다.

② 안약과 귀약은 상온의 그늘진 곳을 피해서 보관한다.

③ 유효기간이 지난 약은 냄새와 색깔을 확인하고 따로 보관한다.

④ 알약은 실온에 햇빛이 잘 드는 곳에 보관해 둔다.

⑤ 아동이나 애완동물의 손에 닿지 않게 보관한다.

184 대상자가 손을 떠는 증상을 보일 시, 알약 복용 돕기 방법으로 옳은 것은?

① 주사바늘을 제거한 주사기에 넣어서 준다.

② 충분히 물을 주며 스스로 먹을 수 있도록 격려한다.

③ 가루로 만들어 먹기 좋게 숟가락에 녹여준다.

④ 약 뚜껑을 주며 거기에 담아서 먹도록 한다.

⑤ 직접 약을 입에 넣어준다.

185 냉장고에 보관하던 약병을 귀에 투여할 시 돕는 방법으로 옳은 것은?

① 치료할 귀를 아래쪽으로 자세를 취하도록 도와준다.

② 약병을 손에 쥐고 따뜻하게 한다.

③ 약병을 햇빛이 잘 드는 실온에 놓아둔다.

④ 약병을 뜨거운 물에 담가준다.

⑤ 냉장고에서 꺼낸 즉시 사용한다.

186 와상 상태 어르신의 세수 돕기 방법으로 옳은 것은?

① 안경은 아침에 대상자가 한 번 직접 닦도록 한다.

② 귀이개로 귀지를 제거한다.

③ 눈곱이 있는 쪽부터 먼저 닦는다.

④ 한 번 사용한 수건의 면은 마지막에 재사용한다.

⑤ 밖으로 나온 코털은 깎아준다.

187 식중독 예방 방법으로 옳지 않은 것은?

① 살균이 안 된 우유는 마셔도 된다.

② 어패류는 수돗물로 잘 씻는다.

③ 조리된 음식은 장시간 실온에 방치하지 않는다.

④ 생육과 조리된 음식을 구분하여 보관한다.

⑤ 육류의 생식을 자제하고 충분히 가열한다.

188 대상자에게 식사를 제공할 때 사레 예방법으로 옳은 것은?

① 똑바로 누운 상태에서 제공한다.

② 상체를 높이고 음식을 조금씩 제공한다.

③ 마른 음식 제공 후 물기 많은 음식을 제공한다.

④ 머리를 뒤로 젖혀 먹인다.

⑤ 신맛이 강한 음식을 제공한다.

189 요양보호사의 위생관리 방법으로 옳지 않은 것은?

① 냉장고: 선반은 세정제로 닦고 소다물이나 식초물로 닦아준다.
② 배수구: 세정제로 닦고 식초물을 부어 악취를 제거한다.
③ 고무장갑: 조리용과 비조리용으로 구분하며 안팎을 씻어서 건조한다.
④ 설거지: 기름기가 많고 음식물이 많이 묻은 그릇부터 설거지한다.
⑤ 플라스틱 용기: 냄새가 나면 쌀뜨물이나 녹차 티백을 넣고 뜨거운 물을 부어 하루 후 닦는다.

190 요양보호사의 식품준비 및 조리 시 유의해야 할 사항은?

① 식단 준비를 위한 물건을 사용하거나 이동 시 대상자의 동의는 추후 진행 후 얻는다.
② 물품을 구입한 영수증과 잔돈은 대상자 대신 요양보호사가 가지고 있는다.
③ 혼자 사는 대상자에게는 1회씩 식사가 가능하도록 준비해 놓는다.
④ 물품, 가격, 상점, 상표 등을 결정할 때는 요양보호사가 편리한 것으로 선택한다.
⑤ 동물성 기름을 주로 선택하고 등푸른 생선을 최대한 피한다.

191 요양보호사의 위생관리 활동으로 옳은 것은?

① 손톱 밑은 균이 많지만 손톱이 다치지 않게 길게 깎는다.
② 분비물에 오염된 물품은 정해진 곳에 버린다.
③ 일회용 보호 장구는 소독하여 재사용한다.
④ 주 3회 목욕 또는 샤워를 한다.
⑤ 미생물 오염방지를 위해 로션은 사용하지 않는다.

192 요양보호사로서 수세미와 행주의 위생관리 방법이 아닌 것은?

① 수세미와 행주는 항상 말려서 보관한다.
② 수세미는 스펀지형으로 된 것이 더 위생적이다.
③ 젖은 행주와 마른 행주는 구분해서 사용한다.
④ 행주는 자주 삶는 것이 위생적이다.
⑤ 스펀지 등은 표백제를 희석한 물에 담가 두었다가 사용한다.

193 배수구의 악취를 없애고자 할 때 요양보호사가 물과 함께 섞어서 쓸 수 있는 것은?

① 소다물
② 세제
③ 소금
④ 식초
⑤ 사이다

194 다음 〈보기〉의 방법으로 제거하는 것이 알맞은 얼룩은?

보기

- 클렌징폼으로 얼룩 부분을 살살 문질러 따뜻한 물로 헹군다.
- 자국 위에 버터를 살짝 묻혀 톡톡 두드린 후 화장솜에 아세톤을 묻혀서 버터와 얼룩을 지운 후 중성세제로 세탁한다.

① 커피
② 파운데이션
③ 튀김기름
④ 혈액이나 체액
⑤ 립스틱

195 세탁방법 중 부분세탁에 관한 설명으로 옳은 것은?

① 와이셔츠 소매 및 목 부분의 찌든 때는 비비지 않는 것이 좋다.
② 커피 얼룩은 식초와 주방세제를 1:3 비율로 섞어 얼룩을 제거한다.
③ 얼룩은 생긴 즉시 처리하는 것보다 시간이 지난 후에 처리하는 것이 더 좋다.
④ 땀 얼룩이 심한 부위는 온수에 과탄산소다와 주방세제를 1:2로 넣어 담가둔다.
⑤ 튀기기름은 주방용 세제를 몇 방울 떨어뜨리고 비벼서 제거한다.

196 대상자의 면 속옷을 삶으려고 할 때 세탁방법으로 옳은 것은?

① 면 속옷, 행주, 걸레 등을 삶을 때는 뚜껑을 덮는다.
② 색 빠짐 주의 속옷은 항상 삶지 않는다.
③ 일반 수돗물에 담가서 삶는다.
④ 삶은 후에 세탁한다.
⑤ 부분적으로 오염이 심한 경우에도 삶기만 한다.

197 다음 그림의 세탁기호에 대한 설명으로 옳은 것은?

①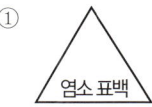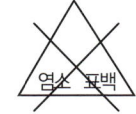
염소계 표백제로 표백 / 중성세제 사용 불가능

②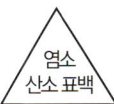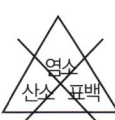
염소계 표백제로 표백 / 산소계 표백제로 불가능

③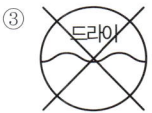
석유계용제로 드라이클리닝 불가능

④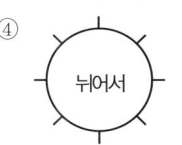
그늘에 뉘어서 건조

⑤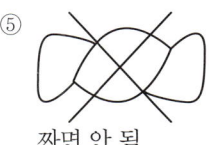
짜면 안 됨

95

198 대상자의 쾌적한 실내 환경을 조성하는 방법으로 옳지 않은 것은?

① 수면장애, 불안과 흥분을 유발시키지 않도록 소음을 줄인다.
② 쾌적한 습도로 60~70%를 유지한다.
③ 수면을 위해 밤에는 개인등을 사용한다.
④ 현관이나 화장실의 문턱은 없앤다.
⑤ 헛딛거나 넘어지지 않게 바닥, 벽, 마루, 문, 선반의 색깔을 구별한다.

199 침상환경 중 실내구조 형성에 대한 설명으로 옳지 않은 것은?

① 휠체어, 보행기, 지팡이의 사용이 가능한 공간을 확보한다.
② 계단, 화장실, 복도에는 손잡이를 설치하되 미끄럼 방지매트는 설치하지 않는다.
③ 헛딛거나 넘어지지 않게 바닥, 벽, 마루, 문, 선반의 색깔을 구별한다.
④ 복도 벽에 손잡이를 설치한다.
⑤ 현관이나 화장실의 문턱을 없애야 한다.

200 침구의 선택 및 정리 방법으로 옳은 것은?

① 베개는 습기와 열을 흡수하는 것으로 한다.
② 가볍지만 보습성이 없는 이불을 사용한다.
③ 이불은 백색의 무명베나 면제품 이불커버가 좋다.
④ 린넨류는 짙은 색에 소재가 두껍고 풀을 먹여 사용한다.
⑤ 매트리스는 습기를 흡수하는 것이 좋다.

201 고혈압 대상자가 주의할 음식은?

① 고구마   ② 호두
③ 사과   ④ 햄
⑤ 우유

202 골다공증 대상자가 주의할 음식은?

① 우유   ② 뱅어포
③ 커피   ④ 요구르트
⑤ 미역

203 삼킴장애 대상자의 식사 시 주의사항으로 옳은 것은?

① 콩 반찬은 될 수 있으면 먹지 않도록 한다.
② 계란은 완숙으로 먹도록 한다.
③ 밥을 국이나 물에 말아 먹는다.
④ 물은 한 번에 대량으로 먹도록 한다.
⑤ 바른 자세로 천천히 꼭꼭 씹어 식사한다.

204 편마비 대상자가 신맛이 강한 음식을 먹으면 안 되는 이유는?

① 침 분비가 많아져 사레가 걸릴 수 있어서
② 침으로 인해 호흡 곤란을 초래할 수 있어서
③ 음식물이 역류하여 구토가 발생할 수 있어서
④ 장운동의 촉진화로 인해 설사를 할 수 있어서
⑤ 위산 분비가 늘어나 복통을 호소할 수 있어서

205 왼쪽 다리가 불편한 대상자가 (가)에 지팡이를 쥐고, 대상자의 발 (나)지점에 지팡이 끝을 놓을 때, (가)와 (나)에 들어갈 말은?

	(가)	(나)
①	오른손	앞 10cm, 옆 10cm
②	오른손	앞 10cm, 옆 15cm
③	오른손	앞 15cm, 옆 15cm
④	왼손	앞 10cm, 옆 15cm
⑤	왼손	앞 15cm, 옆 15cm

206 대상자가 평소 신는 신발을 신고 똑바로 섰을 때 지팡이 손잡이 위치로 옳은 것은?

① 허리
② 손목
③ 팔꿈치
④ 배꼽
⑤ 허벅지

207 침대에서 휠체어를 옮길 때 옳지 않은 것은?

① 편마비 대상자의 경우에는 휠체어를 대상자의 마비된 쪽으로 60~75° 비스듬히 두고 잠금장치가 잠겨 있는 것을 확인한다.
② 발 받침대는 다리가 걸리지 않도록 젖혀 놓는다.
③ 요양보호사의 한발을 대상자의 무릎 사이에 끼운다.
④ 대상자가 건강한 쪽 손으로 고정된 휠체어 팔걸이를 잡도록 한다.
⑤ 대상자의 겨드랑이 밑으로 요양보호사의 손을 넣어 의자 깊숙이 앉힌다.

208 다음 설명에 해당하는 보행 돕기의 방법은?

> • 가볍게 제자리걸음을 연습시키거나, 전후좌우로 서서히 체중을 이동시킨다.
> • 의자나 손잡이 등을 한손으로 잡게 하고, 약 3분간 서 있을 수 있게 연습시킨다.

① 보행차 사용 돕기
② 휠체어 사용 돕기
③ 보행벨트 사용 돕기
④ 지팡이 사용 돕기
⑤ 균형 잡기

209 잠금장치를 한 휠체어를 접는 순서로 옳은 것은?

> ㉠ 팔걸이를 잡아 접는다.
> ㉡ 잠금장치를 한다.
> ㉢ 발 받침대를 올린다.
> ㉣ 시트를 들어 올린다.

① ㉠ → ㉡ → ㉢ → ㉣
② ㉠ → ㉢ → ㉣ → ㉡
③ ㉡ → ㉠ → ㉢ → ㉣
④ ㉡ → ㉢ → ㉣ → ㉠
⑤ ㉢ → ㉠ → ㉡ → ㉣

210 휠체어를 뒷바퀴를 내려놓고 앞바퀴를 올리며 뒷바퀴를 천천히 뒤로 빼면서 앞바퀴를 조심히 내려놓는 휠체어 작동법은?

① 문턱 내려오는 법
② 문턱 오르는 법
③ 언덕 오르고 내리는 법
④ 울퉁불퉁한 길
⑤ 엘리베이터 타고 내리는 법

211 어르신이 침대에서 일어나 앉을 수 없는 경우 식사를 제공할 때 적당한 침대 높이는?

① 수평
② 약 5~25°
③ 약 30~60°
④ 약 60~90°
⑤ 수직

212 어르신의 흡인물품 관리법으로 옳은 것은?

① 가래가 담긴 흡인병은 분비물을 버린다.
② 카테터 등 고무 제품은 30분 이상 끓인 후 직사광선에서 말린다.
③ 사용한 물품은 소독하여 15일간 보관해 둔다.
④ 한 번 사용한 카테터는 즉시 버린다.
⑤ 사용한 소독컵은 폐기한다.

213 대상자의 발톱이 살 안쪽으로 파고들고 있을 경우 해결방안으로 옳은 것은?

① 발톱을 일자로 자른다.
② 발톱을 둥글게 자른다.
③ 발톱 사이를 따뜻한 수건으로 감싼다.
④ 린스를 이용해 발톱을 헹군다.
⑤ 지압을 해준다.

214 대상자가 왼쪽 팔에 정맥주사를 맞는 도중 통증을 호소한다면 이때 요양보호사로서 대처방안은?

① 간호사를 부르러 간다.
② 온찜질을 한다.

③ 조절기를 잠근다.
④ 수액병을 대상자의 심장보다 낮게 유지한다.
⑤ 주사바늘을 즉시 뺀다.

215 이동욕조 사용 시 확인사항으로 옳은 것은?

① 평평하며 이물질이 없는 곳에 놓는다.
② 인체와 주위에 유해함이 없어야 한다.
③ 체중을 지탱할 수 있어야 하며, 키에 맞춰 높이를 조절할 수 있어야 한다.
④ 전원을 수시로 확인하며 작동이 되는지 살핀다.
⑤ 사용 시 균형과 파손이 없는지 확인한다.

216 외출 시 대상자 동행 돕기 방법으로 옳은 것은?

① 외출 동행 중 대상자가 편안하게 외출하도록 원조한다.
② 외출에서 돌아오면 휴식 전에 운동을 지속한다.
③ 개인소지품은 대상자가 직접 준비하도록 한다.
④ 외출목적에 맞게 대상자를 교육한다.
⑤ 예기치 못한 상황이 발생하면 외출을 중단한다.

217 장기간 침상생활을 하는 대상자의 관절 변형과 강직을 예방하는 방법은?

① 탄력스타킹 착용하기
② 뜨거운 물주머니 대기
③ 공기침대 사용하기
④ 따뜻하게 침질하기
⑤ 체위변경하기

218 장기간 누워 있는 대상자가 호흡곤란 증상을 보일 때 도움을 줄 수 있는 체위는?

① 쇄석위   ② 복위
③ 측위   ④ 앙와위
⑤ 반좌위

219 메라비언의 법칙에 따라 언어적 요소에 해당하는 것은?

① 표현력   ② 표정
③ 복장   ④ 눈물
⑤ 목소리 크기

220 대화의 영향을 미치는 메라비언의 법칙으로 옳은 것은?

① 표정, 속도, 방언
② 표정, 음성, 언어
③ 음성, 속도, 방언
④ 음성, 언어, 방언
⑤ 음성, 언어, 말의 강도

221 다음 〈보기〉에 밑줄 친 부분에 나타난 의사소통 방법은?

> ───── 보기 ─────
> 재가 어르신의 집에 가보니 식탁 위에 밥 먹은 그릇을 그대로 두어 밥풀이 말라 붙어 있는 상황이다. 이 상황에서 요양보호사는 어르신께 "식탁 위에 다 드신 그릇을 그대로 두니 밥풀이 말라붙어 제가 설거지하기가 힘들어요. 다 잡수신 그릇은 싱크대에 담가 두셨으면 해요."라고 말하였다.

① 말하기   ② 나 – 전달법
③ 수용   ④ 침묵
⑤ 공감

222 마음의 유대라는 의미를 지녔으며 서로의 마음이 연결된 상태를 의미하는 것은?

① 공감   ② 수용
③ 경청   ④ 주의집중
⑤ 라포 형성

223 다음 〈보기〉에 나타난 의사소통 방법은?

> ───── 보기 ─────
> 대상자가 화분에 심은 방울토마토를 지속적으로 보며 좋아하여 요양보호사도 방울토마토를 좋아한다고 이야기하였다.

① 라포 형성   ② 말하기
③ 듣기   ④ 공감
⑤ 수용

224 다음 〈보기〉에 밑줄 친 부분에 나타난 의사소통방법은?

> ───── 보기 ─────
> 대상자: "지난번 요양보호사가 더 잘했는데…."
> 요양보호사: "지난번 요양보호사님이 일을 참 잘하셨나 봐요. 마음에 안 드시는 게 있으시면 말씀해 주세요."

① 경청   ② 공감
③ 라포 형성   ④ 말하기
⑤ 수용

225 대상자와의 의사소통 시 침묵을 사용하는 이유로 옳은 것은?

① 나의 생각이나 감정을 전달할 수 있다.
② 대상자에게 생각을 정리할 시간을 준다.
③ 다른 사람의 상황이나 기분을 같이 느낄 수 있다.
④ 상대방의 표현을 비판없이 그대로 받아들일 수 있다.
⑤ 두 사람 사이의 상호 신뢰관계를 나타내며 의사소통의 기본이 될 수 있다.

226 다음의 밑줄 친 요양보호사의 효과적인 말벗하기 방법으로 옳은 것은?

> 대상자는 감기 기운이 있는데도 동네 가게를 가겠다고 떼를 쓰신다.
> 대상자: "이번에 우리 손자에게 케이크를 사준다고 약속했어. 어서 빵 가게 가자."
> 요양보호사: "어르신께서 이렇게 생각해 주시니 손자가 매우 기뻐하겠어요. 앗. 감기 기운이 조금 있으신 것 같아요."

① 정보 전달
② 존중과 관심
③ 감정 공감
④ 증상완화 도움
⑤ 관찰과 수용

227 비언어적 의사소통 기법으로 올바른 태도는?

① 부적절하고 희미한 미소를 보인다.
② 눈썹을 치켜세운다.
③ 몸을 앞으로 구부린다.
④ 의자에서 몸을 흔드는 태도를 보인다.
⑤ 대상자를 향해 약간 기울인 자세를 취한다.

228 노인의 여가활동 중 자기계발 활동에 해당하지 않는 것은?

① 독서교실
② 서예교실
③ 시낭송
④ 창작활동
⑤ 종이 접기

229 판단력 · 이해력 장애를 가진 대상자와의 대화방법으로 옳지 않은 것은?

① 짧은 문장으로 천천히 이야기한다.
② 어려운 표현을 사용하지 않고 불쾌감을 주는 언어를 쓰지 않는다.
③ 몸짓, 손짓을 사용하지 않고 천천히 이야기한다.
④ 실물, 그림판, 문자판 등을 이용하여 이해를 돕는다.
⑤ 아이처럼 반말을 하지 않는다.

230 지시대명사를 사용하지 않고 사물의 위치를 시계방향으로 설명하여 원칙을 정해야 하는 대상자는?

① 노인성 난청 대상자
② 언어 장애 대상자
③ 시각 장애 대상자
④ 주의력 결핍 장애 대상자
⑤ 판단력 · 이해력 장애 대상자

231 다음 중 낙상을 유발하는 위험요인에 해당하지 않는 것은?

① 4가지 이상 약물을 복용하고 있는 사람
② 시력이 떨어져 있는 사람
③ 발에 이상이 있거나 적절한 신발을 착용하지 않은 사람
④ 보행 장애가 있는 질환을 앓고 있는 사람
⑤ 고혈압이 있는 사람

232 다음과 같은 상황을 알게 되었을 때의 대처 방법으로 옳은 것은?

> 며느리는 시아버지 생신을 맞아 방문한 큰 딸이 준 용돈을 빌려달라고 하며 이를 받아 모두 써버린다. 이뿐만 아니라 연금이 지급된 통장과 도장을 가져가서 연락이 되지 않는다.

① 대상자의 남편과 연락을 하여 상담한다.
② 사적인 일이므로 관여하지 않는다.
③ 노인보호전문기관에 신고한다.
④ 요양시설에 대상자를 보낸다.
⑤ 다른 자녀에게 이 사실을 이야기한다.

233 복지용구 품목 중 대여 품목에 해당하는 것은?

① 실내용 경사로
② 배회감지기
③ 간이변기
④ 요실금 팬티
⑤ 성인용 보행기

234 노인장기요양보험 급여로 대여할 수 있는 복지용구는?

① 목욕의자
② 안전손잡이
③ 수동침대
④ 지팡이
⑤ 요실금 팬티

235 다음 중 내구연한이 5년인 복지용구 품목은?

① 이동욕조
② 경사로
③ 욕창예방 방석
④ 지팡이
⑤ 목욕리프트

236 다음 〈보기〉에서 설명하는 복지용구 품목은?

> 보기
> 휠체어를 이용하는 대상자의 이동성을 확보하고 안전사고를 예방하기 위해 사용된다. 대상자의 정신적, 신체적 부담을 감소시켜 주며 내구연한은 8년이다.

① 배회감지기
② 미끄럼방지 용품
③ 경사로
④ 성인용 보행기
⑤ 자세변환 용구

237 다음 〈보기〉에서 설명하는 업무보고 형식은?

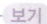

> • 보고 내용이 복잡하거나 숫자나 지표가 필요한 경우
> • 정확히 보고할 필요가 있는 경우
> • 자료를 보존할 필요가 있는 경우
> • 대표적인 보고 유형: 정기 업무보고, 사건보고

① 전산망 보고
② 구두보고
③ 서면보고
④ 정기 보고
⑤ 수시보고

238 상황이 급하거나 사안이 가벼울 때 많이 사용하며 신속하게 보고할 수 있는 업무보고 형식은?

① 상황보고
② 월간보고
③ 구두보고
④ 전산망보고
⑤ 서면보고

239 요양보호사의 업무보고 방법으로 옳은 것은?

① 요양보호사의 견해도 함께 기록한다.
② 서비스가 마무리 된 이후에 기록한다.
③ 대상자의 개인적인 정보도 기록한다.
④ 사건, 감정, 기대에 따라 기록한다.
⑤ 보고 내용이 중복되지 않게 한다.

240 요양보호사가 근무 중 긴급히 수시보고를 하지 않아도 되는 상황으로 옳은 것은?

① 서비스를 추가하거나 변경할 필요가 있을 때
② 업무를 잘못 수행했을 때
③ 새로운 업무방법을 찾았을 때
④ 새로운 정보를 파악했을 때
⑤ 대상자의 식사량이 증가했을 때

241 요양보호 기록의 목적이 아닌 것은?

① 시설장 및 관련 전문가에게 중요 정보 제공
② 질 높은 서비스 제공
③ 요양보호서비스의 단기성 제공
④ 요양보호서비스의 표준화
⑤ 요양보호사의 활동 입증

242 요양보호 기록의 종류와 주요기록 내용이 적절하지 못한 것은?

	종류	주요기록
①	상담일지	상담내용 및 결과
②	급여제공계획서	서비스의 목표, 내용, 횟수
③	장기요양급여 제공기록지	서비스 제공내용 및 시간
④	상태기록지	대상자 상태평가 및 간호처치
⑤	사례회의록	사례회의 검토내용 및 결과

243 요양보호사의 관찰 기록방법으로 가장 적절한 것은?

① 저녁에는 비경구영양을 하였다.
② 여름이라서 그런지 어르신께서 잠을 잘 못 주무시는 것 같다.
③ 요즘 식사량이 늘어서 체중이 많이 증가하였다.
④ 요실금 증상이 점점 심해지시는 것 같다.
⑤ 어르신이 1월 15일 오후 1시에 거실에서 200cc의 소변을 실수로 보셨다.

244 요양보호사가 서비스 과정을 기록한 것으로 옳은 것은?

① 어르신이 변비로 인해 식사를 2일 동안 제대로 못하고 계심
② 3월 10일 오전 10시, 목욕 중 팔에 0.5cm×1cm 화상 자국을 발견함
③ 오전 9시경 동네 산책 중 어르신이 유독 오늘 물을 많이 드심
④ 오랜만에 아침에 사과와 샐러드를 모두 드심
⑤ 2~3일 전 어르신이 복통을 심하게 겪으심

245 다음 내용을 읽고 해당하는 사항으로 옳은 것은?

> 대상자의 상황과 제공되는 서비스를 점검하고 평가하여 대상자의 욕구에 맞는 서비스를 제공하기 위한 회의로 대상자에 대한 서비스 제공 계획의 타당성을 검토하여 서비스 내용을 조정하는 것이 목적이다.

① 월례회의   ② 사례회의
③ 대토론회   ④ 직원회의
⑤ 대상자 보고회의

246 어르신의 식사량이 급격히 줄어들고 대변의 색이 평소와 다를 때 요양보호사의 대처방법으로 옳은 것은?

① 인터넷을 통해 어떤 증상인지 찾아본다.
② 매운 음식을 먹었는지 어르신께 여쭤본다.
③ 즉시 병원으로 함께 간다.
④ 가족과 상의하고 시설장에게 보고한다.
⑤ 대상자에게 심각한 병임을 인지시킨다.

247 요양보호사의 화재대처 및 예방 방법으로 옳지 않은 것은?

① 화재 시 엘리베이터 사용은 금하고 계단을 이용해 이동한다.
② 화재 시 방을 나간 다음에 문을 닫아둔다.
③ 사용하지 않는 콘센트는 뺀다.
④ 소화기를 편이에 따라 장소를 바꾼다.
⑤ 가스레인지 주변에는 타는 물건을 두지 않는다.

248 재가급여 전산관리 시스템 업무절차의 순서로 옳은 것은?

> ㉠ 스마트장기요양앱(APP) 설치
> ㉡ 청구 및 심사
> ㉢ 태그신청 및 부착
> ㉣ 급여내용 전송
> ㉤ 사용자 등록

① ㉠ → ㉢ → ㉤ → ㉡ → ㉣
② ㉠ → ㉤ → ㉢ → ㉣ → ㉡
③ ㉢ → ㉤ → ㉠ → ㉣ → ㉡
④ ㉢ → ㉠ → ㉤ → ㉡ → ㉣
⑤ ㉤ → ㉢ → ㉠ → ㉡ → ㉣

제4장

상황별 요양 보호 기술

93문항

정답 및 해설 247p

001 치매 대상자가 반복적인 질문을 하거나 행동을 할 때 요양보호사로서 도울 수 있는 방법으로 옳은 것은?

① 모른 척 다른 업무를 하는 것이 필요하다.
② 질문을 반복적으로 할 때마다 일일이 답변을 해준다.
③ 다른 동료나 요양보호사에게 도움을 청한다.
④ 주의를 환기시킬 수 있도록 유도한다.
⑤ 화를 내는 등 최대한 엄격하게 해서라도 고치게 한다.

002 밤에 수면장애가 있는 대상자의 수면관리 방법으로 옳은 것은?

① 취침 전에 집중하는 일을 시킨다.
② 카페인이 함유된 음료를 마신다.
③ 낮잠을 충분히 재운다.
④ 저녁에 잠이 오지 않을 때 따뜻한 커피를 제공한다.
⑤ 저녁에 과식하면 숙면을 취하기 어려우므로 식사량을 조절한다.

003 염산이 손에 묻었을 때 응급처치의 방법으로 옳은 것은?

① 오일을 바른다.
② 된장을 바른다.
③ 치약을 바른다.
④ 핸드크림을 바른다.
⑤ 찬물에 담근다.

004 임종 대상자의 신체가 점차 싸늘해지면서 피부의 색깔도 하얗게 혹은 파랗게 변할 때 올바른 대처방법은?

① 보온 전기기구를 사용한다.
② 가습기를 켜둔다.
③ 온찜질을 한다.
④ 담요를 덮어 준다.
⑤ 음악을 들려준다.

005 치매 대상자의 반복적인 질문과 행동에 대한 대처방법으로 옳은 것은?

① 바로 교정한다.
② 다독거리며 안심할 수 있게 돕는다.
③ 반복행동을 교정해 준다.
④ 질문할 때마다 대답해 준다.
⑤ 어려운 과제를 주고 해결하게 한다.

006 다음 아래에서 설명하는 임종 적응 단계는?

> • 제 3의 길을 선택한다.
> • 자신의 삶이 얼마간이라도 연장되기를 바란다.

① 부정
② 분노
③ 타협
④ 우울
⑤ 수용

007 다음 중 장기요양보험수급자를 대상으로 한 인지훈련도구와 활동 내용이 바르게 연결된 것은?

① 일일점검표 – 하루 계획, 일상의 정리
② 미술활동 – 손 움직임, 도구를 통한 만들기
③ 인지훈련 워크북 – 물건을 보고 이름 맞히기
④ 회상활동 – 사진, 소리, 물품을 통한 회상
⑤ 소리인지 – 악기 연주, 노래 부르기

008 치매 대상자의 식사 돕기 중 주의해야 할 사항은?

① 음식의 온도가 적당한지를 대상자 스스로 확인시킨다.
② 사레가 자주 걸리면 더 걸쭉한 액체 음식을 제공한다.
③ 숟가락은 편하게 잡을 수 있도록 가벼운 것을 사용한다.
④ 대상자가 식사를 달라는 대로 준다.
⑤ 소금을 손에 쥐어주고 취향대로 뿌려먹도록 한다.

009 치매 대상자가 물에 대한 과민반응을 보이며 목욕을 거부할 때 요양보호사의 대처방법으로 옳은 것은?

① 거부반응을 보일지라도 목욕을 시킨다.
② 목욕을 해야 하는 이유를 자세히 이야기한다.
③ 혼자 목욕하도록 욕실에 둔다.
④ 작은 그릇에 물을 떠서 장난을 하게 한다.
⑤ 물의 온도가 차가운지를 스스로 확인하게 한다.

010 치매 대상자의 구강위생을 돕는 방법으로 옳은 것은?

① 의치는 항상 끼워 놓는다.
② 치석을 제거하기 위해 생리식염수로 입을 헹군다.
③ 요양보호사 정면에 서서 칫솔질을 하게 한다.
④ 삼켜도 되는 어린이용 치약을 사용한다.
⑤ 딱딱한 모 칫솔을 이용한다.

011 치매 대상자의 옷 갈아입히기를 돕는 방법으로 옳은 것은?

① 무늬가 화려한 옷을 입힌다.
② 몸에 꽉 끼는 옷을 입힌다.
③ 장식이 많은 옷을 입힌다.
④ 부드럽고 편안한 옷을 입힌다.
⑤ 단추가 많은 옷을 입힌다.

012 다음 아래와 같은 특징이 나타나는 치매 대상자의 문제행동 유형은?

> • 난폭한 행동이 자주 일어나지 않는다.
> • 난폭한 행동이 오래 지속되지 않는다.
> • 일반적으로 초기에 분노로 시작하며 에너지가 소모되면 지쳐서 문제행동을 중지한다.

① 배회
② 망상
③ 석양증후군
④ 섬망
⑤ 파괴적 행동

013 대상자가 쓰러져 있는 것을 발견했을 때 가장 먼저 해야 할 일은?

① 도움요청
② 인공호흡
③ 가슴압박
④ 반응확인
⑤ 기도유지

014 대상자가 경련을 일으킬 때 응급처치 방법으로 옳은 것은?

① 대상자의 머리 아래에 딱딱한 것을 대준다.
② 담요 등을 덮어 주어 따뜻하게 한다.
③ 음료를 마시게 하여 안정을 되찾게 한다.
④ 움직이지 못하게 꽉 붙든다.
⑤ 5분 이상 경련이 지속될 시에는 즉시 119에 신고한다.

015 대상자의 팔에 출혈이 있을 때 요양보호사로서 옳은 응급처치는?

① 출혈의 원인이나 상처의 종류에 따라 지혈은 하지 않아도 된다.
② 장갑은 착용하지 않고 출혈 부위를 노출한다.
③ 30회 압박과 1회 인공호흡을 한다.
④ 멸균 거즈로 출혈 부위를 직접 압박한다.
⑤ 출현 부위는 심장보다 낮게 위치하도록 한다.

016 임종을 앞둔 대상자가 수분이나 음식을 잘 먹지 않으려고 할 때 알맞은 대처방법은?

① 경관영양을 제공한다.
② 주스 얼린 것을 입에 넣어 상쾌하게 해준다.
③ 잠시 기다린 후 억지로 먹인다.
④ 음식을 갈아서 준다.
⑤ 음식을 잘게 썰어준다.

017 임종 대상자의 가족 요양보호 방법으로 옳은 것은?

① 자신의 감정을 가족에게 전달한다.
② 가족이 슬픔을 억제할 수 있도록 돕는다.
③ 가족과의 의사소통을 자제한다.
④ 감정에 북받쳐 있을 때는 혼자 있게 한다.
⑤ 신체 접촉을 통하여 가족을 지지한다.

018 임종 적응 단계 설명으로 옳은 것은?

① 타협: "나는 지쳤어."
② 분노: "나는 믿을 수 없어. 의사의 오진일 거야."
③ 부정: "왜 하필 나야!"
④ 우울: "살 수 없다니 정말 걱정이야. 슬퍼."
⑤ 수용: "우리 아이 대학갈 때까지만 살 수 있게 해주세요."

019 치매대상자가 치아가 없는 경우 할 수 있는 일반적인 구강위생방법은?

① 소금물로 닦아내기
② 전동으로 칫솔질하기
③ 식후 차 마시기
④ 생수마시기
⑤ 칫솔질하기

020 치매 대상자가 화장실 위치를 잘 모를 경우 요양보호사가 돕는 방법으로 옳은 것은?

① 큰 목소리로 화장실이 있는 곳을 소리친다.
② 화장실을 방에서 가장 먼 곳에 둔다.
③ 낮에는 가능한 기저귀를 채워준다.
④ 화장실이라고 써서 문에 붙여 놓는다.
⑤ 손짓으로 화장실의 위치를 알린다.

021 임종 대상자가 불안정하기 때문에 같은 동작을 반복할 시 이때 요양보호사로서 올바른 대처방법은?

① 양팔을 흔들어준다.
② 동작을 반복하지 못하게 억제한다.
③ 신나는 노래를 크게 틀어놓는다.
④ 이마를 가볍게 문질러준다.
⑤ 발을 움직이지 못하게 한다.

022 응급처치의 목적으로 옳은 것은?

가. 인명구조
나. 심리적 안정
다. 고통 경감
라. 신속한 치료
마. 회복 기간의 단축
바. 부상의 완치

① 가, 나, 다
② 나, 다, 라
③ 나, 다, 라, 마
④ 가, 나, 다, 라, 마
⑤ 가, 나, 다, 라, 마, 바

023 치매 대상자가 갑자기 이동변기에 있는 대변을 먹는 증상은?

① 다식증
② 폭식증
③ 금식증
④ 이식증
⑤ 과식증

024 치매 대상자의 목욕 돕기 방법으로 옳은 것은?

① 대상자를 욕실 내에 혼자 머무르게 하지 않는다.
② 대상자를 욕조에 앉힌 후 물을 채운다.
③ 대상자가 물의 온도를 먼저 확인하게 한다.
④ 욕실 바닥에 따뜻한 물을 뿌린다.
⑤ 운동실조증이 있는 대상자는 탕 목욕보다 샤워를 시킨다.

025 치매 대상자의 옷 입기를 돕는 방법으로 옳은 것은?

① 겉옷부터 입는 순서대로 옷을 정리해 놓아준다.
② 자신의 옷이 아니라고 하면 색깔이 화려한 옷을 입힌다.
③ 앞뒤 구분을 못하는 경우 뒤바꿔 입어도 무방한 옷을 입힌다.
④ 옷 입기를 거부하면 작은 소리로 야단친다.
⑤ 옷 입는 것이 지체되면 요양보호사가 모두 입혀준다.

026 치매 대상자의 운동을 돕는 방법으로 옳은 것은?

① 요양보호사가 함께 즐길 수 있는 운동을 하도록 한다.
② 앉아서 하는 운동을 권장한다.
③ 발병 전에 주로 했었던 운동만 한다.
④ 운동량을 점진적으로 늘린다.
⑤ 마냥 따라하게만 한다.

027 치매 대상자가 거주하는 집의 안전 상태로 적합한 것은?

① 음식물 쓰레기는 부엌 안에 둔다.
② 화상예방을 위해 노출된 온수파이프는 절연체로 감싼다.
③ 화장실 전등은 밤에는 꺼둔다.
④ 거울이나 비치는 물건은 보이도록 놓아둔다.
⑤ 냉장고에 가위 모양의 자석을 여러 개 부착한다.

028 치매 대상자가 밥을 먹은 직후 또 배가 고프다며 밥을 먹는다고 할 때 요양보호사의 적절한 대처방법은?

① 소화가 안 되니 또 먹으면 안 된다고 강력히 이야기한다.
② 식사를 방금 했다고 말하며 먹고 난 빈 식기를 내민다.
③ 배가 고프지 않을 것이라며 말하여 밥을 주지 않는다.
④ 대상자가 원하는 대로 식사를 다시 제공한다.
⑤ 고열량 위주의 간식을 제공한다.

029 수면장애를 호소하는 치매 대상자를 돕는 기본 원칙은?

① 소음을 최대한 없애고 실내온도를 서늘하게 유지한다.
② 운동량을 크게 증가시킨다.
③ 따뜻한 홍차, 녹차를 줘 숙면을 돕는다.
④ 규칙적인 생활을 하도록 한다.
⑤ 식사 습관을 우선적으로 관찰한다.

030 치매 대상자가 자신의 물건을 다른 사람이 훔쳐갔다고 의심하며 화를 낸다면 이때 대처할 방안으로 옳은 것은?

① 나중에 꼭 찾아보겠다고 설명한다.
② 다른 물건을 가지고 와 훔쳐가지 않았다고 말한다.
③ 아무도 가져간 사람이 없다고 단호하게 이야기한다.
④ 의심하는 것을 부정하거나 설득하지 말고 함께 찾아본다.
⑤ 돈이 자주 없어지는 이유가 무엇인지 질문을 하며 가져간 사람을 만나게 해준다.

031 치매 대상자가 다음과 같은 문제행동을 보일 때 올바른 대처방법은?

> 어르신은 낮에는 온순하지만, 저녁 9시만 되면 침대 밖으로 뛰쳐나가 방을 왔다 갔다하며 초조해 하신다.

① TV를 꺼놓고 조용하게 주의를 만든다.
② 대상자가 좋아하는 놀이를 함께 한다.
③ 혼자 있도록 한다.
④ 차가운 음료수를 준다.
⑤ 낮 동안 낮잠을 많이 재운다.

032 치매 대상자와 의사소통 방법으로 옳은 것은?

① 가까운 곳에서 얼굴을 마주보고 말한다.
② 한 번에 여러 가지 일을 하도록 한다.
③ 옛일을 회상하는 이야기는 하지 않는다.
④ 대상자에게 새로운 물건을 활용해서 대화를 한다.
⑤ 질문을 많이 하여 생각을 많이 하도록 한다.

033 임종 전 대상자의 신체적 변화로 옳은 것은?

① 근육경련이 나타난다.
② 혈압이 올라간다.
③ 감각이 민감해진다.
④ 얼굴이 붉어진다.
⑤ 잠자는 시간이 적어진다.

034 임종이 가까워진 대상자가 가장 마지막까지 남아 있는 감각은?

① 청각　　　　② 촉각
③ 미각　　　　④ 후각
⑤ 시각

035 임종 대상자 가족을 돕는 방법으로 옳은 것은?

① 가족과 함께 장지에 간다.
② 가족이 슬픔을 억제할 수 있게 도와준다.
③ 가족에게 장례업체를 소개해준다.
④ 가족의 행동을 판단한다.
⑤ 가족의 반응을 주의 깊게 살핀다.

036 대상자가 화학물질이 들어 있는 병을 비타민 음료인 줄 알고 마셨다가 토를 하며 경련을 일으킨다면 이때 올바른 응급처치 방법은?

① 경련 시 멈추게 하도록 꽉 붙잡는다.
② 겉옷을 덮어 주며 몸을 따뜻하게 해준다.
③ 목구멍에 손을 넣고 억지로 토하도록 한다.
④ 찬물을 1000cc 컵에 담아 마시도록 한다.
⑤ 병원으로 이송 시 대상자가 마신 병을 가지고 간다.

037 대상자에게 심폐소생술을 시행할 때 가슴 압박과 인공호흡을 실시하는 방법으로 옳은 것은?

① 대상자의 가슴 중앙인 가슴뼈의 아래쪽 절반 부위에 두 손을 깍지를 끼고 올려놓는다.
② 양팔의 팔꿈치를 굽히면서 어깨와 수직을 이룬다.
③ 50~60회/분의 속도로 대상자의 가슴을 누른다.
④ 대상자의 가슴은 약 2cm가 눌리도록 한다.
⑤ 가슴 압박 15번과 인공호흡 2번을 번갈아 가면서 실시한다.

과목별 빈출 문제 **4**

038 의치를 사용하는 치매 대상자가 식사 중에 가장 유의해야 할 것은?

① 변비
② 구토
③ 설사
④ 기침
⑤ 질식

039 임종 적응 단계 순서로 옳은 것은?

① 부정 – 타협 – 분노 – 수용 – 우울
② 부정 – 분노 – 타협 – 우울 – 수용
③ 타협 – 부정 – 분노 – 우울 – 수용
④ 타협 – 분노 – 부정 – 수용 – 우울
⑤ 분노 – 타협 – 부정 – 우울 – 수용

040 중증 인지기능 장애 대상자의 인지자극 훈련 목적으로 옳지 않은 것은?

① 불안, 우울, 초조, 소외감 등 정서 문제를 경감한다.
② 요양보호사에게 거부감이 있는 대상자와 관계를 좋게 한다.
③ 중증 인지기능 장애로 인한 신체기능 장애를 개선한다.
④ 문제행동을 줄이고 차분하게 안정시켜 요양보호에 도움이 될 수 있다.
⑤ 현실 인식 및 대화능력을 보전하고 대상자의 특성을 파악하는 데도 도움이 된다.

041 치매 대상자의 안전을 위해 주의해야 할 사항은?

① 외부로 나가는 것을 차단하기 위해 야간 조명등을 끈다.
② 언어의 이해가 떨어지면 그림을 사용한다.
③ 환경을 화려하게 꾸민다.
④ 화장실은 방에서 멀리 위치하도록 한다.
⑤ 온수가 나오는 수도꼭지는 파란색으로 표시한다.

042 치매 대상자가 늦은 밤에 온순한 성격이 180도 달라져서 흥분하거나 환각 증상을 보이는 경우 대처방법으로 옳은 것은?

① 와인이나 커피를 제공한다.
② 신체소모가 많이 되는 운동을 시킨다.
③ 음악을 크게 틀어놓는다.
④ 집안의 조명을 최대한 어둡게 한다.
⑤ 방을 밝게 하고 따뜻하게 만든다.

043 치매 대상자가 안절부절하며 계속 배회할 때 돕는 방법으로 옳은 것은?

① 방문 앞에 장애물을 두고 나오지 못하게 한다.
② 복잡한 일거리를 제공한다.
③ 낮잠을 충분히 자도록 한다.
④ 생활공간을 제한한다.
⑤ 출입문에 벨을 달아 놓고 출입을 관찰한다.

044 난폭한 행동을 보이는 치매 대상자를 돕는 방법으로 옳은 것은?

① 큰소리로 말하며 하지 말라고 소리친다.
② 자극하지 않고 조용한 곳에서 쉬도록 유도한다.

③ 폭력 행동이 멈춘 후 이유에 대해 질문한다.

④ 동료 직원들과 강제로 제지한다.

⑤ 방안에 두고 문을 잠가서 난폭한 행동을 못하도록 한다.

045 치매 대상자가 옷을 벗거나 신체 일부를 노출할 때 요양보호사의 올바른 대처방법은?

① 요양서비스를 즉시 중단한다.

② 벗기 어려운 옷을 입혀 벗지 못하도록 한다.

③ 즉각 경찰에 신고한다.

④ 당황하지 않고 침착하게 옷을 입힌다.

⑤ 못 본체 자기할 일을 한다.

046 치매 대상자와의 의사소통 방법으로 옳은 것은?

① 문제행동을 했을 경우 대상자에게 왜 그 랬는지 질문한다.

② 대상자가 반응이 없는 경우 바로 다음 질 문으로 전환한다.

③ 높은 톤으로 말한다.

④ 반복적으로 설명한다.

⑤ 길고 자세하게 설명한다.

047 임종한 대상자의 사후관리로 옳은 것은?

① 쓰던 물건은 깨끗하게 정리해서 버린다.

② 대상자의 사용 가능한 물품을 동료 노인 에게 준다.

③ 눈이 감기지 않을 경우 솜이나 거즈를 적 셔 눈 위에 올린다.

④ 의치를 빼준다.

⑤ 조명을 더 밝게 하고 방을 깨끗이 정리한다.

048 임종이 가까운 대상자에게 침상을 높여주고 머리를 옆으로 돌려주는 이유는?

① 음식을 먹이기 위하여

② 구토를 돕기 위하여

③ 유언을 듣기 위하여

④ 질식을 예방하기 위하여

⑤ 수분을 제공하기 위하여

049 대상자가 휴일에 가족이 가져온 빵을 먹다가 기도가 막힐 경우 요양보호사로서 할 수 있 는 응급처치는?

① 등을 두드려서 구토를 유도한다.

② 복부의 윗부분을 후상방으로 밀어 올린다.

③ 인공호흡을 시행한다.

④ 손을 넣어 이물을 빼낸다.

⑤ 허리를 숙이고 팔을 힘차게 주무른다.

050 화학약품으로 인해 대상자가 화상을 입었을 시 가장 먼저 해야 할 응급처치는?

① 깨끗한 물수건으로 화상 부위를 감싼다.

② 얼음찜질을 해준다.

③ 오일을 화상 부위에 바른다.

④ 소독거즈로 덮어준다.

⑤ 찬물에 즉시 담근다.

051 심폐소생술 시 혈액순환을 알아보고자 확인 해야 하는 것은?

① 체온

② 당뇨

③ 혈당

④ 맥박

⑤ 혈압

052 대상자가 갑자기 의식을 잃고 쓰러져 있을 때 의식을 확인하는 방법으로 옳은 것은?

① 손바닥을 친다.
② 얼굴을 위 아래로 흔든다.
③ 몸통을 크게 흔든다.
④ 손과 발의 움직임을 확인한다.
⑤ 양쪽 어깨를 가볍게 두드린다.

053 심폐소생술 단계 중 가슴압박소생술에 대해 옳은 설명은?

① 인공호흡을 하며 가슴압박을 번갈아 가며 하는 심폐소생술이다.
② 일반인이 아닌 보건의료인이 실시한다.
③ 목격자는 아무것도 하지 않는다.
④ 가슴압박만이라도 시행하는 것이 심폐소생술 대상자의 생존율을 높인다.
⑤ 심폐소생술을 교육받지 않고 숙련되지 않은 일반인은 시행하면 안 된다.

054 치매대상자가 옷 입기를 꺼려할 때 요양보호사로서 올바른 대처방안은?

① 평소에 입지 않던 옷을 강요한다.
② 장식이 많은 옷을 입힌다.
③ 시간이 걸려도 혼자 스스로 입도록 격려한다.
④ 몸에 꼭 끼는 빨래하기 좋은 옷을 오래 입힌다.
⑤ 한 가지 옷을 지속적으로 입힌다.

055 임종대상자의 임종 징후로 옳지 않은 것은?

① 손발이 차가워지고 식은땀을 흘리며, 점차 피부색이 파랗게 변한다.
② 맥박이 약해지고 혈압이 떨어진다.
③ 대부분 누워 있게 되며 음식 및 음료섭취에 지대한 관심을 보인다.
④ 대소변을 의식하지 못해 실금을 하게 된다.
⑤ 숨을 가쁘고 깊게 몰아쉬며 가래가 끓다가 점차 숨을 깊게 쉰다.

056 치매 대상자가 식사를 하지 않으려고 하면 요양보호사가 우선적으로 행해야 할 행동은?

① 식욕강화제를 먹인다.
② 식욕이 돌아올 때까지 기다린다.
③ 입 안에 상처가 있는지 확인한다.
④ 계속 거부할 경우 강제로 먹인다.
⑤ 요양보호사가 숟가락으로 직접 떠 먹여 준다.

057 치매 대상자의 반복적 행동에 대한 올바른 대처 방법은?

① 반복적인 행동은 중단시킨다.
② 주의를 다른 곳을 돌리게 한다.
③ 질문을 할 때마다 대답을 해준다.
④ 어려운 과제를 주고 해결하게 한다.
⑤ 신체적 욕구를 우선적으로 처리한다.

058 시설에 들어온 치매 대상자가 문을 두드리며 집에 가야한다며 나가고자 할 때 대처 방법으로 옳은 것은?

① "계속 그러시면 아예 못 나가게 할 겁니다."라며 야단을 친다.
② "여기가 어르신 집이잖아요."라며 화를 낸다.

③ "계속 이러면 다른 분들께도 폐를 끼치고 어르신 손도 다쳐요."라며 크게 소리친다.

④ "가족분들이 곧 오시니까 그때까지 기다리세요."라며 반복적으로 이야기한다.

⑤ "종이접기 좋아하세요? 저랑 같이 해볼까요?"라며 관심을 다른 곳으로 돌린다.

059 치매 대상자에게 나타나는 파괴적 행동들의 특징으로 옳은 것은?

① 질병 말기에 나타난다.
② 치매 대상자 모두에게 나타나는 증상이다.
③ 자주 일어난다.
④ 가족에게만 행한다.
⑤ 에너지가 소모되면 지쳐서 중지한다.

060 파괴적 행동을 보이는 치매에 걸린 어르신에 대한 설명으로 옳은 것은?

> 가. 난폭한 행동이 오래 지속되며 난폭한 행동이 자주 일어난다.
> 나. 파괴적 행동은 고집스러움이나 심술을 부리려는 의도이다.
> 다. 불필요한 신체적 구속은 피한다.
> 라. 천천히 대상자의 관심 변화를 유도한다.
> 마. 온화하게 대상자가 당황하고 흥분되어 있음을 이해한다는 표현을 한다.

① 가, 다, 라   ② 가, 라, 마
③ 나, 다, 라   ④ 다, 라, 마
⑤ 나, 다, 라, 마

061 다음 증상이 나타나는 치매 대상자의 문제 행동 유형은?

> • 아무런 계획도 목적지도 없이 돌아다닌다.
> • 시간과 방향 감각이 저하되어 혼란을 겪는다.
> • 기억력을 상실한다.

① 망상   ② 배회
③ 수면장애   ④ 반복적 행동
⑤ 이식

062 점심 식사를 방금 마친 치매대상자가 저녁 시간이 되지 않았는데, 밥을 달라고 하는 경우 요양보호사의 대답으로 적절한 것은?

① "조금 전에 점심 식사하셨잖아요. 기억 안 나세요?"
② "방금 식사하셨으니 절대 못 드려요."
③ "방금 드신 빈 그릇이 여기 있네요. 저녁은 조금만 기다려주세요"
④ "지금은 식사시간이 아니잖아요. 왜 계속 이러시는 건가요?"
⑤ 묵묵히 자기할 일을 하며 대답하지 않는다.

063 치매 대상자가 자신의 물건을 훔쳐갔다고 의심하여 화를 낸다면 이때 요양보호사로서 적절하게 대처하는 방법은?

① 대상자의 감정을 수용하며 인정해 준다.
② 장시간 방에 혼자 있도록 한다.
③ 훔쳐간 사람이 없다며 끝까지 설득한다.
④ 물건을 찾아주며 야단친다.
⑤ 함께 훔쳐간 사람을 찾아본다.

064 치매 대상자와의 의사소통으로 옳은 것은?

① 유행어나 외래어를 사용한다.
② 다정하게 어린아이 대하듯 말한다.
③ 대상자와 논쟁한다.
④ 높은 톤으로 말한다.
⑤ 대상의 신체적 상태를 파악한다.

065 치매 말기 대상자와의 올바른 의사소통 방법은?

① 응답하지 않더라도 계속 말한다.
② 될 수 있으면 큰 소리로 말한다.
③ 대화가 끝나면 조용히 나간다.
④ 방 안에 아무도 없는 것처럼 이야기한다.
⑤ 대상자로 마주보지 않고 이야기한다.

066 치매 초기 대상자와 의사소통 방법으로 옳은 것은?

① 대화 내용을 상세하게 표현한다.
② 간략화된 단어를 사용한다.
③ 대상자가 요청하기 전에 구체적인 방법과 정보를 제공한다.
④ 대화 내용을 요약 정리하지만 중요한 내용은 반복하지 않는다.
⑤ 외래어나 약어로 된 단어를 사용한다.

067 치매 초기 단계에서 자주 나타나는 의사소통 문제는?

① 적절한 어구를 사용하지 못하는 경우가 늘어난다.
② 불특정 다수를 지칭하는 용어(이것, 그것)의 사용이 증가한다.
③ 과거, 현재, 미래 시제를 올바르게 사용하는 것을 어려워한다.

④ 발음이 부정확하며 대상자의 말을 이해하기 어렵다.
⑤ 사용하는 어휘의 수가 현저하게 적다.

068 치매 중기 단계에서 자주 나타나는 의사소통 문제는?

① 말이 없어진다.
② 대화의 주제가 자주 바뀐다.
③ 스스로는 말을 안 하고 앵무새처럼 상대방의 말을 따라한다.
④ 발음이 부정확하며 치매 대상자의 말을 이해하기 어렵다.
⑤ 불특정 다수를 지칭하는 용어(이것, 그들, 그것)의 사용이 증가한다.

069 치매 말기 단계에서 자주 나타나는 의사소통 문제는?

① 부적절한 명사, 부정확한 시제를 사용하는 경우가 늘어난다.
② 말이 없어진다.
③ 불특정 다수를 지칭하는 용어(이것, 그것)의 사용이 증가한다.
④ 사용하는 어휘의 수가 점차적으로 줄어든다.
⑤ 과거, 현재, 미래 시제를 올바르게 사용하는 것을 어려워한다.

070 치매 대상자가 흥분을 하고 있을 경우의 요양보호사로서 대처 방법은?

① 좋아하는 음악을 함께 부른다.
② 텔레비전을 틀어준다.
③ 밖으로 함께 나간다.
④ 조명을 어둡게 한다.
⑤ 관심을 가지지 않는다.

071 치매 대상자가 배가 아프다고 말할 때 요양보호사로서 올바른 대처방법은?

① 순간 아픈 것이라고 말한다.

② 자기할 일을 계속하며 관심을 가지지 않는다.

③ 가족에게 연락을 하여 어떻게 할 것인지 물어본다.

④ 약국에 가서 약을 사올지 물어본다.

⑤ 배를 짚으며 "여기가 아프신가요?"라고 말한다.

072 치매 대상자의 편안한 수면상태를 위한 대처 방법으로 옳지 않은 것은?

① 낮 시간 동안 산책과 같은 야외활동을 하도록 격려한다.

② 잠에서 깨어 외출하려고 하면 요양보호사가 함께 동행한다.

③ 오후와 저녁에는 커피를 종종 주어 심신을 안정시킨다.

④ 소음을 최대한 없애고 적정 실내온도를 유지한다.

⑤ 밤낮이 바뀌어 낮에 꾸벅꾸벅 조는 경우 말을 걸어 자극을 준다.

073 치매 대상자의 수면 장애 증상으로 옳은 것은?

① 점심에 자고 초저녁 및 새벽에 깨서 활동한다.

② 낮에 자고 밤에 배회하며 활동을 한다.

③ 잠깐 자다가 깨다가를 지속해서 반복한다.

④ 낮과 밤 구분없이 자지 않고 돌아다닌다.

⑤ 2~3일 동안 잠을 안 자다가 2~3일을 한 번에 몰아서 잔다.

074 수액이 있는 치매 대상자의 단추 있는 옷을 입힐 때 돕는 방법으로 옳은 것은?

① 건강한 쪽 팔부터 입힌다.

② 수액을 꽂은 쪽으로 돌아눕게 한다.

③ 등 뒤에 상의 소매부분을 길게 펴 놓는다.

④ 바로 누운 자세에서 수액을 건강한 쪽 소매의 안에서 밖으로 빼서 건다.

⑤ 불편한 쪽 팔을 끼우고 단추를 잠근다.

075 요양보호사가 치매 대상자 어르신을 목욕 시 자주 따뜻한 물을 뿌려주는 이유는?

① 피부 건조함 방지

② 체온 조절

③ 이물질 손쉽게 제거

④ 목욕 공간 온도 유지

⑤ 물 공포증 완화

076 대상자가 자신의 감정을 반항과 분노로 표현하며 목소리를 높여 의료진과 요양보호사에게 불평을 하면서 관심을 끈다면 임종 적응 단계 중 어디에 해당하는가?

① 부정　　　　② 분노

③ 타협　　　　④ 우울

⑤ 수용

077 다음 아래에서 설명하는 임종 적응 단계는?

> • 자신이 더 이상 회복 가능성이 없다고 느낀다.
> • 이때에는 대상자가 자신의 감정을 표현하도록 그냥 두어야 한다.

① 수용　　　　② 타협

③ 부정　　　　④ 우울

⑤ 분노

078 죽음이 임박했을 때 나타나는 징후가 아닌 것은?

① 점차적으로 숨을 얕고 빠르게 쉰다.
② 손발이 차가워지고 식은땀을 흘린다.
③ 피부색이 점차 파랗게 변한다.
④ 대소변을 의식하지 못한다.
⑤ 맥박이 약해지고 혈압이 떨어진다.

079 임종을 앞둔 대상자가 가족을 못 알아보고, 시간과 장소를 혼동할 때 요양보호사의 올바른 행동은?

① 재촉하는 어조로 말한다.
② 단조로운 어조로 말한다.
③ 대상자가 혼동하는 이유는 뇌의 손상임을 자세히 설명한다.
④ "어르신. 저는 요양보호사 OOO입니다." 라며 자신을 소개한다.
⑤ "여기가 어디일까요?"라며 되묻는다.

080 임종을 앞둔 대상자의 가슴에서 마치 돌 구르는 것처럼 가래 끓는 소리가 들릴 때 돕는 방법으로 옳은 것은?

① 담요를 덮어 주어 체온조절을 한다.
② 대상자의 고개를 옆으로 부드럽게 돌려준다.
③ 등을 쳐 주며 가래를 뱉도록 유도한다.
④ 새로운 통증이 나타나는 소리임을 알린다.
⑤ 습기 조절을 위해 병실의 가습기를 꺼둔다.

081 임종 후 사후 강직이 나타나는 시간은?

① 사망 전 1시간 이내부터
② 사망 전 1~2시간 후부터
③ 사망 후 1시간 이내부터
④ 사망 후 2~4시간 후부터
⑤ 사망 후 5~6시간 후부터

082 임종 직후 대상자의 얼굴색의 변화를 방지하고 입이 벌어지는 것을 예방하기 위한 방법으로 옳은 것은?

① 침상머리를 높이고 대상자의 머리를 옆으로 돌려준다.
② 솜이나 거즈를 적셔 양쪽 눈 위에 올려놓는다.
③ 대상자의 의치를 나중에 제거한다.
④ 베개를 이용해 어깨와 머리를 올려준다.
⑤ 깨끗한 시트로 덮어두되 대상자의 얼굴까지 덮는다.

083 임종이 임박한 대상자의 신체적 징후로 옳은 것은?

① 실금을 하며 항문이 열린다.
② 소변량이 많아진다.
③ 피부색이 점차 빨갛게 변한다.
④ 혈압이 올라가며 맥박이 빨라진다.
⑤ 음식 및 음료섭취에 관심이 커진다.

084 죽음에 임박한 상황을 대비하여 생명의 연장 및 특정치료 여부에 대해서 본인의 의사(意思)를 서면으로 미리 표시하여 직접 결정할 수 없는 상황이 발생할 것을 대비해 작성·등록할 수 있는 것으로 옳은 것은?

① 의사소견서
② 존엄사
③ 연명의료계획서
④ 사전연명의료의향서
⑤ 방문간호지시서

085 임종 대상자의 가족이 슬픔에 빠져있을 때 요양보호사의 돕기 방법으로 옳은 것은?

① 임종 대상자와 함께 장지에 가는 일에 참석한다.
② 가족이 자신의 감정을 표현할 수 있게 돕는다.
③ 가족의 태도와 행동을 판단하며 주관적 견해를 표현한다.
④ 개입할 시 가족이 오히려 불편해하므로 상관하지 않는다.
⑤ 요양보호사는 가족과 신체 접촉을 하지 않는다.

086 심폐소생 후 대상자의 회복자세로 옳은 것은?

① 혀나 구토물로 인해 기도가 막히는 것을 예방하고자 한다.
② 심폐소생 후 반응이 있다면 시행하지 않는다.

③ 1분마다 대상자에게 시행한다.
④ 비정상적인 호흡과 효과적인 순환을 보이지 않으면 시행한다.
⑤ 대상자를 옆으로 돌려 눕히지 않고 시행한다.

087 심폐소생술을 실시할 때 가슴압박을 하는 이유는?

① 혈압 유지 및 예방
② 심장과 뇌에 충분한 혈액 공급
③ 폐에 충분한 산소 공급
④ 혈당 수치 조절
⑤ 의식 확인 및 회복

088 심폐소생술을 시행할 때 가슴압박을 시행하는 방법으로 옳은 것은?

① 대상자의 가슴이 약 8cm 눌릴 수 있게 체중을 실어 압박한다.
② 양팔은 굽힌 상태에서 대상자 몸과 수평을 만든다.
③ 30회 가슴 압박과 2회 인공호흡을 번갈아 가며 한다.
④ 1분당 50~60회 속도로 압박한다.
⑤ 손가락이 가슴에 닿도록 편다.

089 심폐소생술의 단계 중 혀나 구토물로 인해 기도가 막히는 것을 예방하고 흡인의 위험성을 줄이기 위한 방법은?

① 반응 확인　　② 기도 유지
③ 인공호흡　　④ 회복자세
⑤ 가슴압박소생술

090 동네 산책을 하던 어르신이 갑자기 약간의 경련을 일으키며 의식을 잃고 쓰러졌을 때 요양보호사의 돕기 방법으로 옳은 것은?

① 대상자의 경련을 멈추게 하며 경련이 지속되지 않도록 관찰한다.
② 119에 위치를 밝히며 신고한 후 즉시 끊는다.
③ 어깨를 가볍게 치며 대상자의 반응을 확인하고 머리 아래 부드러운 것을 대준다.
④ 의료진이 올 때까지 기다린다.
⑤ 대상자를 다른 곳으로 이동시킨다.

091 대상자가 갑자기 호흡곤란을 일으키고 뻣뻣해지며 대소변이 조금씩 새어 나오는 것을 발견했을 때 예상할 수 있는 증상은?

① 실금　　　　② 질식
③ 경련　　　　④ 저산소증
⑤ 가스중독

092 경련환자 발생 시 대처방법으로 적절하지 않은 것은?

① 대상자를 억지로 경련을 멈추게 하지 말고 주의 깊게 관찰한다.
② 질식의 위험이 있을 경우에는 대상자의 얼굴을 옆으로 돌린다.
③ 몸에 꽉 끼는 옷이나 넥타이는 최대한 풀어준다.
④ 대상자의 머리 아래에 부드러운 것을 대준다.
⑤ 경련성 질환이 없던 대상자가 경련을 일으키면 설압자를 입안에 끼운다.

093 요양보호사의 응급처치 돕기 방법으로 옳은 것은?

① 대상자의 증거물이나 소지품은 기록하고 폐기한다.
② 응급 시 의약품을 사용한다.
③ 대상자에게 손상을 입힌 화학약품은 병원으로 가져가고 구토물은 즉시 닦는다.
④ 긴급을 요하는 대상자 순으로 처치한다.
⑤ 시간이 지체되더라도 응급처치를 시행한다.

Money can't buy happiness, but neither can poverty.
행복은 돈으로 살 수 없지만 가난으로도 살 수 없다.

– 레오 로스텐 –

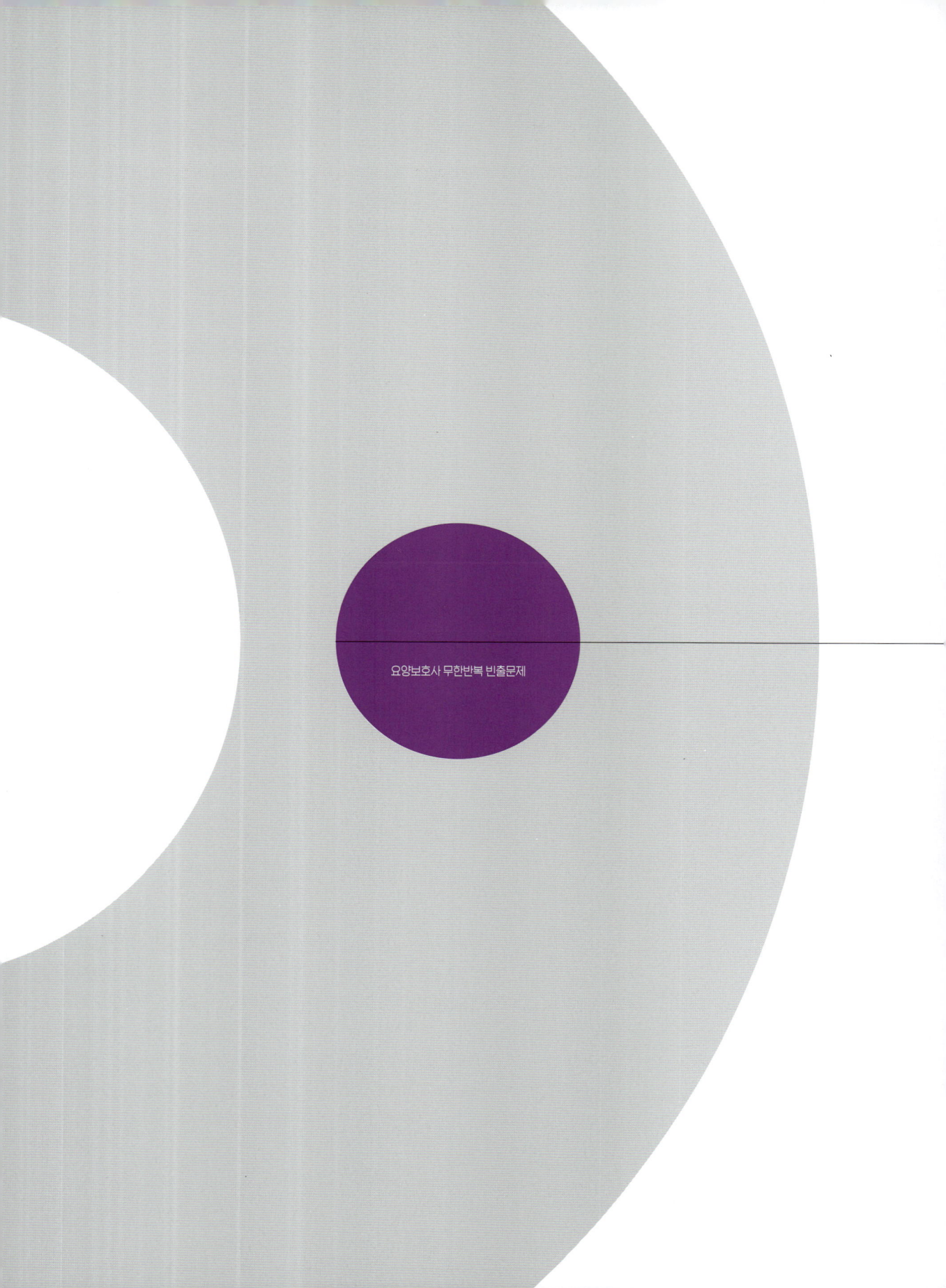

요양보호사 무한반복 빈출문제

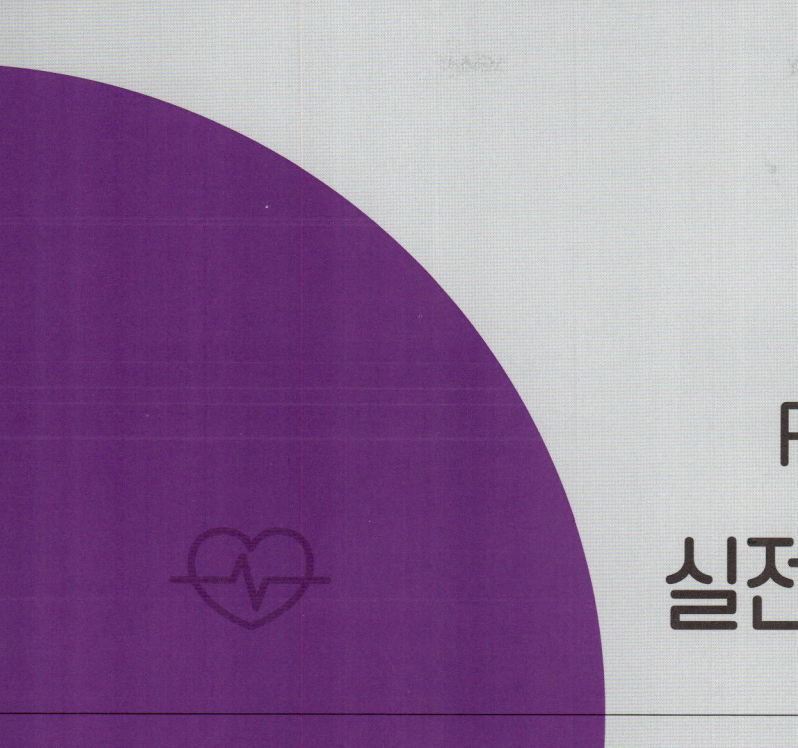

PART 2
실전모의고사

CARE WORKER

80문제 / 90분   정답 및 해설 258p

⏰ 1교시 필기시험

35문제 / 40분

01 사회복지 분야 중 사회보험에서 〈보기〉와 관련된 제도로 알맞은 것은?

> **보기**
>
> 고령이나 노인성 질병 등의 사유로 일상생활을 혼자서 수행하기 어려운 노인 등에게 제공하는 신체 활동 또는 가사 활동 지원 등의 장기 요양급여에 관한 사항을 규정하여 노후의 건강 증진 및 생활 안정을 도모하고 그 가족의 부담을 덜어줌으로써 국민의 삶의 질을 향상하도록 함을 목적으로 한다.

① 국민건강보험
② 노인장기요양보험
③ 산업재해보상보험
④ 고용보험
⑤ 국민연금보험

02 〈보기〉에서 고령화 사회 단계 중 초고령 사회에 대한 설명으로 적절한 것은?

> **보기**
>
> 초고령 사회: 전체 인구 대비 65세 이상 노인인구가 (   )% 이상

① 10
② 15
③ 20
④ 25
⑤ 30

03 다음 중 장기요양급여 대상자로 선정 가능한 사람은?

① 결핵 감염자이지만 신체활동이 가능한 63세 여성
② 혼자서 일상생활이 가능한 60세 난청이 있는 남성
③ 당뇨병을 앓고 있는 45세 남성
④ 뇌졸중으로 일상생활이 힘든 55세 남성
⑤ 기초생활보장수급자로 관절염이 있는 60세 남성

04 노인복지의 목적으로 적절하지 않은 것은?

① 최저 수준의 생활이 아니라 최적 수준의 생활을 보장하는 것이다.

② 노년기에도 사회활동에 적극적으로 참여하여 사회통합의 유지를 실현한다.

③ 성장에 대한 욕구충족을 지원하여 다양한 노인문제를 미연에 예방하고 해결함으로써 자아실현의 욕구 충족을 실현한다.

④ 평생 동안 쌓아온 지혜와 경험을 바탕으로 국가의 사회적 발전에 기여할 수 있는 기회가 제공되어야 한다.

⑤ 기본적인 사회적 욕구만을 충족하여 노인의 최저 수준의 생활을 보장한다.

05 〈보기〉에서 설명하는 복지시설에 해당하는 것은?

> 보기
>
> 지역사회 등에서 노인일자리의 개발ㆍ지원, 창업ㆍ육성 및 노인에 의한 재화의 생산ㆍ판매 등을 직접 담당하는 기관

① 노인취업알선기관

② 노인일자리지원기관

③ 노인인력개발기관

④ 중앙노인보호전문기관

⑤ 노인복지관

06 심신의 기능 상태 장애로 일상생활에서 상당 부분 다른 사람의 도움이 필요한 상태의 등급기준은?

① 장기요양 1등급

② 장기요양 2등급

③ 장기요양 3등급

④ 장기요양 4등급

⑤ 장기요양 5등급

07 방문간호에 관한 업무를 수행하는 장기요양요원의 해당 기간으로 적절한 것은?

> – 간호사로서 (   )년 이상의 간호 업무 경력이 있는 자
> – 간호조무사 중 (   )년 이상의 간호보조 업무 경력이 있는 자로서 보건복지부장관이 지정한 교육기관

① 1, 1

② 1, 3

③ 2, 1

④ 2, 2

⑤ 2, 3

08 장기요양 수급자에서 제외되는 자에게 목욕 서비스를 제공할 수 있는 기관은?

① 사회복지관

② 시ㆍ군ㆍ구청

③ 경로당

④ 마을회관

⑤ 보건소

09 UN이 정한 노인복지의 원칙과 그 실행방안이 바르게 연결된 것은?

① 참여의 원칙 – 자립적 생활
② 존엄의 원칙 – 잠재력 계발
③ 자아실현의 원칙 – 공정한 대우와 평가
④ 독립의 원칙 – 사회적 생활
⑤ 보호의 원칙 – 보살핌과 보호를 받아야 함

10 노년에 일어나는 신체적 변화로 맞는 것은?

① 체온, 맥박 수가 증가한다.
② 폐활량의 증가로 쉽게 숨이 찬다.
③ 방어능력이 증가한다.
④ 지방 흡수력이 증가한다.
⑤ 예비능력이 저하한다.

11 노인의 심리적 특성에 대한 설명으로 옳지 않은 것은?

① 우울증 경향이 증가한다.
② 수동성이 감소한다.
③ 조심성이 증가한다.
④ 생에 대한 회고의 경향이 가능하다.
⑤ 친근한 사물에 대한 애착심이 강하다.

12 노인과 가족관계에 대한 다음 설명 중 옳지 않은 것은?

① 부모와 자녀관계에서 빈둥지증후군이 나타난다.
② 형제자매 관계에서 노년기에 이르면 상호 이해와 동조성이 강화되는 경향을 보인다.
③ 고부관계에서 전통사회에서의 고부갈등은 나타나지만 현대사회에서의 고부갈등은 나타나지 않는다.
④ 조부모와 손자녀 관계에서 손자녀의 경우 문화적 연속성, 건전한 심리적 발달이 이루어진다.
⑤ 부모와 자녀관계에서 수정확대가족이 나타난다.

13 노화에 따른 시각의 특성으로 옳은 것은?

① 눈부심의 감소
② 눈물의 양 증가
③ 각막반사 증가
④ 색의 식별 능력 저하
⑤ 빛 순응은 동일

14 노인이 죽음이라는 현실을 보다 잘 인식할 수 있는 계기가 되는 상황은?

① 퇴직과 그로 인한 직업의 상실
② 경제적 빈곤
③ 자녀의 결혼과 그로 인한 독립
④ 친구의 사별
⑤ 건강의 상실

15 다음 사례에 해당하는 노인 학대의 유형은?

> 며느리의 구박과 학대가 반복되다 보니 시어머니는 삶의 의욕을 잃었는지 세수도 하지 않고, 식사도 제대로 하지 않아 몸이 날로 쇠약해져 갔다.

① 정서적 학대
② 신체적 학대
③ 방임
④ 자기방임
⑤ 유기

16 다음 사례에서 서비스를 돕는 요양보호사의 주요 역할로 옳은 것은?

> 82세의 이씨 할아버지는 당뇨병 및 고혈압으로 하루하루 힘든 나날을 보내고 있다. 담당 요양보호사 시설장과 가족에게 보고하여 병원 진료를 받도록 하였다. 의료진에게 이씨 할아버지의 증상을 상세하게 전달하고 의료진의 지시사항을 대상자와 가족에게 전달하였다.

① 숙련된 수발자
② 정보 전달자
③ 말벗과 상담사
④ 관찰자
⑤ 옹호자

17 다음 설명에 해당하는 시설 생활노인 권리보호를 위한 윤리강령은?

> • 기저귀는 꼭 필요한 노인에게만 사용하며, 타인의 도움없이 스스로 배변할 수 있도록 도와야 한다.
> • 대상자 개인적 선호와 건강, 기능 상태에 따라 영양급식을 개별화된 식단으로 운영한다.
> • 시설은 종사자의 능력 개발을 위한 직무훈련과 교육기회를 충분히 부여한다.

① 안락하고 안전한 생활환경을 제공받을 권리
② 충분한 정보를 제공받을 권리
③ 존엄한 존재로 대우받을 권리
④ 개별화된 서비스를 제공받고 선택할 권리
⑤ 질 높은 서비스를 받을 권리

18 업무기록을 하는 목적으로 가장 옳은 것은?

① 대상자와 원활한 의사소통을 하기 위해
② 보호자와의 유대감 형성을 위해
③ 보호자의 경제적 형편을 파악하기 위해
④ 서비스의 지속성과 연속성 유지를 위해
⑤ 서비스 도중 발생하는 고충을 알리기 위해

19 요양보호사로서 갖추어야 할 직업적 태도로 옳은 것은?

① 자신의 종교를 선교의 목적으로 강요한다.
② 대상자와 상황에 맞는 신체접촉을 한다.
③ 부유한 대상자에게 더욱 정성을 보인다.
④ 업무수행 과정은 기록하지 않는다.
⑤ 대상자와 직접적으로 시선을 마주치지 않는다.

20 호흡기계 질환인 만성기관지염으로 기도가 좁아져 숨을 쉬기가 어려워질 경우 치료 및 예방으로 옳은 것은?

① 공기청정기 사용 금지
② 기관지확장제 사용 금지
③ 차가운 기후 노출
④ 뜨거운 음식 및 자극적인 음식 금지
⑤ 흡연

22 골다공증의 원인으로 적절한 것은?

① 유전적 요소는 거의 없다.
② 젊었을 때 본인 체중 40% 이상의 무리한 다이어트를 할 경우에 발생 가능하다.
③ 12개월 이상 부신피질 호르몬 요법을 받았거나 장기적인 혈전 예방 약물(아스피린, 헤파린 등)을 복용할 경우가 있다.
④ 운동 부족보다는 잦은 운동으로 인해 발생 가능하다.
⑤ 영양 흡수장애 및 칼슘 섭취 부족으로 인해 발생 가능하다.

21 혈압의 일반적 특징으로 적절한 것은?

① 혈압은 음식 섭취, 음주, 통증, 혈압 측정 시간, 몸의 자세, 정신적인 긴장, 신체활동, 감정, 계절에 따라 변화하지 않는다.
② 가장 이상적인 혈압은 180/45mmHg이다.
③ 혈관이 좁아지거나 심장이 한 번에 내보내는 혈액의 양이 늘어나면 혈압이 높아지게 된다.
④ 전체 고혈압의 26% 이상이 일차성 고혈압이다.
⑤ 일반적으로 고혈압이란 성인의 최고 혈압이 200mmHg이고 최저 혈압이 45mmHg 이상인 경우이다.

23 치매의 증상을 보이는 대상자의 특징으로 옳은 것은?

① 일상생활을 하는 데 어려움이 별로 없다.
② 공격적이거나 초조한 심리를 보이지 않는다.
③ 밥 먹기, 배변하기 등의 단순한 행위 수행에 문제가 거의 없다.
④ 과거부터 능숙하게 잘 해 온 활동은 대체로 능숙하게 수행한다.
⑤ 현실과 차이가 있는 망상으로 인해 밤에 큰 소리를 지르거나 소동을 피운다.

24 건망증과 치매를 비교 설명한 다음 내용 중 옳은 것은?

① 건망증은 생리적인 뇌의 현상이고 치매는 질환이다.

② 건망증은 경험한 사건 전체나 중요한 일도 잊는다.

③ 치매는 경험의 일부 중 사소하고 덜 중요한 일을 잊는다.

④ 치매는 힌트를 주거나 시간이 지나 곰곰이 생각하면 기억이 난다.

⑤ 건망증은 일상생활에 지장이 있고 치매는 지장이 없다.

25 체중 1kg당 동물성 단백질의 필요 섭취량은?

① 0.2~0.3g

② 0.3g~0.4g

③ 0.4g~0.5g

④ 0.5g~0.6g

⑤ 0.6g~0.7g

26 노인의 성 문제에 대한 설명으로 옳은 것은?

① 강심제, 이뇨제, 항고혈압제, 신경안정제, 항진정제 등은 남성보다 여성에게 성문제를 유발한다.

② 과도한 알코올 섭취는 여성의 오르가슴을 촉구한다.

③ 관절염 대상자의 통증 완화를 위한 항염증성 약물은 성적 욕구를 증가시킨다.

④ 노인이 복용 중인 질병 치료제가 정상적인 성 활동을 방해한다.

⑤ 배우자 중 한 사람이나 부부 모두가 질병이 있을 때 성기능이 증가한다.

27 67세 할머니가 요양원에 입소할 시 맞아야 할 예방접종은?

① 독감

② 홍역

③ 대상포진

④ 당뇨

⑤ 풍진

28 다음 중 욕창이 발생할 위험 요소가 있는 대상자는?

① 피하지방이 많은 자

② 스스로 체위변경이 되는 자

③ 변비가 있는 자

④ 장기간 와상 상태인 자

⑤ 변의가 있는 자

29 말을 잘하던 대상자가 언어장애 증상을 보이며 왼쪽 팔과 다리를 가누지 못할 때 추측해 볼 수 있는 질환은?

① 고혈압

② 알츠하이머

③ 파킨슨병

④ 심부전

⑤ 뇌졸중

30 노인 영양결핍의 주요 지표에 해당하는 것은?

① 의존/불능
② 신체기능 저하
③ 빈곤
④ 사회적 고립
⑤ 식욕부진

31 체위변경의 목적으로 옳지 않은 것은?

① 호흡기능의 원활과 폐 확장 촉진
② 부종과 혈전 예방
③ 관절의 움직임을 최소화하고 변형을 촉진
④ 혈액순환을 도와 욕창 예방 및 피부괴사 방지
⑤ 허리와 다리의 통증 등 고정된 자세로 인한 불편감 경감

32 장애가 있는 대상자와의 의사소통 방법으로 바르게 연결된 것은?

① 주의력 결핍 장애 – 메시지를 빠르고, 매우 크게 반복한다.
② 노인성 난청 – 입을 크게 벌리며 정확하게 말한다.
③ 이해력 장애 – 친구처럼 반말을 사용한다.
④ 시각 장애 – 사물의 위치를 반시계방향으로 설명한다.
⑤ 지남력 장애 – 대상자의 이름과 존칭은 사용하지 않는다.

33 정년퇴직을 한 노부부가 친목회 회원들과 함께 전시회를 가고자 한다면 여기에 해당하는 여가활동 유형은?

① 가족중심 활동
② 자기계발 활동
③ 소일 활동
④ 사교오락 활동
⑤ 운동 활동

34 장기요양급여제공기록지에 기재되어 있지 않은 것은?

① 장기요양기관 기호
② 세부 서비스별 제공시간
③ 장기요양기관명
④ 장기요양 유효기간
⑤ 수급자 본인 또는 보호자 성명

35 임종 적응 단계 중 대상자가 자기 자신의 병이 심각함을 알면서도 다시 회복될 수 있다고 믿고 싶어 하며 사실로 받아들이지 않는 심리적 반응은?

① 우울
② 분노
③ 부정
④ 수용
⑤ 타협

⏰ 2교시 실기시험

45문제 / 50분

01 대장암 대상자의 식사로 적절한 것은?

① 식물성 지방의 섭취를 줄이고, 동물성 지방을 섭취한다.
② 일주일에 6~8잔 생수를 마신다.
③ 통곡식 섭취는 늘리지만, 생채소와 생과일의 섭취는 줄인다.
④ 잦은 간식과 늦은 식사를 피한다.
⑤ 영양소가 골고루 들어있는 식품을 대량씩 규칙적으로 섭취한다.

02 당뇨병의 식이요법으로서 치료 및 예방 방법이 아닌 것은?

① 균형 있는 식사를 통해 표준 체중에 알맞은 열량을 섭취한다.
② 고섬유질 단 음식 섭취보다는 육류 위주로 섭취하며 음식과 술은 정기적으로 먹는다.
③ 반찬은 싱겁게 골고루 섭취한다.
④ 식사량과 영양소 등을 고려한 식단을 계획한다.
⑤ 혈당 조절을 위해 하루 세 번 규칙적인 식사를 한다.

03 〈보기〉와 관련된 섬망의 치료 및 예방 방법은?

> – 대상자의 말을 경청한다.
> – 현실을 확인할 수 있는 환경을 만들어 준다.

① 지남력의 유지
② 신체통합성 유지
③ 개인의 정체성 유지
④ 초조의 관리
⑤ 착각 및 환각 관리

04 치매 대상자의 일상생활 기본 원칙으로 옳은 것은?

① 치매 대상자가 할 수 있는 일이라도 요양보호사와 함께 한다.
② 치매 대상자가 새로운 일에 도전하도록 안내한다.
③ 의미있는 환경조성을 위해 정기적으로 환경에 변화를 준다.
④ 치매 정도에 따라 요양보호 기술을 습득한다.
⑤ 변화 있는 생활로 정신적 혼란을 줄인다.

05 수분 섭취에 대한 다음 설명 중 옳은 것은?

① 물을 마시는 방법보다 양이 중요하다.
② 질환에 관계없이 물 마시는 방법을 동일 시행해야 한다.
③ 마시는 양은 자신의 체중에 100~120ml를 곱한다.
④ 한 번에 500ml 이상 마시지 말고 한 두 모금씩 천천히 마신다.
⑤ 주스를 포함한 녹차·커피·맥주는 탈수를 유발한다.

실전모의고사 **1**

06 노인의 약물사용 방법으로 옳은 것은?

① 건강기능식품은 의약품이 아니므로 약사와 충분히 상의하지 않고 복용해도 된다.
② 철분제는 오렌지주스보다 미지근한 물 한 컵과 복용하면 흡수가 잘 된다.
③ 약을 자몽주스와 함께 복용하면 고혈압, 고지혈증의 부작용이 증가한다.
④ 진료 후 이전 처방약을 이어서 복용해도 된다.
⑤ 약 복용시간은 알고 있되, 지키지 않아도 된다.

07 대상자의 계절별 생활안전 수칙으로 옳지 않은 것은?

① 겨울에는 가볍고 따뜻한 옷을 입는다.
② 따뜻한 곳에 있다가 갑자기 찬 곳으로 나가지 말아야 한다.
③ 겨울에는 새벽보다는 낮시간에 운동한다.
④ 폭염으로 인해 현기증, 메스꺼움, 두통 등이 있을 때는 시원한 장소에서 쉬고 시원한 물을 매우 빠르게 마신다.
⑤ 선풍기는 환기가 잘되는 상태에서 사용한다.

08 암 발생을 예방하는 식생활로 옳은 것은?

① 탄 음식은 먹어도 된다.
② 짠 음식을 그대로 먹는다.
③ 채소는 충분히 섭취하지만 과일은 섭취 정도를 줄인다.
④ 균형 잡힌 식사를 위해 한 달에 3번은 여섯 가지 식품군을 섭취한다.
⑤ 다채로운 식단으로 균형 잡힌 식사를 한다.

09 대상자의 욕창을 예방하는 방법으로 옳은 것은?

① 신체에 꽉 끼는 옷을 주로 입는다.
② 뜨거운 물주머니를 욕창 부위에 댄다.
③ 도넛 모양의 베개를 주로 사용한다.
④ 하루에 1번 체위변경을 해준다.
⑤ 무릎과 무릎 사이에는 베개를 끼워준다.

10 치매 대상자가 실금한 경우 배뇨관리 방법으로 옳은 것은?

① 야간에 수분 섭취를 늘린다.
② 주간에 수분 섭취량을 매우 늘린다.
③ 야간에 2시간 간격으로 배뇨하도록 한다.
④ 당황하지 않고 그대로 둔다.
⑤ 매 2시간마다 배뇨하도록 한다.

11 치매 대상자를 위한 옷 선택 시 적합한 것은?

① 색깔이 화려한 옷
② 장식이 많은 옷
③ 계절과 관련 없는 옷
④ 부착용접착천으로 된 옷
⑤ 단추가 많은 옷

12 응급처치 시 하임리히법이 적용되는 증상으로 옳은 것은?

① 매운 음식으로 인한 복통
② 위염으로 인한 가슴통증
③ 외부충격에 의한 골절
④ 심근경색으로 인한 심정지
⑤ 이물질로 인한 질식

13 대상자가 화상을 입었을 때 대처하는 방안으로 옳은 것은?

① 화상부위에 치약을 바른다.
② 흐르는 수돗물에 환부를 직접 댄다.
③ 물집을 터뜨리고 깨끗한 물수건으로 닦는다.
④ 환부에 얼음주머니를 대어준다.
⑤ 옷이 벗겨지지 않으면 가위로 자른다.

14 대상자가 갑자기 경련을 일으키며 침을 흘릴 때 응급처치로 옳은 것은?

① 대상자를 꽉 잡은 후 진정될 때까지 기다린다.
② 대상자 주변에 있는 위험한 물건을 신속히 치운다.
③ 대상자의 머리 아래에는 아무것도 대지 않는다.
④ 혀를 깨물지 않도록 거즈를 입에 넣어준다.
⑤ 인공호흡을 즉시 실시한다.

15 심장마비가 발생하였을 때 4~6분 이내에 심폐소생술을 실시해야 하는 이유는?

① 말초신경의 손상을 막고자
② 소화기능을 회복하고자
③ 뇌 손상을 방지하고자
④ 기도 개방을 하고자
⑤ 2차 마비의 발생을 방지하고자

16 자동심장충격기 사용 방법으로 옳은 것은?

① 호흡과 반응이 없는 심정지 환자에게 실시한다.
② 패드는 왼쪽 빗장뼈 아래, 오른쪽 젖꼭지 아래 겨드랑선에 부착한다.
③ 제세동 실시 전 다른 사람에게 환자를 잡게 한다.
④ 분석중이라는 음성지시가 나오면 심폐소생술을 실시한다.
⑤ 제세동 시행 후 15 : 1 비율로 가슴압박과 인공호흡을 반복한다.

17 노인의 영양에서 섭취 요양보호의 일반 원칙으로 옳지 않은 것은?

① 대상자의 식사 습관과 소화능력을 고려한다.
② 대상자가 요구하는 것은 경청하되, 최소한으로 반영한다.
③ 식사 전에 손을 씻고, 주변 환경을 청결히 정리한다.
④ 대상자에게 맞는 식사방법, 속도, 음식의 온도 등을 배려한다.
⑤ 대상자가 스스로 할 수 있는 것들은 최대한 스스로 하게 한다.

18 대상자의 식사 자세로 옳은 것은?

① 휠체어에 앉을 때에는 휠체어를 식탁에서 멀리하도록 앉는다.
② 의자의 팔받침은 없는 것이 좋다.
③ 앉을 시 의자 안쪽에 깊숙이 앉고 식탁에 팔꿈치를 올릴 수 있도록 의자를 충분히 당긴다.
④ 의자의 높이는 발바닥이 바닥에 닿지 않을 정도이어야 안전하다.
⑤ 식탁은 가슴의 높이와 일치시킨다.

실전 모의 고사 **1**

19 요양보호사의 비위관 영양 돕기의 방법으로 옳지 않은 것은?

① 비위관을 통해 영양 주입 후 대상자가 반 좌위로 30분 정도 앉아 있도록 보조한다.
② 비위관을 통해 영양 주입 시 비위관이 빠 졌을 경우 직접 처리한다.
③ 비위관을 통해 영양 주입을 할 때 간호사 를 보조한다.
④ 대상자에게 식사 시간임을 알리며 비위관 영양의 절차에 대해 설명한다.
⑤ 처방에 따라 준비된 영양액을 따뜻하게 준비한다.

20 물약을 따르기 전에 물약을 흔들어 주는 이 유는?

① 온도를 맞추고자
② 노폐물을 없애고자
③ 변질을 막고자
④ 거품을 내고자
⑤ 농도를 맞추고자

21 주사 주입 대상자를 돕는 방법으로 옳지 않 은 것은?

① 수액 세트가 당겨지거나 주사바늘이 빠지 지 않도록 주의한다.
② 주사 주입은 요양보호사가 직접 해도 된다.
③ 바늘 제거 후 절대 비비지 않는다.
④ 수액병은 심장보다 높게 유지한다.
⑤ 정맥 주입 속도를 확인한다.

22 소변주머니를 아랫배보다 낮게 들어야 하는 이유로 옳은 것은?

① 냄새가 지속되는 것을 방지하기 위해
② 소변이 새어서 냄새가 역류하는 것을 방 지하기 위해
③ 대상자의 요로감염을 예방하기 위해
④ 연결관이 꺾이거나 꼬이는 것을 방지하기 위해
⑤ 손에 들기 편하게 하기 위해

23 의치 손질하기로 적절한 것은?

① 의치 빼기: 아랫니를 먼저 빼며, 아래 의 치는 오른쪽을 왼쪽보다 낮게 하면서 돌 려 뺀다.
② 의치 세척 법: 흐르지 않는 미온수에 손 으로 깨끗이 닦는다.
③ 의치보관: 의치세정제나 찬물이 담긴 보 관용기에 의치를 보관한다.
④ 의치 끼우기: 아랫니를 끼울 때는 엄지와 약지로 잡아 약지가 입안으로 들어가게 하여 여러 번에 걸쳐서 끼운다.
⑤ 의치 끼우기: 윗니는 중지가 입안으로 향 하게 하여 위쪽으로 빼듯이 넣는다.

24 세수 돕기 순서로 옳은 것은?

① 눈 밑 → 코 → 뺨 → 입 주위 → 이마 → 귀의 뒷면 → 귓바퀴 → 목
② 눈 밑 → 뺨 → 코 → 입 주위 → 이마 → 귓바퀴 → 귀의 뒷면 → 목
③ 이마 → 뺨 → 코 → 귓바퀴 → 눈 밑 → 귀의 뒷면 → 입 주위 → 목
④ 이마 → 코 → 뺨 → 입 주위 → 눈 밑 → 귀의 뒷면 → 귓바퀴 → 목
⑤ 이마 → 뺨 → 코 → 입 주위 → 눈 밑 → 귀의 뒷면 → 귓바퀴 → 목

25 좌측편마비 대상자의 통 목욕 돕기 방법으로 옳은 것은?

① 욕조에서 나올 시 대상자의 마비된 좌측 겨드랑이를 지지한다.
② 욕조에 들어갈 때 좌측 다리부터 들어간다.
③ 통목욕은 식사 직전 또는 식사 직후가 가장 좋다.
④ '다리 → 몸통 → 팔'의 순서로 물로 헹구고 회음부를 닦는다.
⑤ 목욕은 1시간 이상 진행한다.

26 대상자의 안전한 주거환경으로 옳은 것은?

① 바닥에 왁스칠은 정기적으로 자주한다.
② 자연 채광을 위해 커튼을 친다.
③ 대상자 방의 불을 꺼놓는다.
④ 대상자 방에 비상벨을 설치해 둔다.
⑤ 창가에 작은 화분들을 여러 종류로 놓아둔다.

27 변비를 지닌 대상자가 섭취해야 할 음식은?

① 현미
② 소고기
③ 돼지고기
④ 사이다
⑤ 닭고기

28 대상자의 침상 청결관리의 기본원칙으로 옳은 것은?

① 3~4시간마다 창문을 열어 환기한다.
② 요양보호사 일정에 맞게 정리 정돈한다.
③ 불필요한 물건은 손에 닿지 않도록 높이 쌓는다.
④ 물건을 찾기 수월하도록 침상 옆에 풀어 놓는다.
⑤ 물건을 정리 후 임의대로 재배치한다.

29 다음 그림과 같은 건조 표시에 의한 건조방법으로 옳은 것은?

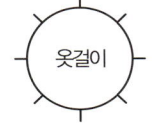

① 뉘어서 그늘에 건조
② 뉘어서 햇볕에 건조
③ 옷걸이에 걸어서 햇볕에 건조
④ 옷걸이에 걸어서 그늘에 건조
⑤ 통기성이 좋은 곳에서 건조

30 다음 중 식품의 위생적 보관방법으로 옳은 것은?

① 포장을 개봉한 식품이 남았을 때는 조리 후에 폐기한다.
② 껍질을 벗긴 감자는 신문지로 싼 다음 냉장실에 보관한다.
③ 유통기한이 지난 식품은 대상자 동의없이 폐기한다.
④ 바로 조리하지 않는 조개류는 신문지에 싸서 냉장 보관한다.
⑤ 시금치 등 잎채소는 세워서 보관한다.

실전
모의
고사 **1**

31 대상자와의 의사소통 시 바르게 듣기 위한 태도는?

① 들은 내용을 간략히 정리 후 재확인한다.
② 상대방의 메시지를 주관적으로 파악한다.
③ 미리 대답을 준비한다.
④ 짐작하며 듣는다.
⑤ 듣고 싶은 말을 위주로 듣는다.

32 다음 대화에서 요양보호사가 효과적인 의사소통을 하기 위해 사용한 소통방법은?

> 대상자: "영감이 죽고 나서는 무서워서 잠을 못 자겠어. 그래서 요즘 항상 피곤해."
> 요양보호사: "많이 무서우셨어요? 잠을 잘 못 주무셔서 많이 피곤하실 것 같아요."

① 나 – 전달법
② 침묵
③ 정보 제공
④ 라포 형성
⑤ 공감

33 요양보호사의 업무기록 방법으로 옳은 것은?

① 서비스의 과정만 기록한다.
② 기록은 가급적 길고 자세하게 기록한다.
③ 객관적인 사실뿐만 아니라 주관적 견해도 기록한다.
④ 육하원칙을 바탕으로 기록한다.
⑤ 중요한 내용은 대상자가 아닌 보호자의 동의를 구한 후 기록한다.

34 왼쪽 다리가 불편한 대상자가 보행기를 사용할 때 보행순서로 옳은 것은?

① 왼쪽 다리 → 보행기 → 오른쪽 다리
② 보행기 → 오른쪽 다리 → 왼쪽 다리
③ 보행기 → 왼쪽 다리 → 오른쪽 다리
④ 보행기와 오른쪽 다리와 함께 → 왼쪽 다리
⑤ 보행기와 왼쪽 다리와 함께 → 오른쪽 다리

35 대상자와의 의사소통 방법으로 옳은 것은?

① 대상자보다는 요양보호사의 말 속도에 맞춘다.
② 진중하게 보이도록 심오한 언어를 사용한다.
③ 최대한 매우 크게 말을 한다.
④ 이름보다는 어르신이라고 부르는 것이 원칙이다.
⑤ 본인을 소개할 때는 이름, 소속, 역할 등을 전달한다.

36 욕창 초기 대상자의 피부에 홍반이 나타날 시 돌보는 방법으로 옳은 것은?

① 춥지 않을 때에는 2시간 정도 햇볕을 쪼인다.
② 따뜻한 바람으로 건조시킨다.
③ 뜨거운 물수건으로 찜질한다.
④ 주위를 나선형을 그리듯 마사지한다.
⑤ 피부변화가 있는 부위에 파스를 붙인다.

37 치매 대상자에게 실금이 나타날 때 돕는 방법으로 옳은 것은?

① 음식 섭취량을 줄인다.
② 이동변기를 침대 옆에 둔다.
③ 가능한 한 배뇨훈련을 시도한다.
④ 민감한 반응을 보이며 야단친다.
⑤ 당황하지 않게 기저귀를 채워준다.

38 치매 대상자에게 안전한 환경을 제공하는 방법으로 옳은 것은?

① 세제는 눈에 띄지 않는 곳에 둔다.
② 약, 살충제, 성냥 등은 대상자가 쉽게 찾을 수 있는 곳에 보관한다.
③ 자물쇠는 안에서 잠글 수 있게 설치한다.
④ 거실에 유리로 된 탁자를 놓아둔다.
⑤ 방은 1층보다 조용한 2층이 좋다.

39 치매 대상자에게 수면장애가 나타날 때 올바른 대처 방법은?

① 잠에서 깨어 외출하려고 하면 요양보호사가 함께 동행한다.
② 낮 동안 방안에서 졸고 있으면 침대에서 자도록 한다.
③ 취침시간을 자유롭게 한다.
④ 자다가 깨어 외출을 하려고 하면 누워있게 한다.
⑤ 실내온도를 15~18℃로 유지한다.

40 치매 대상자가 반복적으로 딸에게 전화를 해 달라고 요구할 때, 요양보호사의 올바른 대처법은?

① 따님. 바쁘셔서 못 받으셔요.
② 지금 벌써 몇 번째 통화를 하는 건가요. 그만하세요.
③ 어르신! 저랑 좋아하시는 노래를 함께 부를까요?
④ "예. 이것만 마무리하고 전화할게요."라고 말한 후 전화하지 않는다.
⑤ 자주 전화하면 오히려 따님이 싫어할거에요.

41 샤워하기를 싫어하는 치매 대상자를 화장실로 데려가서 샤워시키려고 할 때 요양보호사의 올바른 의사소통 방법은?

> 요양보호사: "오늘 저랑 샤워하기로 약속한 날이었지요? 샤워하러 화장실로 갈까요?"
> 대상자: "이미 샤워했어. 양치질도 하고 옷도 빨고 개고 다 했어."
> 요양보호사: (   )

① "저랑 빠르게 샤워하고 오늘 날씨도 좋으니 산책하러 가요."
② "아이고. 언제 샤워하셨어요?"
③ "자녀분에게 목욕 않는다고 전화할게요."
④ "우와! 그러셨구나. 잘하셨어요! 그럼 이제 목욕하러 가실까요?"
⑤ "아직 샤워 안 하셨잖아요. 거짓말 하시면 안 돼요."

42 요양보호사가 임종 대상자 요양보호 시 고려할 점이 아닌 것은?

① 임종 대상자를 존중한다.
② 대상자가 임종하기를 원했던 장소를 알아본다.
③ 만나고 싶은 사람은 될 수 있으면 만나지 않도록 돕는다.
④ 고통이 없는 가운데 편안히 임종을 맞이하도록 돕는다.
⑤ 임종이 임박한 대상자의 곁에 머물 것임을 알린다.

43 죽음이 임박한 대상자의 신체변화에 따른 대처방안으로 옳은 것은?

① 수면의 증가: 큰 소리로 자주 흔들어 깨운다.
② 섭취량 감소: 고형 음식물을 제공한다.
③ 가래 축적: 머리를 옆으로 돌려준다.
④ 실금: 침상변기를 대어준다.
⑤ 호흡의 불안정: 머리를 낮게 해준다.

44 의식을 잃은 호흡 없는 대상자를 발견했을 때 구강 대 구강 인공호흡 방법으로 옳은 것은?

① 대상자의 이마를 앞으로 젖히고 턱을 숙이도록 한다.
② 코를 개방한 채 숨을 불어 넣는다.
③ 천천히 부드럽도록 약한 숨을 불어 넣는다.
④ 가슴 팽창이 관찰될 정도로 숨을 불어넣는다.
⑤ 가슴 압박 15번과 인공호흡 2번을 번갈아 가면서 실시한다.

45 임종 직후에 대상자의 얼굴색이 변화하는 것을 예방하기 위한 사후 관리는?

① 입과 귀를 솜으로 막는다.
② 침상의 발치를 낮춘다.
③ 베개를 이용하여 어깨와 머리를 올린다.
④ 솜을 적셔 양쪽 귀에 올려놓는다.
⑤ 사후 즉시 의치를 빼준다.

실전모의고사

CARE WORKER

80문제 / 90분   정답 및 해설 268p

🕐 1교시 필기시험

35문제 / 40분

01 〈보기〉에서 설명하는 복지시설에 해당하는 것은?

> 보기
>
> 가정에서 일상생활을 영위하고 있는 노인으로서 신체적 · 정신적 장애로 어려움을 겪고 있는 노인에게 필요한 각종 편의를 제공하여 지역사회 안에서 건전하고 안정된 노후를 영위하도록 하는 서비스

① 단기보호서비스
② 주 · 야간 보호 서비스
③ 노인보호전문기관
④ 방문요양서비스
⑤ 방문목욕서비스

02 장기요양인정 신청 및 절차로 괄호 안에 들어갈 적절한 내용은?

> 노인장기요양인정 신청 절차
> 장기요양 인정신청 → 장기요양인정조사표 → 1차 판정 → (   ) → 장기요양인정자 / 등급 외

① 최종판정
② 요양인정항목
③ 특기사항
④ 의사소견서
⑤ 사례 검토

03 노인장기요양보험법 시행령에 따른 장기요양인정유효기간은 몇 년인가?

① 6개월
② 1년
③ 2년
④ 3년
⑤ 4년

04 노인복지시설 노인의 인권보호 윤리강령에 해당되지 않는 것은?

① 존엄한 존재로 대우 받을 권리
② 결정권 위임의 권리
③ 가정과 같은 환경에서 생활할 권리
④ 신체적 제한을 받지 않을 권리
⑤ 사생활 및 비밀보장에 대한 권리

05 제시문에 해당하는 시설생활노인의 권리보호를 위한 윤리강령의 원칙으로 옳은 것은?

> 할아버지는 거울을 보시며 "할머니처럼 깎아 놨네."라며 속상함을 표현하셨다.

① 자신의 개성을 존중받을 권리
② 자신의 견해를 표현하고 해결을 요청할 권리
③ 안락한 생활을 제공받을 권리
④ 존엄한 존재로 대우받을 권리
⑤ 개별화된 서비스를 제공받으며 이를 선택할 권리

06 다음 중 시각적 성희롱에 해당하는 행위는?

① 팩스를 통해 음란한 편지를 보낸다.
② 술을 따르도록 강요한다.
③ 신체일부를 밀착하며 잡아 당긴다.
④ 성적 사실관계를 묻는다.
⑤ 엉덩이를 만지려고 한다.

07 노인의 감각기계 변화로 옳지 않은 것은?

① 청각: 노화로 인한 노인성 난청은 40세 이후 두드러지며 남성보다는 여성에게 많다.
② 촉각: 노인이 되면 통증 호소 정도는 증가하지만 통증에 대한 민감성의 감소로 둔감한 반응을 보인다.
③ 후각: 후각세포의 감소로 후각에 둔화가 나타난다.
④ 시각: 60세 노인은 20대보다 1/3정도밖에 빛을 받아들이지 못하여 아주 밝은 것을 좋아하게 된다.
⑤ 미각: 노인은 맛에 대한 감지능력의 저하로 조미료를 넣은 음식을 좋아한다.

08 〈보기〉에서 설명하는 노인신체의 일반적 변화로 알맞은 것은?

> 잠재하고 있던 질병이 나타나거나 질병이 발생할 경우 급격하게 상황이 악화되어 죽음을 맞기도 한다.

① 세포의 노화
② 면역능력의 저하
③ 잔존능력의 저하
④ 회복능력의 저하
⑤ 비가역적 진행

09 대상자가 위암수술 후 재발 확인 여부를 위해 정기검진을 받는 기간은?

① 1년
② 2년
③ 3년
④ 4년
⑤ 5년

10 노인 부모와 자녀가 근거리에 살면서 자녀의 보살핌을 받는 가족 형태는?

① 고령화가족
② 빈둥지증후군
③ 수정확대가족
④ 핵가족
⑤ 노인부양가족

11 노인복지시설의 필요성을 적절하지 않은 것은?

① 고령화
② 노인가구의 증가
③ 노인인구의 증가
④ 가족의 부양부담 감소
⑤ 국가와 사회의 책임 강조

12 〈보기〉에서 설명하는 노인돌봄 및 지원서비스로 알맞은 것은?

> **보기**
>
> 혼자 힘으로 일상생활을 영위하기 어려운 노인에게 가사·활동 지원 또는 주간보호 서비스를 제공하고 신체·인지 기능이 약화됨을 방지하여 안정된 노후생활을 보장하고 가족의 사회·경제적 활동기반을 조성하기 위한 사업이다.

① 독거노인 공동생활홈 서비스
② 노인보호전문기관
③ 학대피해노인 전용쉼터
④ 노인돌봄종합서비스
⑤ 독거노인 보호 사업

13 뇌졸중의 주요 증상으로 옳은 것은?

① 언어장애: 말을 정확하게 발음할 수 없거나 이해할 수 없게 되는 것으로 좌측 뇌의 손상과 우측 마비로 발생한다.
② 운동실조증: 각각의 근육이 모두 건전하더라도 각 근육 간의 조화 장애로 인하여 일정한 운동을 잘하지 못하는 것으로 대뇌의 뇌졸중이 발생하여 나타난다.
③ 치매: 대뇌 신경 세포의 손상 따위로 말미암아 지능, 의지, 기억 따위가 지속적·본질적으로 상실되는 것으로 혈관성 치매보다는 생리적인 뇌의 현상으로 나타난다.
④ 복시: 한 개의 물체가 둘로 보이거나 그림자가 생겨 이중으로 보이기보다는 한 개의 물체가 흐리게 보이는 현상이다.
⑤ 반신마비: 손상된 뇌 쪽의 팔다리가 마비되어 발생한다.

14 다음과 같은 의사소통 방법으로 대화가 필요한 대상자는?

> • 알아듣고 이해가 된 경우에는 '예, 아니요'라고 짧게 대답한다.
> • 대상자의 말이 확실히 끝날 때까지 기다리면서 고개를 끄덕여 듣는다.
> • 실물, 그림판, 문자판 등을 이용한다.
> • 잘 표현하면 칭찬과 더불어 비언어적 긍정적 공감을 표현한다.

① 지남력 장애 대상자
② 시각 장애 대상자
③ 주의력 결핍 장애 대상자
④ 언어 장애 대상자
⑤ 판단력·이해력 장애 대상자

실전
모의
고사 **2**

15 노인의 여가활동 중 아래에 해당하는 여가활동 유형은?

> 책 읽기, 독서교실, 창작활동, 그림 그리기, 서예교실, 시낭송, 백일장

① 소일 활동
② 사교오락 활동
③ 운동 활동
④ 가족중심 활동
⑤ 자기계발 활동

16 요양보호 기록의 종류 중 요양보호사가 대상자에게 제공한 서비스의 내용과 시간, 특이사항을 기입한 것은?

① 인수인계서
② 상태기록지
③ 장기요양급여 제공기록지
④ 사고보고서
⑤ 업무일지

17 요양보호사들이 정보와 경험을 서로 공유하고, 장기요양기관이 요양보호사들에게 업무에 관련된 정보를 전달하거나 요양보호사들로부터 애로사항을 듣기 위해 개최하는 회의는?

① 주간회의
② 직원회의
③ 방문회의
④ 월례회의
⑤ 업무회의

18 연하곤란이 있는 대상자에게 신맛이 나는 음식을 제한하는 이유는?

① 위 역류를 막고자
② 변비를 막고자
③ 위염을 막고자
④ 구토 발생을 막고자
⑤ 사레 걸림을 막고자

19 오래 누워 있는 대상자의 등 근육을 쉽게 해줄 때 적합한 자세는?

① 반좌위
② 복위
③ 앙와위
④ 쇄석위
⑤ 측위

20 기도의 분비물을 배출하지 못하거나 연하를 못하여 생기는 코와 입의 가래나 분비물을 제거하는 행위는?

① 유치도뇨관
② 비위관
③ 심폐소생술
④ 흡인
⑤ 내시경

21 휠체어 잠금장치가 잘 고정되지 않을 때 먼저 점검해야 하는 것은?

① 다리받침
② 받침쇠
③ 타이어 공기압
④ 가드
⑤ 바퀴 손잡이

22 대상자 중심 요양보호에서 대상자를 대하는 원칙 중 옳지 않은 것은?

① 무엇이든 강제로 하지 않는다.
② 수면은 기억능력을 유지하는 데 중요하므로 대상자가 수면을 하는 동안 방해하지 않는다.
③ 억제대는 될 수 있으면 한다.
④ 겨드랑이를 잡아 올리면 어깨 관절이 탈구될 위험이 있으므로 잡아 올리지 않는다.
⑤ 인간중심 돌봄에 따라 질병보다 사람을 중심으로 돌보아야 한다.

23 〈보기〉의 설명에 해당하는 것은?

> 보기
>
> 입으로 먹는 미음 형태의 액체형 음식

① 일반식
② 잘게 썬 음식
③ 갈아서 만든 음식
④ 경구 유동식
⑤ 경관 유동식

24 배설 돕기의 일반원칙으로 옳지 않은 것은?

① 대상자가 할 수 있는 것이라도 요양보호사가 직접 해 주는 것이 좋다.
② 대상자가 변의를 느낄 때는 요양보호사는 도움이 필요한 부분만 도와준다.
③ 배설물을 깨끗이 바로 치우고 대변이나 소변이 묻어 피부가 헐 수 있으므로 피부 상태를 관찰한다.
④ 배설물을 치울 때 표정을 찡그리지 말고 대상자가 최대한 편안하게 배설하도록 배려한다.
⑤ 배설하는 모습이 보이지 않도록 가려 주어 프라이버시를 배려한다.

25 여성 대상자의 회음부 청결을 통해 예방할 수 있는 질환은?

① 위암
② 자궁암
③ 치질
④ 대장암
⑤ 요로 감염

26 일차성 고혈압으로 적절한 것은?

① 전체 고혈압의 90~95%가 본태성 고혈압에 해당한다.
② 다른 질병의 합병증으로 발생한 고혈압이다.
③ 심장병, 신장질환, 내분비질환의 일부, 임신중독증과 같은 질병이 원인이다.
④ 고혈압의 원인이 되는 질병이 치료되면 혈압도 정상화된다.
⑤ 전체 고혈압의 5~10%가 속발성 고혈압에 해당된다.

27 다음 중 피부계 질환인 것은?

① 난소암
② 건조증
③ 전립선비대증
④ 파킨슨 질환
⑤ 요실금

28 치매의 중기 증상으로 옳은 것은?

① 물건을 둔 장소를 기억하지 못하며 물건을 자주 잃어버린다.
② 엉뚱한 대답을 하거나 말수가 줄어든다.
③ 자기 물건을 잃어버리고는 남이 훔쳐 갔다고 의심한다.
④ 판단을 하거나 지시를 따르지 못한다.
⑤ 의사소통이 거의 불가능하다.

29 우울증과 치매를 비교했을 때 옳은 것은?

	우울증	치매
①	서서히 발생한다.	급격히 발병한다.
②	일관된 인지기능의 저하가 나타난다.	인지기능 저하 정도의 편차가 심하다.
③	근사치의 대답을 한다.	모른다고 대답하는 경우가 많다.
④	기억력 장애를 호소한다.	기억력에 문제가 없다고 주장하는 경우가 많다.
⑤	과거 정신과적 병력이 없다.	정신과적 병력이 있다.

30 다음 중 장기요양보험수급자를 대상으로 한 인지훈련도구와 활동 내용이 바르게 연결되지 않은 것은?

① 손 운동 – 손 움직임, 도구를 통한 만들기
② 일일점검표 – 날씨, 기분상태 점검, 하루 중 활동
③ 소리인지 – 소리 듣고 맞히기
④ 일기장 – 사진, 소리, 물품을 통한 회상
⑤ 인지훈련 워크북 – 어휘 공부, 한글 쓰기

31 대상자가 임종이 임박하였을 때 나타나는 증상으로 알맞은 것은?

① 동공이 좁아진다.
② 혈압이 오른다.
③ 소변량이 증가한다.
④ 무호흡, 빈호흡이 나타난다.
⑤ 감각이 민감해진다.

32 다음 아래에서 설명하는 임종 적응 단계는?

> • 대상자에게는 머나먼 여정을 떠나기 전에 갖는 정리의 시간이 된다.
> • 죽는다는 사실을 체념하고 받아들인다.

① 분노
② 타협
③ 수용
④ 부정
⑤ 우울

33 다음 중 사전연명의료의향서에 대한 설명으로 옳지 않은 것은?

① '연명의료를 중단하다'는 의향을 명시하면 영양분, 물, 산소의 공급을 중단 가능하다.
② 반드시 작성 후 사전연명의료의향서 등록기관에 등록해야만 효력을 가진다.
③ 호스피스를 이용하는 말기환자가 임종과정에 있는지 여부에 대한 판단은 담당의사의 판단으로 갈음 가능하다.
④ 사전연명의료의향서는 말기환자나 19세 이상 성인 본인이 스스로 작성한다.
⑤ 사전연명의료의향서를 등록했다고 해도 의료기관에 연동되는 것은 아니다.

34 응급처치에 대한 설명으로 옳은 것은?

> 가. 심장박동의 회복을 위한 긴급처치이다.
> 나. 기도의 확보를 위한 긴급처치이다.
> 다. 기타 생명의 위험이나 증상의 현저한 악화를 방지하는 데 필요한 처치이다.
> 라. 전문적인 치료에 속하는 처치이다.

① 가, 나
② 나, 다
③ 가, 나, 다
④ 나, 다, 라
⑤ 가, 나, 다, 라

35 요양보호사로서 효과적인 '말벗과 상담자'로 옳은 것은?

① 소외되고 차별받는 대상자를 위해 대상자의 입장에서 편들어 주고 지켜준다.
② 대상자의 정신적, 심리적, 신체적 안위를 도모한다.
③ 대상자와 매우 상호의존적인 관계를 형성한다.
④ 대상자와의 친밀감을 위해 유아어를 사용한다.
⑤ 대상자의 삶을 옳고 그름으로 판단한다.

⏰ 2교시 실기시험

45문제 / 50분

01 대상자에게 공감의 대화로 적절한 것은?

> 대상자: "아이고 여기저기 너무 아파…. 이제는 안 아픈 곳이 없네. 갈수록 더 아파지는 것 같아."
> 요양보호사: (   )

① "수면제를 드시고 한숨 주무실래요?"
② "약국에서 진통제를 사올게요."
③ "아프시면 병원에 가서 치료받고 약을 드셔야죠."
④ "건강하게 사시고 싶은데 아프시니까 많이 힘드시죠?"
⑤ "그동안 잘 참으셨으니 앞으로도 조금만 더 참아보세요."

02 노인성 난청을 앓고 있는 대상자와의 대화 중 올바른 의사소통 방법은?

> 요양보호사: "어르신! 식사하실 시간이에요."
> 대상자: "뭐라고? 이제 간다고?"

① 뒤에서 크게 말한다.
② 입을 크게 벌리며 정확하게 말한다.
③ 눈을 보며 속삭이듯 말한다.
④ 고음으로 소리치듯 크게 말한다.
⑤ 빠르고 신속하게 말한다.

03 대상자가 탄산음료를 자주 마실 때, 요양보호사의 '나 – 전달법' 대화로 옳은 것은?

① "제가 탄산음료를 사다 드릴까요?"
② "이왕이면 당분이 낮은 탄산음료를 즐겨 드셔요."
③ "탄산음료를 즐겨 드시네요. 탄산음료 중독자가 되신 것 같아요."
④ "제가 걱정이 됩니다. 탄산음료를 조금만 드시면 좋겠어요."
⑤ "저랑 탄산음료 같이 드실까요?"

04 치매를 앓고 있는 어르신께서는 하루 수시로 집 곳곳을 돌아다니고, 어느 날은 집 밖을 나가 실종되기도 하는 안타까운 경우가 있다. 이와 같은 대상자를 돕기 위한 방법으로 옳은 것은?

① 이름표, 전화번호, 주소 등을 옷에 꿰매어 달아준다.
② 환경의 변화를 추구하여 집 안 구조를 정기적으로 바꾼다.
③ 현관문을 열어서 집 안 분위기를 환기시켜 준다.
④ TV를 크게 틀어놓아 집 안 분위기를 바꿔 준다.
⑤ 생각할 수 있도록 고차원적인 일거리를 주어 집중하게 한다.

05 노인의 운동관리에 대한 다음 설명 중 옳은 것은?

① 개인의 능력보다는 일반화하여 연령에 맞는 운동프로그램을 실시한다.
② 빠르게 방향을 바꿔야 하는 운동이나 동작은 권장한다.
③ 운동의 강도, 기간, 빈도는 초반에는 증가시키다가 후반으로 갈수록 감소시킨다.
④ 시원하고 땀을 잘 흡수하는 옷보다는 땀 흡수는 잘 못하지만 보온이 잘 되는 옷을 입고 고강도 운동을 한다.
⑤ 운동 중간에 충분한 휴식시간을 가진다.

06 노인의 약물복용 원칙에 대한 설명 중 옳은 것은?

① 다른 사람에게 처방된 약이라도 증상이 비슷하면 적절히 복용한다.
② 약물의 부작용 등이 있는지 확인한다.
③ 복용하는 약물 효과는 몰라도 되지만, 약물의 복용 방법은 알아야 한다.
④ 약물 알레르기 반응에 대한 기록은 있으면 좋지만 없어도 문제가 안 된다.
⑤ 비처방약은 의사와 상담없이 복용 가능하다.

07 계절별 생활안전 수칙 중 겨울에 뇌졸중 예방 안전수칙으로 옳은 것은?

① 고혈압 등 뇌졸중의 후행 질환을 종종 관리한다.
② 낮 보다는 새벽 시간에 운동한다.
③ 술을 많이 마신 다음 날 아침에는 가급적 외출을 해야 한다.
④ 실내 운동과 실외 운동을 적절히 분배하여 하는 것이 좋다.
⑤ 따뜻한 곳에 있다가 갑자기 찬 곳으로 나가지 말아야 한다.

08 고혈압 대상자의 식사 돕기 방법으로 옳지 않은 것은?

① 된장, 간장 등의 장류 등은 피한다.
② 짠 음식은 절대 피한다.
③ 콜레스테롤이 많은 음식을 섭취한다.
④ 콩류, 해조류 등은 권장하여 섭취한다.
⑤ 지방이나 당분은 피한다.

09 변비가 있는 대상자를 돕는 방법으로 옳은 것은?

① 변의가 있으면 참았다가 배변을 한다.
② 지사제를 복용한다.
③ 관장을 한다.
④ 기저귀를 채운다.
⑤ 식물성 식이섬유를 먹는다.

10 대장암 대상자에게 적합한 음식 섭취 방법은?

① 저 잔여식이의 섭취
② 야채 샐러드 위주의 음식 섭취
③ 훈제연어 등의 훈제식품 섭취
④ 고칼로리 위주의 음식 섭취
⑤ 하루에 반 잔 이하의 생수 섭취

11 천식을 앓고 있는 대상자를 돕는 방법으로 옳은 것은?

① 주기적으로 객담검사를 실시한다.
② 운동 전에 기관지확장흡인기를 사용한다.
③ 방안에 카펫을 깔아 따뜻함을 유지한다.
④ 침구류는 먼지나 진드기를 없애기 위해 뜨거운 물로 세탁한다.
⑤ 갑작스러운 온도변화를 주어 주변 환기를 유도한다.

12 대상자가 동맥경화증을 앓고 있을 때 제공하기 적절한 음식은?

① 고구마튀김
② 햄버거
③ 토마토
④ 김치찌개
⑤ 곱창전골

13 노인의 골다공증 예방을 위해 섭취해야 할 영양소로 맞는 것은?

① 철분, 비타민 A
② 칼슘, 비타민 B
③ 철분, 비타민 C
④ 칼슘, 비타민 D
⑤ 철분, 비타민 D

14 욕창의 진행단계 중 3단계의 증상으로 옳은 것은?

① 뼈와 근육까지 괴사가 진행된다.
② 피부가 벗겨지고 물집이 생기며 조직이 상한다.
③ 피부가 분홍색이나 푸른색을 띤다.
④ 깊은 욕창이 생기고 괴사조직이 발생한다.
⑤ 누르면 색깔이 일시적으로 없어져 하얗게 보이고 열감이 있다.

15 노인 영양결핍의 주요 지표에 해당하지 않는 것은?

① 피로
② 체중감소
③ 오심
④ 상처회복 지연
⑤ 탈수

16 대상자 대면하기로 옳은 것은?

① 대상자에게 가까이 갈 때, 서비스를 제공할 때 옳은 방법으로 눈을 맞추며 보아야 한다.
② 대상자의 상태를 살핀 후나 서비스를 마무리한 후에 의향을 물을 때는 '옳지 않는 방법'으로 보아야 한다.
③ 쳐다보기만 해도 되며 눈을 맞추고 30초가 지나서 인사를 해도 무방하다.
④ 상대방과 가까운 거리의 정면에서 같은 눈높이로 힐끗 바라본다.
⑤ 대상자가 벽 쪽으로 돌아누워 시선을 피하면 그대로 눈을 맞추지 않아도 된다.

17 왼쪽 편마비 대상자의 식사 자세로 옳은 것은?

① 건강한 쪽을 위로 하여 약간 누운 자세를 취한다.
② 건강한 쪽을 쿠션 또는 베개로 지지한다.
③ 오른쪽을 밑으로 하여 약간 누운 자세를 취한다.
④ 왼쪽을 밑으로 하여 약간 누운 자세를 취한다.
⑤ 오른쪽을 쿠션 또는 베개로 지지한다.

18 경구영양 돕기의 주의사항으로 옳은 것은?

① 대상자가 식욕이 없는 경우에도 될 수 있으면 억지로 먹인다.

② 대상자가 음식을 씹고 있는 도중 대답을 해야 하는 질문을 자주한다.

③ 대상자가 완전히 입에 넣은 음식을 삼켰는지 확인하고 다시 넣어 준다.

④ 대상자가 삼키기 쉽도록 하려면 고형물질을 먼저 제공하고, 나중에 국, 물, 수프 등을 준비한다.

⑤ 대상자가 의치가 있으면 겨자씨 또는 참깨 등은 절대로 금한다.

19 요양보호사의 투약 돕기에 대한 설명으로 옳지 않은 것은?

① 금식인 경우에는 혈압약 등 매일 투약하는 약도 일시 투약을 중지한다.

② 처방된 이외의 약을 함께 섞어 주지 않는다.

③ 투약의 부작용은 관찰하도록 한다.

④ 유효기간이 확실하지 않은 약은 사용하지 않도록 한다.

⑤ 정확한 용량과 정확한 시간, 정확한 대상자에 투약 보조를 실시해야 한다.

20 외용약 돕기 중 귀약 투여의 방법으로 옳은 것은?

① 큰 솜을 1시간 이상 이도에 꽉 끼도록 끼워놓는다.

② 귀 입구를 세게 눌러주고 30분 이상 누워 있게 한다.

③ 치료할 귀를 위쪽으로 하여 자세를 취하게 한다.

④ 귓바퀴를 후하방으로 살짝 눌러 이도와 수직이 되게 한 후 정면을 따라 약물을 점적한다.

⑤ 면봉 대신 손으로 대상자의 귓바퀴만을 중점적으로 닦는다.

21 배설 돕기 중 침상배설 돕기에 대한 설명으로 옳은 것은?

① 대상자를 확인하고 절차는 설명하지 않아도 되며, 요양보호사가 볼 수 있도록 커튼을 연다.

② 변기는 따뜻한 물로 데워서 침대 옆이나 의자 위에 놓는다.

③ 배설 시 소리가 나더라도 텔레비전을 켜거나 음악을 틀어놓지 않는다.

④ 배설이 끝난 것을 확인한 후 화장지로 항문 부위를 닦되, 대상자의 피부 손상이 있는지는 파악하지 않아도 된다.

⑤ 요양보호사의 손을 씻되, 대상자의 손은 씻기지 않아도 된다.

22 이동변기 사용을 돕는 방법으로 옳은 것은?

① 대상자의 상태를 확인하되, 절차는 설명하지 않아도 된다.

② 스크린 등으로 가려주고 배설 중에는 하반신을 무릎덮개로 덮어준다.

③ 침대보다 이동식 좌변기의 높이를 높게 한다.

④ 안전을 위해 미끄럼 매트는 밑에 깔지 않는다.

⑤ 편마비의 경우 이동식 좌변기는 건강하지 않은 쪽으로 빈틈없이 붙이거나 90° 각도로 놓는다.

23 유치도뇨관을 삽입하고 있는 노인께서 아랫배가 아프다고 불편을 호소하신다. 이때 돕는 방법으로 옳은 것은?

① 유치도뇨관을 빠른 시간 안에 제거한다.

② 소변주머니를 배꼽보다 위로 들게 안내한다.

③ 수분섭취를 줄이도록 한다.

④ 유치도뇨관이 꼬이거나 막히지 않았는지 확인한다.

⑤ 즉시 가족에게 연락을 하여 의료기관으로 안내한다.

24 대상자가 식사를 하던 도중 뜨거운 스프를 엎질러 화상을 입었다면 이때 해야 할 올바른 응급처치법은?

① 오일을 바른다.

② 립밤을 바른다.

③ 핸드크림을 바른다.

④ 간장에 담근다.

⑤ 찬물에 담근다.

25 구강청결 돕기 시 지켜야 할 주의사항이 아닌 것은?

① 누워 있는 상태에서 양치를 할 때는 옆으로 누운 자세를 해야 사레들리지 않는다.

② 칫솔 사용이 어려우면 거즈를 감은 설압자, 일회용 스펀지 브러시를 물에 적셔 닦는다.

③ 치약을 묻힌 칫솔을 45° 각도로 치아에 대고 잇몸에서 치아 쪽으로 3분간 닦는다.

④ 의치는 칫솔을 사용하여 닦아내기보다는 표백제를 사용하여 닦아낸다.

⑤ 구강청결이 끝나면 물기를 닦고 입술에 바셀린이나 입술보호제를 발라준다.

26 청결을 돕는 방법으로 옳은 것은?

① 머리감기 때에는 머리를 감긴 후에 대소변을 보게 한다.

② 머리 손질은 매일 하는 것보다 일주일에 1~2회 진행하는 것이 좋다.

③ 머리 손질은 마비인 대상자의 경우 머리를 짧게 하는 것이 좋으므로 대상자의 의견을 묻지 않아도 된다.

④ 회음부 청결을 도울 때 여성의 경우 뒤쪽에서 앞쪽(항문 – 질 – 요도 순서)으로 닦는다.

⑤ 회음부 청결 시 대상자가 수치심을 느낄 수 있으므로 불필요한 노출은 삼간다.

27 면도 돕기로 옳지 않은 것은?

① 되도록 전기면도기보다는 수동면도기를 사용하는 것이 안전하다.

② 면도 후 따뜻한 물수건으로 닦아낸 뒤 로션이나 크림을 바른다.

③ 면도날은 얼굴 피부와 45° 정도의 각도를 유지하며, 짧게 나누어 일정한 속도로 면도한다.

④ 피부가 주름져 있다면 아래 방향으로 부드럽게 잡아 당겨 면도한다.

⑤ 귀밑에서 턱 쪽으로, 코 밑에서 입 주위 순서로 진행한다.

28 침상 목욕에 대한 설명으로 옳은 것은?

① 양쪽 상지: 겨드랑이 쪽에서 손끝(중심에서 말초로)

② 복부: 배꼽 아래에서 시계 반대 방향

③ 양쪽 하지: 다리 쪽에서 발 끝 쪽으로

④ 등과 둔부: 천장을 보고 눕게 하여 둔부에서 등까지 닦기

⑤ 얼굴은 눈, 코, 뺨, 입 주위, 이마, 귀, 목 순서로 닦는다.

29 통 목욕 시, 대상자의 낙상예방을 위한 물품으로 옳은 것은?

① 면봉

② 귀막이 솜

③ 미끄럼 방지 매트

④ 헤어드라이어

⑤ 재활용 가능 장갑

30 대상자의 하의를 벗기는 절차로 옳은 것은?

① 대상자의 두 다리를 벌려 무릎을 굽힌다.

② 팔과 발을 바닥에 지지하고 엉덩이를 들어 올리게 한다.

③ 건강한 쪽 발은 요양보호사의 손으로 살짝 지지해준다.

④ 대상자의 허벅지 부분 양옆을 모아 살짝 쥐고 허벅지, 엉덩이, 허리 순으로 거꾸로 바지를 내린다.

⑤ 바지는 엉덩이까지 내리고, 건강하지 않은 쪽을 먼저 벗긴다.

31 대상자의 칫솔질 방법으로 옳은 것은?

① 25° 각도로 잇몸에 대고 치아에서부터 잇몸 쪽으로 닦는다.

② 25° 각도로 치아에 대고 잇몸에서부터 치아 쪽으로 닦는다.

③ 45° 각도로 잇몸에 대고 치아에서부터 잇몸 쪽으로 닦는다.

④ 45° 각도로 치아에 대고 잇몸에서부터 치아 쪽으로 닦는다.

⑤ 45° 각도로 치아에 대고 치아 안 쪽에서 앞니 쪽으로 위아래로 닦는다.

32 손 씻기 6단계 과정 중 5단계에 해당하는 것은?

① 손바닥을 마주대고 손깍지를 끼고 문지른다.

② 엄지손가락을 다른 편 손바닥으로 돌려주면서 문지른다.

③ 손바닥과 손바닥을 마주대고 문지른다.

④ 손가락을 마주잡고 문지른다.

⑤ 손등과 손바닥을 마주대고 문지른다.

33 휠체어 작동법으로 옳은 것은?

① 울퉁불퉁한 길: 앞바퀴와 뒷바퀴 모두 들어 올려서 이동한다.

② 엘리베이터 타고 내리는 법: 엘리베이터에 탈 때는 앞으로, 내릴 때는 뒤로 향한다.

③ 문턱 오르는 법: 양팔에 힘을 주고 휠체어 뒤를 발로 눌러 휠체어를 뒤쪽으로 기울이고 앞바퀴를 들어 문턱을 오른다.

④ 문턱 내려오는 법: 요양보호사가 뒤에 서서 앞바퀴를 내려놓고 뒷바퀴를 올리며 뒷바퀴를 빠르게 앞으로 빼면서 앞바퀴를 재빨리 내려놓는다.

⑤ 언덕 오르고 내릴 법: 휠체어가 항상 낮은 쪽을 향하도록 하고 요양보호사는 앞에서 휠체어를 지탱하면서 오르고 내린다. 경사도가 큰 경우 직선으로 오르고 내려간다.

34 편마비 노인을 바닥에서 휠체어로 옮길 때의 방법으로 적절한 것은?

① 대상자 편마비 쪽 무릎을 세워 천천히 일어난다.

② 대상자 건강한 쪽 무릎을 굽혀 빠르게 일어난다.

③ 대상자에게 양손으로 휠체어를 잡게 한다.

④ 대상자는 무릎을 펴고 엉덩이를 들어 허리를 굽힌다.

⑤ 대상자 뒤에서 허리를 잡고, 한 손은 어깨를 지지한다.

35 오른쪽 편마비 환자가 지팡이를 짚고 평지를 걸을 때 올바른 순서는?

① 왼쪽 다리 – 오른쪽 다리 – 지팡이

② 오른쪽 다리 – 왼쪽 다리 – 지팡이

③ 오른쪽 다리 – 지팡이 – 왼쪽 다리

④ 지팡이 – 오른쪽 다리 – 왼쪽 다리

⑤ 지팡이 – 왼쪽 다리 – 오른쪽 다리

36 대상자의 안전한 주거환경을 위해 조성 내용으로 옳은 것은?

① 화장실과 욕실: 문턱을 만들어 위치를 파악하고 습기가 많으므로 낮에는 환기하지 않는다.

② 부엌과 식당: 가스레인지는 대상자의 손이 닿지 않게 하고 식탁보는 어두운 색으로 한다.

③ 대상자의 방: 두꺼운 커튼을 위주로 사용해 온도, 채광, 소음 등을 조절한다.

④ 거실: 출입구의 문턱을 없애고 응급호출기와 화재경보기를 설치한다.

⑤ 현관: 신발을 신고 벗을 의자는 장애물이 되므로 놓지 않으며 야간에는 조명을 꺼둔다.

37 치매 대상자가 석양증후군으로 밤에 잠을 못 이룰 때 돕는 방법으로 옳은 것은?

① 음악을 꺼서 주의를 환기시킨다.

② 대상자가 혼자 있도록 유도한다.

③ 텔레비전을 켜놓거나 조명을 밝게 한다.

④ 낮에 활동적인 프로그램 참여를 제지한다.

⑤ 낮잠을 많이 자도록 한다.

38 치매 대상자와의 의사소통 원칙으로 옳은 것은?

① 요양보호사의 속도에 맞춘다.
② 항상 현실을 알려주도록 한다.
③ 몸짓은 될 수 있으면 사용하지 않는다.
④ 어린아이 대하듯 한다.
⑤ 간단한 신체 접촉도 하지 않는다.

39 주사 주입 대상자 돕기 방법으로 옳은 것은?

① 수액병은 심장보다 낮게 유지한다.
② 주사 부위의 발적, 통증 시 조절기를 잠근 후 시설장에게 보고한다.
③ 주사 주입은 요양보호사가 대상자 대신 진행한다.
④ 주입속도를 요양보호사 임의로 조절한다.
⑤ 주사 부위가 붉어지면 바늘을 제거한다.

40 임종 대상자 가족의 임종에 관한 비정상적인 반응에 해당하는 것은?

① 예상하지 못한 시기에 울음을 터뜨린다.
② 임종 대상자의 과거 삶에 집착하지 않는다.
③ 속이 텅 빈 것처럼 느끼며 식욕을 잃는다.
④ 임종 대상자의 꿈을 자주 꾼다.
⑤ 죄의식을 느끼고 다른 사람에게 분노를 느낀다.

41 응급처치의 원칙으로 옳은 것은?

① 대상자의 구토물은 깨끗이 치운다.
② 대상자는 가급적 옮기도록 한다.
③ 연장자의 지시에 따른다.
④ 적절한 대처를 한 후 응급처치를 중단한다.
⑤ 긴급을 요하는 대상자 순으로 처치한다.

42 자동심장충격기를 사용할 때 심장리듬 분석 반복 시간은?

① 1분
② 2분
③ 3분
④ 4분
⑤ 5분

43 대상자가 전기에 감전되었을 시 우선적으로 조치해야 할 것은?

① 생리식염수로 감전부위를 닦는다.
② 전원이 차단되었는지 확인한 후 전원을 차단한다.
③ 지면에 직각으로 눕힌다.
④ 발견 즉시 대상자를 다른 장소로 옮긴다.
⑤ 감전부위에 물을 부어준다.

44 화재발생 시 요양보호사의 적절한 행동은?

① 화재가 난 쪽 창문을 열어둔다.
② 신속하게 화재상황을 신고한다.
③ 산소기구를 열어둔다.
④ 높은 자세로 신속하게 대피한다.
⑤ 하던 행동을 계속하며 상황을 살핀다.

실전
모의
고사 **2**

45 임종 후 요양보호사로서 사후관리 방법으로 옳은 것은?

① 튜브나 장치가 부착된 경우 직접 제거해 준다.

② 사후 강직이 시작된 후 천천히 바른 자세를 취하도록 한다.

③ 대상자의 시트가 얼굴을 덮도록 한다.

④ 조명은 차분하게 조절한다.

⑤ 대상자의 소유물은 모아서 기부하거나 폐기한다.

1교시 필기시험

35문제 / 40분

01 특별현금급여에 해당하는 것을 모두 고른 것은?

> 가. 가족요양비
> 나. 기타재가급여
> 다. 시설급여
> 라. 특례요양비
> 마. 요양병원간병비

① 가
② 가, 나
③ 가, 라
④ 가, 다, 라
⑤ 가, 라, 마

02 매슬로의 기본욕구에 해당하지 않는 것은?

① 사랑과 소속의 욕구
② 안전의 욕구
③ 자아실현의 욕구
④ 인식의 욕구
⑤ 생리적 욕구

03 요양보호사와 대상자 모두에게 생각을 정리 할 시간을 주는 의사소통 방법은?

① 듣기
② 수용
③ 라포 형성
④ 지지하기
⑤ 침묵

04 장기요양보험료에 관한 공단의 처분에 이의 가 있을 때 이의신청을 할 수 있는 곳은?

① 장기요양시설
② 근로공단
③ 산업재해공단
④ 국민건강보험공단
⑤ 국민연금공단

05 노인장기요양보험 이용 시 본인 일부부담에 대한 설명으로 맞지 않는 것은?

① 차상위계층 경감대상자 재가급여 이용 시 7.5%
② 차상위계층 경감대상자 시설급여 이용 시 10%
③ 국민기초생활수급권자 무료
④ 일반인 재가급여 이용 시 15%
⑤ 일반인 시설급여 이용 시 10%

06 요양보호사가 실직했을 시 생활에 필요한 급여를 제공하는 사회보험은?

① 고용보험
② 산업재해보상보험
③ 노인장기요양보험
④ 국민건강보험
⑤ 국민연금보험

07 노인장기요양보험 표준서비스 중 신체활동서비스에 해당하는 것은?

① 일상 업무 대행
② 청소 및 주변정돈
③ 일상생활동작 훈련
④ 머리감기기
⑤ 세탁

08 65세 미만자가 앓고 있는 질병 중 장기요양보험 대상자로 인정받을 수 있는 질환은?

① 신부전증
② 뇌출혈
③ 고혈압
④ 독감
⑤ 관절염

09 다음 사례에 해당하는 노인 학대의 유형은?

> 시어머니에 관심이 없는 며느리는 오후에 나간 시어머니의 귀가 여부를 모르고 있었다. 빨리 어머니를 찾아오라는 남편의 성화에 집 밖으로 나간 며느리는 여기저기 수소문하고서야 공원에 홀로 앉아 계신 시어머니를 찾을 수 있었다. 화가 난 며느리는 "내가 노친네 때문에 진짜 힘들어서 못 살겠어! 안 들어오고 뭐해요!"라며 고함을 질렀다.

① 신체적 학대
② 재정적 학대
③ 정서적 학대
④ 자기방임
⑤ 방임

10 요양보호사의 직업윤리 원칙으로 적절하지 않은 것은?

① 요양보호사는 업무와 관련하여 가족과 전적으로 협력하며 사회복지사, 의사 등은 필요시 소극적으로 협력한다.
② 요양보호사는 업무 수행 시 항상 친절한 태도로 예의 바르게 행동한다.
③ 요양보호사는 지시에 따라 업무와 보조를 성실히 수행하고 업무의 경과와 결과를 시설장 또는 관리책임자에게 보고한다.
④ 요양보호사는 효율적이고 안전하게 업무를 수행하기 위해 지속적으로 지식과 기술을 습득한다.
⑤ 요양보호사는 학대를 발견하면 반드시 신고해야 한다.

11 일반적인 근골격계 위험요인이 아닌 것은?

① 무거운 물건을 들거나 이동하는 경우
② 갑자기 무리한 힘을 주게 되는 경우
③ 근무시간 중 자주 대상자를 들어 옮겨야 하는 경우
④ 일시적으로 다른 동작을 여러 번 하는 경우
⑤ 불안정하거나 불편한 자세로 작업하는 경우

12 〈보기〉에 대한 설명으로 알맞은 것은?

> ── 보기 ──
>
> 다음 날 타박상과 갑작스러운 감기증세로 시어머니가 몸져누워 있었지만 며느리는 아픈 시어머니를 병원에 데려갈 생각은 않고 하루 종일 방 안에 방치하였다.

① 재정적 학대
② 방임
③ 자기방임
④ 정서적 학대
⑤ 유기

13 다음 중 육체적 성희롱에 해당하는 행위는?

① 특정 신체부위를 노출한다.
② 음란한 그림을 보여주려고 한다.
③ 가슴을 만지려고 한다.
④ 외모에 대한 평가를 한다.
⑤ 음란 통화를 요구한다.

14 직업성 감염질환 중 결핵에 대한 설명으로 옳은 것은?

① 결핵의 균은 대부분 음식에 의해 전파된다.
② 결핵감염이 의심되면 2~3일간 요양보호 업무를 중단한다.
③ 결핵감염 대상자와 접촉한 경우 일정 기간 후 X-ray 검진을 받는다.
④ 결핵은 보통 가족이나 조상으로부터 유전되는 감염질환이다.
⑤ 밤 동안 고열, 낮 동안 식은땀과 함께 해열이 된다.

15 요양보호사의 작업 관련 근골격계 원인 중 직업 요인에 해당하는 것은?

① 근무조건 만족도
② 작업경력
③ 직업만족도
④ 부자연스러운 자세
⑤ 업무적 스트레스

16 요양보호서비스 제공 시 요양보호사가 준수해야 할 기본원칙으로 옳지 않은 것은?

① 존엄한 존재로 대우
② 어떠한 이유라도 신체적 · 정서적 학대 금지
③ 모든 의료행위 금지
④ 대상자의 자립생활 지원
⑤ 서비스에 대한 별도의 물질적 보상 요구

실전모의고사 **3**

17 UN이 설정한 노인복지의 원칙(1991)에 해당하지 않는 것은?

① 보호의 원칙
② 참여의 원칙
③ 의존의 원칙
④ 존엄의 원칙
⑤ 자아실현의 원칙

18 노인성 질환의 특성으로 적절한 것은?

① 노인은 단독 질병을 주로 가지고 있다.
② 전형적으로 특정 질병과 관계있는 경우가 있다.
③ 원인이 명확한 만성 퇴행성 질병이 일부 있다.
④ 질환 자체가 치유되어도 의존 상태가 지속되는 경우가 많다.
⑤ 질병 위험요인에 민감도가 낮아 질병에 걸리기 어렵다.

19 노화에 따른 정신·심리적 변화사정이 적절하지 않은 것은?

① 의심, 망상을 가진 노인의 불안 사정
② 노인 자살의 위험요인 사정
③ 뇌 기능의 노화로 인한 지능과 기억력의 저하 사정
④ 노화로 인해 감각의 예민성과 운동의 협응성이 저하되어 나타날 수 있는 일상생활 수행 능력의 저하 사정
⑤ 지적능력 향상으로 인한 스트레스와 관련하여 불안감과 불만족감 사정

20 무릎의 통증을 호소할 때 살펴보아야 할 사항이 아닌 것은?

① 무릎의 통증정도
② 무릎의 약화요인
③ 무릎의 완화요인 및 방법
④ 연하곤란
⑤ 무릎관절의 운동범위

21 위암의 원인으로 적절한 것은?

① 위축성 위염, 악성 빈혈 등의 관련 질병에 있다.
② 대장 용종의 과거력에 있다.
③ 고지방, 고칼로리, 저섬유소, 가공 정제된 저잔여식이의 섭취에 있다.
④ 소화기능의 저하에 있다.
⑤ 하제 등 약물의 남용에 있다.

22 고혈압에 대한 설명으로 적절한 것은?

① 혈압이란 심장에서 뿜어내는 혈액이 혈관의 벽에 미치는 압력을 말한다.
② 최고 혈압(수축기 혈압)은 심장이 늘어나면서 피를 가득 담고 있을 때의 압력을 말한다.
③ 최저 혈압(이완기 혈압)은 심장에서 피를 짤 때의 압력을 말한다.
④ 전체 고혈압의 5~10%가 본태성 고혈압에 해당한다.
⑤ 전체 고혈압의 90~95%가 속발성 고혈압에 해당한다.

23 다음 〈보기〉에서 설명하는 증상으로 알맞은 것은?

ㄱ 서혜부와 대퇴부의 통증
ㄴ 이동의 제한
ㄷ 뼈가 부러지는 소리

① 고관절 골절
② 골다공증
③ 퇴행성 관절염
④ 심부전
⑤ 동맥경화증

24 치매의 말기(중증) 증상으로 옳은 것은?

① 옷을 입거나 외모를 가꾸는 위생 상태를 유지하지 못한다.
② 혼자서는 집안일과 외출을 하지 못한다.
③ 쓸모없는 물건을 모아 두거나 쌌다 풀었다 하며 배회행동과 안절부절못하는 모습을 보인다.
④ 요리, 빨래, 청소, 은행 가기, 병원 방문 등 하던 일의 수행기능이 저하된다.
⑤ 대변을 만지는 등, 심하게 화를 내는 등의 문제행동이 나타난다.

25 우리나라 편의점에서 구입 가능한 비상약이 아닌 것은?

① 감기약
② 수면제
③ 소화제
④ 파스
⑤ 해열진통제

26 동맥 혈관의 안쪽 벽에 지방이 축적되어 혈관 내부가 좁아지거나 막혀 혈액의 흐름에 장애가 생기고 혈관 벽이 굳어지는 질환은?

① 폐결핵
② 심부전
③ 빈혈
④ 고혈압
⑤ 동맥경화증

27 독감을 예방하기 위한 인플루엔자 접종 주기는?

① 3개월에 1번
② 6개월에 1번
③ 1년에 1번
④ 1년 6개월에 1번
⑤ 2년에 1번

28 다음 중 류마티스 관절염에 대한 설명이 맞는 것은?

① 류마티스 관절염은 관절의 활막에 생기는 이유가 알려지지 않은 만성 염증이다.
② 여자보다 남자에게 3~5배 많이 발생한다.
③ 주로 50대와 60대에 시작되어 치료해도 관절의 기능을 잃게 된다.
④ 대표적인 유전병이다.
⑤ 관절부위만 약간의 통증을 느낀다.

29 골다공증 예방에 도움이 되는 비타민은?

① 비타민 A
② 비타민 B
③ 비타민 C
④ 비타민 D
⑤ 비타민 E

30 노인의 신체적 변화 중 낙상을 일으키는 요인은?

① 근력 강화
② 균형 감각 감소
③ 반사 작용 향상
④ 시야 확장
⑤ 골밀도 증가

31 대상자의 감염 증상 중 전신 증상에 해당하는 것은?

① 안면홍조
② 호흡곤란
③ 옆구리 부위의 통증
④ 객담
⑤ 급박뇨

32 거동이 불편한 대상자가 자주 왕래하는 장소에 설치하는 것으로 미끄러지지 않으며 녹슬지 않는 재질로 된 복지용구는?

① 안전손잡이
② 미끄럼방지매트
③ 배회감지기
④ 이동욕조
⑤ 성인용 보행기

33 대상자에게 '나 – 전달법'을 올바르게 사용한 것은?

① 대상자가 변화해야 할 부분을 간략히 지시한다.
② 주어는 당신(You)으로 한다.
③ 문제 상황을 최대한 간략하게 설명한다.
④ 대상자의 행동을 비난한다.
⑤ 요양보호사가 느끼는 감정을 표현한다.

34 시각 장애가 있는 대상자와 대화하는 방법으로 옳은 것은?

① 음식의 위치를 시계 반대방향으로 이야기한다.
② 대상자의 옆에서 이야기한다.
③ 보이지 않으므로 인사는 생략한다.
④ 이미지가 잘 떠오르지 않는 형태나 의류 종류는 촉각으로 이해시킨다.
⑤ 여기, 이쪽 등의 단어를 자주 사용한다.

35 치매 노인의 일상생활 지원방법으로 옳은 것은?

① 일관된 요양보호를 한다.
② 배회가 나타날 시 무조건 시설에 입소시킨다.
③ 잔존기능을 유지하지 않도록 한다.
④ 사람과의 만남을 자제한다.
⑤ 정면에서 야단치거나 무시하지 않는다.

⏰ 2교시 실기시험

45문제 / 50분

01 침상 청결관리의 방법으로 옳은 것은?

① 침대 매트리스 크기와 같은 것으로 침대 시트를 사용한다.
② 이불은 무거우면서 두꺼운 것으로 한다.
③ 베개의 높이는 머리와 척추가 수평이 되는 것이 좋다.
④ 베개의 재질은 습기와 열을 흡수하는 것으로 한다.
⑤ 양모 이불은 햇빛에 말리도록 한다.

02 수술 후 대상자의 체위변경과 조기이상을 격려하는 이유는?

① 가스 배출
② 대상자의 적응훈련
③ 대상자의 정서적 안정 도모
④ 수술부위 빠른 회복
⑤ 호흡기, 순환기 합병증 예방

03 경구영양식을 너무 빠르게 주입하면서 나타날 수 있는 증상은?

① 혈변
② 점액변
③ 설사
④ 변비
⑤ 회색변

04 휠체어 작동 시 앞바퀴를 들어 올려 뒤로 젖혀서 이동하는 경우는?

① 엘리베이터를 타고 내릴 때
② 울퉁불퉁한 길을 갈 때
③ 내리막길을 내려갈 때
④ 평지를 이동할 때
⑤ 오르막길을 올라갈 때

05 쾌적한 실내 환경의 조건을 바르게 설명한 것은?

① 배설물 확인이 쉽도록 간접 조명을 활용한다.
② 쾌적한 습도를 유지하기 위해 40~60%를 유지한다.
③ 환기 시, 직접 환기 방법을 이용한다.
④ 전체 난방보다 국소 난방이 더 적절하다.
⑤ 실내 온도는 따로 조절할 필요가 없다.

06 요양보호사의 자세로 옳은 것은?

① 지원 시 자원은 최대한 많이 사용한다.
② 대상자의 청결한 위생을 위해 일회용품을 사용한다.
③ 지원 시 유니폼은 단정하게보다는 일하기 편하게 착용하면 된다.
④ 대상자는 편하게 대해도 되는 가족과 같은 대상임을 명심한다.
⑤ 항상 밝고 상냥한 자세를 유지한다.

07 폐결핵환자가 시설에 입소했을 경우의 복약 돕기 방법으로 옳은 것은?

① 결핵약을 제대로 복용하는지 주의 깊게 관찰한다.
② 약 흡수가 잘되도록 우유와 함께 복용한다.
③ 알약은 가루로 만들어 복용하기 쉽게 한다.
④ 대상자가 스스로 먹을 수 있게 손에 직접 쥐여 준다.
⑤ 흔한 경구 약은 요양보호사 판단 하에 복용하게 한다.

08 휴식이나 잠을 잘 때 적절한 자세는?

① 반좌위
② 우측위
③ 좌측위
④ 앙와위
⑤ 복위

09 대상자의 식사준비 시 목적으로 삼아야 하는 것은 무엇인가?

① 대상자가 선호하는 음식준비
② 대상자의 식사기호
③ 다양한 영양섭취
④ 질병의 악화 및 합병증 예방
⑤ 이상적인 체중 유지

10 노인의 낙상 예방을 위한 환경조성 방법으로 옳은 것은?

① 바닥에 흐트러진 물건들을 정리한다.
② 침대 바퀴의 잠금장치를 풀어둔다.
③ 욕조에 손잡이는 없앤다.
④ 계단에 작은 깔개를 놓아둔다.
⑤ 잘 볼 수 있도록 직사광선을 들어오게 한다.

11 대상자의 배설물을 처리하는 방법으로 옳은 것은?

① 오염된 세탁물과 일반 세탁물은 함께 세탁한다.
② 분비물은 눈에 잘 띄도록 노출시킨다.
③ 감염이 의심되는 의류는 장갑을 끼고 격리 장소에 따로 배출한다.
④ 마스크는 대상자와의 친밀도가 하락하므로 사용하지 않는다.
⑤ 혈액이나 체액이 묻은 옷은 더운 물로 세탁한다.

12 자동차에서 휠체어로 이동하는 방법으로 옳지 않은 것은?

① 휠체어를 안전하게 놓을 수 있도록 주차한다.
② 휠체어는 자동차와 수직으로 놓고 잠금장치는 풀어둔다.
③ 한 쪽 팔로 대상자의 어깨를 지지하면서 대상자 다리부터 밖으로 내린다.
④ 대상자의 양쪽 발이 충분히 바닥을 지지하게 한다.
⑤ 대상자의 마비 측 무릎을 지지하며 일으켜 휠체어로 돌려 앉힌다.

13 수동침대 사용 방법으로 옳은 것은?

① 다른 곳으로 위치를 변경할 시 좌측면 난간을 내려놓는다.
② 크랭크 손잡이는 신속하게 가능한 빨리 작동한다.
③ 침대를 움직일 때는 침대난간을 잡고 움직인다.
④ 침대는 잠금장치를 고정한 상태에서 이동한다.
⑤ 크랭크 핸들은 회전표시 방향으로 작동한다.

14 다음 복지용구 중 대여 품목에 해당하는 것만 묶은 것은?

① 전동침대, 이동변기
② 목욕의자, 요실금 팬티
③ 배회감지기, 지팡이
④ 수동휠체어, 이동욕조
⑤ 목욕리프트, 욕창예방 방석

15 지팡이 중 가장 많이 사용하는 지팡이는?

① 사각형 지팡이
② 오프셋 지팡이
③ T자형 지팡이
④ 카나디언 지팡이
⑤ 삼각형 지팡이

16 화재예방을 위한 요양보호사의 행동으로 옳은 것은?

① 화재 시 엘리베이터를 사용하여 빠르게 내려간다.
② 가스를 이용하여 요리할 때는 주방을 벗어나지 않는다.
③ 하나의 콘센트에 여러 개의 전기기구 플러그를 꽂아 사용한다.
④ 화재 시 연기가 많은 경우 배를 바닥에 닿게 한다.
⑤ 화재가 났을 때는 가능한 움직이지 않는다.

17 요양보호사로서 수해와 태풍에 대비하는 설명으로 옳지 않은 것은?

① 상수도의 오염에 대비해 욕조에 물을 받아 둔다.
② 홍수로 밀려온 물은 오염되었을 가능성이 크므로 물에 젖지 않게 한다.
③ 농촌에서는 논둑이나 물꼬의 점검을 위해 나간다.
④ 실내에서는 출입문과 창문을 모두 닫고 창문에서 최대한 떨어진 곳에 머문다.
⑤ 물이 빠진 후에는 새어 나온 가스가 집에 축적되었을 수 있으므로 라이터 사용은 금한다.

18 요양보호사로서 전기사고를 예방하는 방법으로 옳은 것은?

① 하나의 콘센트에 여러 개의 전기코드를 꽂고 연결코드를 사용한다.
② 전기가 꼭 필요한 샤워장에서는 콘센트에 커버를 씌우지 않아도 된다.
③ 전기기구 물품 세척 시나 수선 시에는 절대 전기를 연결하지 않는다.
④ 플러그를 뺄 때는 코드를 잡아당겨서 뺀다.
⑤ 습기가 있는 곳에서 전기 기구를 사용해도 된다.

19 대상자의 일상생활을 지원할 때 지켜야 할 기본원칙은?

① 대상자의 욕구보다 정한 일의 우선순위를 중심으로 제공한다.
② 부득이 자리를 옮기거나 버려야 할 경우 대상자의 동의는 구하지 않는다.
③ 서비스 제공 내용과 특이사항은 기록하지 않는다.
④ 일상생활지원 서비스는 대상자에 한해서 지원한다.
⑤ 특별한 신체적 변화가 발생하면 보호자에게 먼저 알린다.

20 대상자의 식사준비를 위한 장보기 수칙으로 옳은 것은?

① 전문재래시장 이용을 삼간다.
② 필요량 이상으로 많이 구매한다.
③ 조리하는 시간을 줄이기 위해 가공식품 위주로 구매한다.
④ 구매장소는 품목별과 상관없이 동일하게 한다.
⑤ 냉장고 안의 품목을 확인한다.

21 다음 중 조리 방법으로 옳은 것은?

① 볶기 - 저온에서 장시간 동안 조리하므로 수용 성분의 용출이 많다.
② 삶기 - 육류는 오래 삶으면 질기고 딱딱해지나 생선은 부드러워진다.
③ 튀기기 - 단시간에 조리할 수 있고 영양소의 파괴가 적다.
④ 찜 - 처음에는 약한 불로 오래 가열하다가 센 불로 가열하여 부드러운 맛을 살린다.
⑤ 굽기 - 오래 구울수록 수분이 많아지므로 오랫동안 굽는다.

22 당뇨가 있는 대상자에게 적절한 음식은?

① 초콜릿
② 치즈 케이크
③ 사이다
④ 사탕
⑤ 저지방 우유

23 고혈압이 있는 대상자를 방문하여 식사를 제공할 때 적절한 식단은?

① 현미밥, 곱창전골
② 달걀노른자, 삶은 양배추
③ 버섯무침, 장아찌
④ 저지방 우유, 야채 찜
⑤ 육개장, 고구마튀김

24 질환별 섭취음식을 바르게 연결한 것은?

① 씹기 장애: 유제품
② 골다공증: 콜라, 커피
③ 변비: 홍차, 녹차
④ 당뇨병: 꿀, 사이다
⑤ 고혈압: 달걀노른자, 곱창

25 대상자에게 탄력스타킹을 신기는 이유는?

① 소화하는 데 도움이 많이 된다.
② 피부자극을 없애준다.
③ 다리의 통증을 없애준다.
④ 혈액순환을 도우며 부종을 예방한다.
⑤ 다리의 상처를 없애준다.

26 치매대상자가 고기를 씹는 방법을 잊어버렸을 경우 행할 수 있는 조리 방법은?

① 고기를 간다.
② 고기 먹는 법을 알려준다.
③ 고기를 잘라 조리한다.
④ 고기를 굽는다.
⑤ 고기를 삶는다.

27 요양보호사로서 의복 세탁 방법으로 옳은 것은?

① 얼룩은 모아서 다른 옷과 한꺼번에 세탁한다.
② 새로 구입한 속옷은 세탁없이 바로 입는다.
③ 종류에 따라 탈수 시간을 조절한다.
④ 흰색 면은 그늘에서 건조한다.
⑤ 합성섬유와 색상이 있는 의류는 햇볕에서 건조한다.

28 의복관리와 기본원칙을 옳지 않은 것은?

① 잠옷은 세탁하기 쉽고 내구력이 있으며 땀을 잘 흡수하는 것으로 한다.
② 입지 못하게 된 의류는 대상자에게 양해를 구하지 않고 버린다.
③ 속옷은 매일 교환하고 햇빛에 건조한다.
④ 감염이 의심되는 의류는 다른 의류와 구분하여 세탁한다.
⑤ 모직물에는 방충제를 넣는다.

29 주방과 식기의 위생관리 방법으로 옳은 것은?

① 곰팡이가 핀 그릇은 따뜻한 물로 닦는다.
② 고무장갑은 바깥쪽을 뒤집어 물로 씻어 건조한다.
③ 냉장고는 한 달에 2번 정리한다.
④ 기름기가 많은 그릇부터 설거지한다.
⑤ 식기는 씻어 물기가 건조되도록 어긋나게 엎어 놓는다.

30 노인 대상자의 의복을 선택하는 가장 좋은 기준은?

① 현대적 디자인의 화려한 의복
② 신축성이 없는 꽉 끼는 의복
③ 입고 벗기 쉬운 의복
④ 앞여밈이거나 단추가 없는 폴리에스테르 섬유로 된 의복
⑤ 나일론으로 된 상의와 하의가 분리되지 않은 통으로 된 의복

31 다음 그림과 같은 건조 표시에 의한 건조방법에 대한 설명으로 옳지 않은 것은?

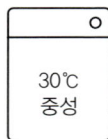

30℃
중성

① 30℃ 물로 세탁
② 세제 종류 제한 없음
③ 중성세제 사용
④ 세탁기로 약하게 손세탁 가능
⑤ 세탁기로 약하게 세탁

32 대상자의 올바른 식사 자세로 옳은 것은?

① 의자에 앉을 때는 안쪽 깊숙이 앉게 한다.
② 식탁의 윗부분이 대상자의 배꼽 높이보다 높게 오게 한다.
③ 등받이가 없는 의자가 균형을 잡는 데 도움이 되므로 이용한다.
④ 휠체어에 앉아서 식사를 할 때는 식탁과 거리를 둔다.
⑤ 발바닥이 바닥에 닿지 않을 정도의 높이로 의자를 조절한다.

33 대상자의 말을 경청할 때 옳은 태도는?

① 업무일지를 작성하며 경청한다.
② 대상자와 시선을 마주치지 않고 추측하며 듣는다.
③ 대상자의 얼굴표정과 몸짓 등을 관찰하며 경청한다.
④ 요양보호사의 경험으로 판단하며 듣는다.
⑤ 대상자의 말을 비판하며 듣는다.

34 대상자가 시간을 자주 변경할 때 요양보호사가 '나 – 전달법'을 활용하여 적절하게 답한 것은?

① "시간을 계속 바꾸시면 앞으로는 여기 오기 어려워요."
② "저에게 마음에 안 드는 것이 있으신가 봐요."
③ "왜 자주 시간을 이렇게 변경하시나요?"
④ "어르신께서 자주 시간을 바꾸셔서 제가 당황스러워요."
⑤ "제가 시간을 맞추도록 노력해 볼게요."

35 대상자의 가족과의 의사소통으로 옳은 것은?

① 대상자의 부적절한 행동을 직설적으로 말한다.
② 의료진에게 받은 정보를 가족에게 알리지 않는다.
③ 대상자에 대한 정보는 수시로 주고받는다.
④ 가족과 의견이 상충될 때는 대상자에게 알린다.
⑤ 대상자의 정보를 임의로 생각하고 전달한다.

36 요양보호사의 업무일지 작성방법으로 옳은 것은?

① 상황묘사할 때는 주관적 판단을 토대로 작성한다.
② 대상자에게 기록내용을 공개하지 않는다.
③ 긴 문장으로 상세하게 작성한다.
④ 공식화된 용어를 사용한다.
⑤ 대상자 상태는 기록하지 않고 제공한 서비스만 기록한다.

37 요양보호사가 업무보고를 할 때 유념해야 할 사항은?

① 중요한 사항은 중복하여 보고한다.
② 문서는 개인이 철저하게 보관한다.
③ 모든 보고는 문서로 한다.
④ 대상자의 안위와 관련 없는 사항은 보고하지 않는다.
⑤ 보고는 될 수 있는 한 빠른 시간 내에 한다.

38 스마트장기요양앱 사용법으로 옳은 것은?

① 24시간 방문요양 시 시작전송으로부터 12시간 경과 후부터 15분 이내에 종료전송해야 한다.
② 프로그램 제공 내역은 특이사항에 입력한다.
③ 인지자극 활동에 50분 이하를 입력한다.
④ 정서지원 항목은 70분 이상을 입력한다.
⑤ 목욕은 30분 이하 제공 시 전송 가능하다.

39 다음 중 지팡이의 바른 위치를 설명한 것으로 옳은 것은?

① 지팡이를 사용하는 쪽 발의 새끼발가락부터 앞 30cm, 옆 30cm 지점
② 지팡이를 사용하는 쪽 발의 새끼발가락부터 앞 20cm, 옆 20cm 지점
③ 지팡이를 사용하는 쪽 발의 새끼발가락부터 앞 25cm, 옆 15cm 지점
④ 지팡이를 사용하는 쪽 발의 새끼발가락부터 앞 20cm, 옆 15cm 지점
⑤ 지팡이를 사용하는 쪽 발의 새끼발가락부터 앞 15cm, 옆 15cm 지점

40 치매 대상자가 일주일 사이에 급격하게 체중이 감소했다면 이때 요양보호사로서 올바른 대처방법은?

① 고지방의 음식을 준비한다.
② 걸쭉한 음식을 준비한다.
③ 평소보다 두 배 이상의 식사량을 제공한다.
④ 의료진에게 이 사실을 알려 원인을 파악한다.
⑤ 식욕강화제를 복용시킨다.

41 치매 대상자의 목욕을 돕는 방법으로 옳은 것은?

① 일정한 시간에 정해진 방법에 따라 목욕을 한다.
② 욕조바닥에는 매트를 깔지 않는다.
③ 목욕 전에 대상자가 해야 할 일을 한 번에 설명한다.
④ 혼자서 욕조에 들어가도록 한다.
⑤ 대상자가 물 온도를 미리 확인하도록 한다.

42 치매 대상자의 배설 돕기로 옳은 것은?

① 화장실과 먼 곳에 방을 배치한다.
② 벨트와 단추가 있는 바지를 피한다.
③ 밤에 수분 섭취를 권장한다.
④ 정해진 시간에 배설하도록 강요한다.
⑤ 옷에 배설물이 묻었을 경우 주의를 준다.

43 대상자의 임종 후 사후 처리로 옳은 것은?

① 입을 벌리고 있을 때 베개를 치우고 입을 닫아준다.
② 사후 강직이 시작되기 전에 바른 자세를 취하게 한다.
③ 대상자의 얼굴을 시트로 덮어준다.
④ 부착된 튜브를 제거한다.
⑤ 눈이 감기지 않으면 그대로 둔다.

44 심폐소생술을 시행할 때 가슴압박에서 압박과 이완의 시간 비율로 적절한 것은?

① 70 : 30   ② 60 : 40
③ 50 : 50   ④ 40 : 60
⑤ 30 : 70

45 자동심장충격기 사용 방법으로 옳은 것은?

① 심장리듬 분석 중에는 대상자에게서 손을 뗀다.
② 심장리듬 분석 후 두 개의 패드를 부착한다.
③ 자동심장충격기는 의식이 있는 환자에게 사용한다.
④ 제세동 실시 후 심폐소생술을 실시하지 않는다.
⑤ 패드를 왼쪽 빗장과 오른쪽 갈비뼈에 붙인다.

CARE WORKER

80문제 / 90분   정답 및 해설 285p

⏰ 1교시 필기시험

35문제 / 40분

01 노인인구의 증가 원인으로 적절하지 않은 것은?

① 보건의료 기술의 발전
② 영양, 안전, 위생환경의 개선
③ 국민의 건강에 대한 관심의 증가
④ 출산율 증가에 따른 노인인구의 상대적 비율 증가
⑤ 교육 수준의 향상

02 〈보기〉에서 고령화 사회 단계 중 고령 사회에 대한 설명으로 적절한 것은?

> **보기**
> 고령 사회: 전체 인구 대비 65세 이상 노인 인구가 (   )% 이상 (   )% 미만

① 7 , 14
② 14 , 20
③ 16 , 22
④ 18 , 24
⑤ 20 , 26

03 노인 복지의 원칙 중 〈보기〉와 관련된 해당 원칙으로 적절한 것은?

> **보기**
> ㉠ 일할 수 있는 기회를 갖거나 다른 소득을 얻을 수 있어야 한다.
> ㉡ 언제, 어떻게 직장을 그만둘 것인지에 대한 결정에 참여할 수 있어야 한다.
> ㉢ 적절한 교육과 훈련 프로그램에 접근할 수 있어야 한다.
> ㉣ 가능한 한 오랫동안 가정에서 살 수 있어야 한다.

① 보호의 원칙
② 자아실현의 원칙
③ 독립의 원칙
④ 참여의 원칙
⑤ 존엄의 원칙

04 노인문제의 4고(四苦)에 해당하지 않는 것은?

① 고독
② 질병
③ 우울
④ 빈곤
⑤ 무위

167

05 〈보기〉에서 설명하는 노인돌봄 및 지원서비스로 알맞은 것은?

> **보기**
>
> 노인학대에 전문적이고 체계적으로 대처하여 노인권익을 보호하는 한편, 노인학대 예방 및 노인인식 개선 등을 통해 노인의 삶의 질 향상을 도모하기 위한 사업이다.

① 학대피해노인 전용쉼터
② 노인보호전문기관
③ 독거노인 공동생활홈 서비스
④ 독거노인 보호 사업
⑤ 노인돌봄종합서비스

06 노인여가복지시설에 해당하는 것은?

① 양로시설
② 노인복지주택
③ 노인요양시설
④ 방문요양서비스
⑤ 경로당

07 재가서비스의 단점으로 적절하지 않은 것은?

① 긴급한 상황에 신속하게 대응하기 어렵다.
② 의료, 간호, 요양서비스가 단편적으로 되기 쉽다.
③ 서비스 제공의 책임 소재가 불분명하다.
④ 서비스를 제공하는 데 이용시간은 별로 걸리지 않지만, 효과적이지 못하다.
⑤ 서비스의 효과적인 평가가 어렵다.

08 요양보호사의 역할로 적절하지 않은 것은?

① 숙련된 수발자
② 보호자
③ 관찰자
④ 말벗과 상담사
⑤ 정보전달자

09 인간의 기본욕구에 대한 설명으로 가장 맞는 것은?

① 인간의 기본욕구는 인간관계 개선 등을 도모하는 것이다.
② 인간의 기본욕구는 최저수준의 욕구로 의식주에 해당한다.
③ 인간의 기본욕구는 사회적 위험으로부터 벗어나려는 것이다.
④ 인간의 기본욕구는 여가활동을 추구하는 것이다.
⑤ 인간의 기본욕구는 질병에서 벗어나려는 것이다.

10 장기요양 3등급 판정기준으로 옳은 것은?

① 전적으로 타인의 도움을 받아야 움직일 수 있는 자
② 침대에서 움직일 수 없는 와상상태로 3개월 이상된 자
③ 다른 사람의 도움이 필요한 자로서 장기요양점수가 75점 이상 95점 미만인 자
④ 부분적으로 다른 사람의 도움이 필요한 자로서 장기요양점수가 60점 이상 75점 미만인 자
⑤ 일상생활에서 전적으로 다른 사람의 도움이 필요한 자

11 우리나라 현행 국민연금제도의 가입대상자의 연령은?

① 국내에 거주하는 국민으로서 19세 이상 60세 미만
② 국내에 거주하는 국민으로서 18세 이상 60세 미만
③ 국내에 거주하는 국민으로서 18세 이상 55세 미만
④ 국내에 거주하는 국민으로서 16세 이상 50세 미만
⑤ 국내에 거주하는 국민으로서 16세 이상 45세 미만

12 다음 설명에 해당하는 사회보험제도는?

- 국민의 질병, 부상에 대한 예방, 진단, 치료, 재활과 출산, 사망 및 건강 증진에 대하여 보험급여를 제공한다.
- 국민보건 향상과 사회보장 증진에 기여한다.
- 소득과 능력에 따라 보험료를 차등 부과, 징수한다.

① 국민건강보험
② 국민연금보험
③ 노인장기요양보험
④ 산업재해보상보험
⑤ 기초노령연금

13 일상생활에서 부분적으로 다른 사람의 도움을 받아야 외출이 가능하며 보행보조기를 통해 이동하는 대상자로서 장기요양 인정 점수가 70점에 해당할 시, 대상자의 장기요양 등급은?

① 1등급
② 2등급
③ 3등급
④ 4등급
⑤ 5등급

14 요양보호서비스 제공 시 요양보호사가 준수할 기본원칙으로 옳은 것은?

① 호흡기계 질환 대상자에게 가래가 차면 즉시 석션을 실시한다.
② 예기치 못한 사고는 신속하게 대처하고 보고하지 않는다.
③ 서비스 내용은 가족에게 설명하고 대상자에게는 말하지 않는다.
④ 대상자와 수직적인 관계를 유지한다.
⑤ 대상자가 장애가 있더라도 생활의 주체자로서 욕구를 충족시켜 준다.

15 노인학대의 발생 요인으로 적절하지 않은 것은?

① 노인을 보호하는 가족의 건강, 경제, 심리적 기능 요인
② 노인의 인구사회학적 특성 요인
③ 사회관계망 요인
④ 사회문화적 요인
⑤ 가족상황적 요인

16 다음 〈보기〉에서 설명하는 노인학대 예방을 위한 유관기관의 역할로 알맞은 기관은?

> ─ 보기 ─
>
> 시설에 확인 업무지도 및 감독, 노인복지법 제39조의5 제2항에 따라 보호조치를 의뢰받은 학대 피해노인에 확인 행정적인 조치

① 시 · 도
② 시 · 군 · 구
③ 보건복지부
④ 노인복지시설
⑤ 법률기관

17 다음은 어떤 질환에 대한 설명인가?

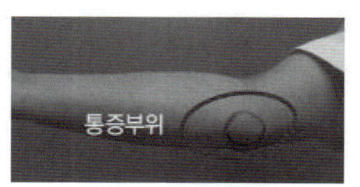

- 골프를 치는 사람에게 주로 발생한다고 하여 골프 엘보라고도 한다.
- 손목 굽히는 일을 과도하게 사용할 때 발생하며, 팔꿈치 안쪽에서 시작하여 손으로 가는 통증이 있다.

① 팔꿈치 내측상과염
② 팔꿈치 외측상과염
③ 수근관 증후군(손목 통증)
④ 어깨통증
⑤ 손가락 통증

18 요양보호사의 스트레칭의 목적이 아닌 것은?

① 근육의 긴장을 완화하고 작업이나 운동실시에 따른 부상을 예방한다.
② 관절의 가동 범위를 좁힌다.
③ 격렬하고 빠른 운동에 반응할 수 있게 운동신경을 활발하게 한다.
④ 혈액순환을 촉진시킨다.
⑤ 유쾌하게 기분전환을 시킨다.

19 목욕 도움을 줄 시 대상자가 신체를 만지려고 하는 경우 대처 방법으로 적절한 것은?

① 불쾌한 감정을 표현하며 "왜 이러십니까."라고 화를 낸다.
② 목욕을 중단하고 나가버린다.
③ 반응하지 않고 계속 하던 일을 마무리한다.
④ 시설장에게 연락을 하여 대상자 교체를 요구한다.
⑤ "손 치워주세요."라고 말하며 단호히 거부의사를 표현한다.

20 〈보기〉에 대한 설명으로 알맞은 것은?

> ─ 보기 ─
>
> 집에서 늦은 저녁식사를 하고 소파에 앉아 쉬고 있는 시어머니께 "에이, 꼴도 보기 싫은데 빨리 방에나 들어가지 왜 거기 앉아 있는 거야. 죽치고 앉아있지 말고 빨리 들어가요."라고 소리를 질렀다.

① 언어 · 정서적 학대
② 성적 학대
③ 자기방임
④ 방임
⑤ 유기

21 다음 대화를 읽고 이에 해당하는 시설생활 노인 권리보호를 위한 윤리강령은?

> 요양보호사: "어르신 병원 다녀오시는 동안 미리 만든 밥과 반찬이에요."
> 대상자: "아이구. 밥과 반찬이 벌써 식었네. 나는 따뜻한 음식 먹고 싶은데…."
> 요양보호사: "다음에는 늦지 않게 오셔요."
> 대상자: "식은 음식 먹으면 맛 없는데…."

① 안락하고 안전한 생활환경을 제공받을 권리
② 질 높은 서비스를 받을 권리
③ 존엄한 존재로 대우받을 권리
④ 개별화된 서비스를 제공받고 선택할 권리
⑤ 자신의 견해와 불평을 표현하고 해결을 요구할 권리

22 요양보호사가 업무를 수행하는 중에 받는 스트레스 대처방법으로 적절한 것은?

① 숙면을 위해 술을 마신다.
② 과격한 운동으로 해소한다.
③ 취미 생활로 여가를 활용한다.
④ 자신의 감정과 생각을 억제한다.
⑤ 자신의 기대를 지나치게 높인다.

23 노화에 따른 신체적 변화 사정 시에 환경적으로 고려할 점이 아닌 것은?

① 대상자가 움직일 수 있는 적당한 공간을 확보한다.
② 주위의 소음을 최소화한다.
③ 따뜻하고 편안한 환경을 조성한다.
④ 편안한 의자를 준비한다.
⑤ 공적인 생활을 보장해 줄 수 있는 장소이어야 한다.

24 노인의 통증과 관련된 설명으로 적절한 것은?

① 통증은 노인으로부터 듣는 가장 비일반적인 호소이다.
② 통증으로 인해서 재활속도가 저하된다.
③ 통증에 따라 우울증이 오지만 수면장애는 유발되지 않는다.
④ 노인의 통증관련 비용이 증가한다.
⑤ 노인의 신체상태가 저하된다.

25 위궤양의 원인으로 적절하지 않은 것은?

① 잘못된 식습관으로 인한 위 점막 손상에 있다.
② 위 내 헬리코박터균에 의한 감염에 있다.
③ 해열제, 진통제, 소염제의 잦은 사용으로 인한 위 자극에 있다.
④ 치아 문제로 충분히 씹지 못한 음식물을 섭취하는 것에 있다.
⑤ 담배, 알코올, 커피로 인한 위 자극에 있다.

26 변비의 원인으로 적절한 것은?

① 요실금에 대한 염려로 인한 수분 섭취 부족
② 대장 용종의 과거력
③ 위축성 위염, 악성 빈혈 등의 관련 질병
④ 위 내 헬리코박터균에 의한 감염
⑤ 아스피린, 알코올, 조미료 같은 자극적인 약물이나 화학성분 섭취

27 이차성(속발성) 고혈압으로 적절하지 않은 것은?

① 다른 질병의 합법증으로 발생한 고혈압이다.

② 전체 고혈압의 5~10%가 속발성 고혈압에 해당된다.

③ 심장병, 신장질환, 내분비질환의 일부, 임신중독증과 같은 질병이 원인이다.

④ 고혈압의 원인이 되는 질병이 치료되면 혈압도 정상화된다.

⑤ 유전, 흡연, 과도한 음주, 스트레스, 과식, 짠 음식, 운동 부족, 비만 등이 원인이 된다.

28 다음 〈보기〉에서 설명하는 증상으로 알맞은 것은?

> **보기**
>
> ㉠ 뇌혈관이 막히거나 터짐
> ㉡ 불면증, 언어장애
> ㉢ 팔·다리의 동맥경화로 손발의 통증, 냉증 및 저림, 다리를 저는 등의 보행장애
> ㉣ 협심증, 심근경색 등 관상동맥 질환으로 흉통, 압박감, 조이는 듯한 느낌
> ㉤ 혈액순환이 심각하게 감소되면서 하지 조직의 괴사 발생

① 빈혈
② 골다공증
③ 동맥경화증
④ 심부전
⑤ 고혈압

29 요실금에 대한 설명으로 적절한 것은?

① 복압성 요실금은 소변을 보고 싶다고 느끼자마자 바로 소변이 나오는 것을 말한다.

② 절박성 요실금은 기침, 웃음, 재채기, 달리기, 줄넘기 등 복부 내 압력 증가로 인해 소변이 나오는 것을 말한다.

③ 역류성 요실금은 소변의 배출이 원활하지 않아 소변이 가득 찬 방광에서 소변이 조금씩 넘쳐 계속적으로 흘러나오는 것을 말한다.

④ 남성은 요로 감염 및 복압상승이 원인이 된다.

⑤ 요실금은 자신의 의지에 따라 소변이 밖으로 흘러나오는 증상을 말한다.

30 금연 후 신체적 변화로 옳지 않은 것은?

① 2분 뒤: 혈압 수준이 좋아지고, 맥박과 손발 체온이 정상으로 돌아온다.

② 8시간 뒤: 기대 수명이 금연 전보다 10~15년 늘어난다.

③ 24시간 뒤: 심장발작 위험이 줄어든다.

④ 48시간 뒤: 후각과 미각이 향상되고, 기도 점막의 감각 끝부분이 되살아나기 시작한다.

⑤ 2주~3개월: 폐 기능의 30%가 회복되고, 혈액순환이 좋아진다.

31 다음 중 파상풍의 정기적인 예방접종 주기는?

① 1년
② 3년
③ 5년
④ 10년
⑤ 15년

32 수정체가 혼탁해져서 빛이 들어가지 못하여 뿌옇게 보이는 질환은?

① 다래끼
② 안구건조증
③ 망막염
④ 녹내장
⑤ 백내장

33 흡인의 목적으로 옳지 않은 것은?

① 분비물 축적으로 인한 감염을 방지한다.
② 환기를 도모하고 기도를 유지한다.
③ 진단 목적으로 분비물을 채취한다.
④ 기도를 폐쇄하는 분비물은 효과적으로 제거한다.
⑤ 분비물을 스스로 충분히 제거할 수 있는 대상자에게도 일반적으로 시행한다.

34 주의력 결핍 장애를 가진 대상자와 의사소통하는 방법으로 옳은 것은?

① 구체적인 활동을 먼저 제시하고 목표는 나중에 인식시킨다.
② 대상자와 눈을 맞추지 않는다.
③ 구체적이고 익숙한 사물에 대하여 말한다.
④ 사람들이 많은 장소에서 대화를 한다.
⑤ 빠르게 여러 번 반복하여 이야기한다.

35 대상자의 제 2도 화상에 대한 설명으로 옳은 것은?

① 근육도 손상된다.
② 액체가 들어 있는 커다란 물집이 많이 생긴다.
③ 화상 부위가 감각이 없어지고 색깔이 바래진다.
④ 표피와 진피, 그 아래 지방층이 파괴된다.
⑤ 햇볕에 화상을 입었을 때 발생가능하다.

⏰ 2교시 실기시험

45문제 / 50분

01 대상자가 아들의 험담을 자주 할 때, 요양보호사의 올바른 대처 방법은?

① 시설장에게 연락한다.
② 대화의 화제를 다른 곳으로 돌려 화제를 전환한다.
③ 아들을 만나 대책을 함께 강구한다.
④ 아들이 그럴 사람이 아니라고 설득한다.
⑤ 이야기를 들어주되 옳고 그름에 대해 판단하지는 않는다.

02 목욕을 스스로 할 수 없는 대상자가 신체의 중요부위를 닦아 주는 것을 싫어할 때 요양보호사로서 올바른 대처 방법은?

① 중요부위에 물만 뿌려준다.
② 원하는 대로 닦지 않는다.
③ 설득을 하며 강제로라도 닦는다.
④ 허락할 때까지 기다린다.
⑤ 물수건을 활용해 스스로 할 수 있도록 돕는다.

실전모의고사 **4**

03 요양보호사가 일반적으로 지켜야 할 섭취 요양보호의 원칙으로 옳은 것은?

① 대상자에게 맞는 식사 방법은 신경 쓰되, 속도 또는 음식의 온도 등은 신경 쓰지 않는다.
② 대상자의 질병 유무를 고려하여 음식을 선택한다.
③ 대상자보다는 보호자의 요구를 가급적 반영한다.
④ 식사 전 이상 증상이 있는지 관찰하고 식사 중에는 증상이 있는지 관찰하지 않는다.
⑤ 식후 대상자는 손을 씻고, 스스로 주변 환경을 청결히 해야 한다.

04 옴에 감염된 대상자를 돌볼 때 요양보호사의 위생관리로 옳은 것은?

① 전신에 크림을 바른다.
② 내의 및 침구류를 삶아서 빨거나 소독한다.
③ 마스크 착용을 한다.
④ 병원에 가서 X-레이 검진을 한다.
⑤ 주사를 맞아 예방한다.

05 대장암 대상자의 식사로 적절하지 않은 것은?

① 영양소가 골고루 들어있는 식품을 소량씩 규칙적으로 섭취한다.
② 음식의 소화가 쉽도록 천천히 꼭꼭 씹어서 먹는다.
③ 통곡식, 생채소, 생과일을 많이 섭취한다.
④ 일주일에 6~8잔 생수를 마신다.
⑤ 소화에 도움이 되는 적당량의 운동을 한다.

06 대상포진 자가진단법으로 적절하지 않은 것은?

① 물집이 나타나기 전부터 감기 기운과 함께 일정 부위에 심한 통증이 느껴진다.
② 큰 물집이 몸의 전체에 모여 부분적으로 원 모양으로 나타난다.
③ 물집을 중심으로 타는 듯하고 날카로운 통증이 느껴진다.
④ 어렸을 때 수두를 앓았거나 과거 대상포진을 앓은 경험이 있다.
⑤ 평소 허약하거나 노인이거나 암 등의 질병으로 면역력이 약하다.

07 〈보기〉와 관련된 섬망의 치료 및 예방 방법은?

> 보기
> • 대상자와 접촉하는 사람의 수를 줄인다.
> • 가족 구성원이 자주 방문하도록 격려한다.

① 지남력의 유지
② 신체통합성 유지
③ 개인의 정체성 유지
④ 초조의 관리
⑤ 착각 및 환각 관리

08 노인의 수면 관리에 대한 설명 중 옳은 것은?

① 카페인 함유 음료는 늘리나 오전에는 피한다.
② 낮잠을 자며 체력 관리를 한다.
③ 아침 기상 시간을 일정하게 유지한다.
④ 취침 전 고도로 집중할 수 있는 일을 항상 한다.
⑤ 뒤척임이 심한 경우 수면제나 진정제를 장기복용하도록 한다.

09 노인의 약물사용 원칙으로 옳은 것은?

① 복용하는 약물 효과를 알아야 한다.
② 쉽게 구입할 수 있는 비상약도 상시 구입이 어렵다는 것을 알린다.
③ 노인에게 자신의 신체적 문제, 현재의 복용 약물에 대한 최근 기록은 개인정보이므로 가지고 다니지 않도록 안내한다.
④ 다른 사람에게 처방된 약이라도 동일한 증상이라면 복용해도 됨을 알린다.
⑤ 비처방약은 의사와 상담없이 복용 가능함을 알린다.

10 변비를 유발하는 식사는?

① 저 잔여식이
② 우유가 많이 함유된 식품
③ 섬유질이 많은 식품
④ 수분이 많은 식품
⑤ 유산균이 들어간 식품

11 꽃가루에 의한 천식이 발병한 대상자를 돕는 방법으로 옳은 것은?

① 뜨거운 물을 마시게 한다.
② 저염식 저콜레스테롤 음식을 먹게 한다.
③ 실내 습도를 높게 한다.
④ 알레르기 물질에 노출되지 않도록 주의한다.
⑤ 숨을 빠르게 쉬게 한다.

12 동맥경화증이 있는 대상자의 건강관리법으로 옳은 것은?

① 고염식이
② 고지방식이
③ 꾸준한 운동
④ 흡연
⑤ 건 · 습식 사우나

13 대상자의 골다공증 예방을 위한 비타민 D 섭취에 도움이 되는 것은?

① 충분한 숙면을 취한다.
② 해산물을 먹는다.
③ 체중을 증가시킨다.
④ 햇볕을 쬐도록 한다.
⑤ 운동을 꾸준히 하도록 한다.

14 노인 영양결핍의 주요 지표에 해당하는 것은?

① 80세 이상의 고령
② 부적절한 음식섭취
③ 우울
④ 체중감소
⑤ 연하곤란

15 대상자의 올바른 식사 자세로 옳은 것은?

① 침대에 앉을 수 없을 때는 바로 누운 자세를 취한다.

② 침대에 걸터앉을 때는 발이 바닥에 떨어져야 안전하다.

③ 편마비 대상자의 건강하지 못한 쪽을 밑으로 하여 약간 옆으로 누운 자세를 취한다.

④ 식탁의 높이는 의자에 앉았을 때 식탁의 윗부분이 대상자의 명치 끝에 오는 것이 가장 좋다.

⑤ 침대머리를 올린 자세에서는 머리를 앞으로 약간 숙이고 턱을 당기면 음식을 삼키기가 쉬워진다.

16 요양보호사의 투약 돕기 주의사항으로 옳지 않은 것은?

① 되도록 약국에서 가져온 상태로 투약한다.

② 약을 임의로 쪼개거나 분쇄하여 투약해도 무방하다.

③ 정확한 약물, 정확한 대상자, 정확한 용량, 정확한 경로, 정확한 시간에 투약 보조를 한다.

④ 유효기간이 지났거나 확실하지 않은 약은 절대 사용하지 않는다.

⑤ 잘못 복용했을 경우 시설장이나 관리책임자에게 보고한다.

17 약 보관 방법으로 옳은 것은?

① 알약은 직사광선과 습기가 찬 곳에서 보관한다.

② 시럽제는 플라스틱 계량컵이나 스푼에 덜어먹고 다시 병에 넣어 놓는다.

③ 가루약은 복용 시 이물질이나 물기가 없는 숟가락을 사용한다.

④ 유효기간이 지나도 오래되지 않은 것은 사용해도 상관없다.

⑤ 치매 대상자의 손에 닿도록 보관해 놓는다.

18 화장실 이용 돕기의 기본 원칙으로 옳은 것은?

① 화장실은 밝으면서도 적절히 물기가 있어야 한다.

② 휠체어를 이용할 시 잠금장치는 반드시 걸어두어야 한다.

③ 배설물 뒤처리 시, 뒤에서 앞으로 닦는다.

④ 거동이 가능한 경우, 대상자는 낙상할 위험이 없다.

⑤ 화장실은 밤에 소등한다.

19 요양보호사의 기저귀 사용 돕기 시 주의사항으로 옳지 않은 것은?

① 대상자가 춥지 않도록 불필요한 노출을 피한다.

② 장기적으로 사용하는 경우 욕창예방에 주의를 기울인다.

③ 부득이한 경우가 아니라면 대상자에게 바로 기저귀를 채우는 것은 좋지 않다.

④ 요실금이나 변실금 대상자에게 중점적으로 시행한다.

⑤ 기저귀는 끊임없이 항상 착용해야 한다.

20 유치도뇨관을 삽입한 대상자의 소변주머니 위치는?

① 허리보다 낮게 둔다.
② 심장보다 낮게 둔다.
③ 방광보다 낮게 둔다.
④ 심장보다 높게 둔다.
⑤ 방광보다 높게 둔다.

21 다음 중 세수돕기에 대한 설명으로 옳은 것은?

① 눈: 눈곱이 끼었다면 눈곱이 있는 쪽부터 먼저 닦는다.
② 눈: 조금 거친 수건으로 바깥쪽에서 안쪽으로 닦는다.
③ 귀: 귀지 제거는 의료기관에서 하는 것보다 요양보호사가 하는 것이 더 안전하다.
④ 코: 세안 시 코 바깥만을 중점적으로 깨끗이 닦고 코 밖의 코털은 깎아주지 않는다.
⑤ 입, 이마, 볼, 목, 수염: 수건에 비누를 묻혀 입술과 주변을 깨끗이 닦은 후 이마와 볼, 목의 앞뒤를 골고루 세심하게 닦는다.

22 목욕 돕기 주의사항으로 옳은 것은?

① 목욕 돕기 순서는 몸의 중심부 → 말초부위로 진행한다.
② 식사 직전 또는 직후에 목욕하는 것이 가장 좋다.
③ 목욕시간은 1시간 이상으로 한다.
④ 체온이 떨어지지 않도록 목욕 중 자주 따뜻한 물을 뿌려준다.
⑤ 심장에서 가까운 곳부터 물에 닿게 한다.

23 옷 갈아입히기의 기본원칙으로 옳은 것은?

① 상의와 하의는 분리되지 않은 것이 좋다.
② 시간이 걸리면 가능한한 요양보호사가 먼저 옷을 갈아입혀 준다.
③ 대상자가 누워만 있는 경우 옷의 구김이 욕창의 원인이 되지 않도록 펴준다.
④ 실내온도는 조금 춥게 유지하고 겨울에는 요양보호사의 손과 의복 보온은 유지하지 않아도 된다.
⑤ 옷의 색상, 개인의 생활 리듬은 고려하지 않더라도 신체동작이 편한 옷, 입고 벗기기 어려운 옷을 선택한다.

24 좌측편마비 대상자의 휠체어와 이동변기의 위치로 바른 것은?

① 이동변기를 좌측 90° 각도로 놓는다.
② 이동변기를 우측 90° 각도로 놓는다.
③ 이동변기를 좌측 30~45° 각도로 놓는다.
④ 이동변기를 우측 30~45° 각도로 놓는다.
⑤ 이동변기를 휠체어 정면 뒤에 놓는다.

25 다음은 요양보호사의 이송 돕기 시 주의사항이다. 틀린 것은?

① 기도확보, 호흡평가, 순환평가를 실시하고 들것이나 기타 응급장비를 사용한다.
② 무조건 신속하게 처리해야 한다.
③ 대상자의 움직임을 최소로 하여 이송한다.
④ 대상자에게 설명하여 가능하면 대상자 이송 시 협조하도록 한다.
⑤ 필요시 주변사람에게 요청하여 도움을 받도록 한다.

실전모의고사 **4**

26 침상 목욕 돕기에서 머리감기로 옳은 것은?

① 뒷머리는 패드 밑에 수건을 넣어 물 빠짐을 조절하여 헹구어도 좋다.

② 두피 마사지는 손톱으로 한다.

③ 머리는 자연건조시킨다.

④ 목욕을 할 때는 문과 창문을 열고 실내온도를 15~16℃로 유지한다.

⑤ 머리 감을 때는 찬물로, 헹굴 때는 따뜻한 물로 감는다.

27 대상자의 쾌적하고 안전한 환경을 위한 채광 조절로 옳은 것은?

① 여름에는 가습기, 겨울에는 제습기를 사용한다.

② 자연 채광이 들어오게 한다.

③ 야간에 복도는 소등한다.

④ 환기 시 바람이 대상자에게 직접 닿도록 한다.

⑤ 목욕 전·후에는 외풍이 있게 한다.

28 연하능력이 저하된 대상자의 음식 조리하는 방법으로 옳은 것은?

① 푹 끓여서 다져준다.

② 기름을 많이 넣어 볶는다.

③ 음식을 충분히 뜨겁게 준비한다.

④ 오래 구워 준다.

⑤ 살짝 삶아준다.

29 만성신부전을 앓고 있는 대상자에게 섭취를 제한해야 할 식품은?

① 과일 통조림

② 젤리

③ 요구르트

④ 꿀

⑤ 들기름

30 식품을 조리할 때 도마와 칼이 한 개 밖에 없는 경우 사용 순서로 옳은 것은?

① 과일 → 채소 → 육류 → 생선류 → 닭고기

② 과일 → 채소 → 닭고기 → 육류 → 생선류

③ 채소 → 과일 → 육류 → 생선류 → 닭고기

④ 채소 → 과일 → 닭고기 → 육류 → 생선류

⑤ 채소 → 과일 → 육류 → 닭고기 → 생선류

31 어르신의 좋은 '말벗'으로서 옳은 태도는?

① 대상자의 심리적, 사회적 특성을 충분히 이해한다.

② 대상자와 의존관계를 형성하도록 한다.

③ 아이처럼 친근하게 반말조의 언어를 사용한다.

④ 대상자의 삶을 옳고 그름으로 판단한다.

⑤ 대상자의 감정에 귀 기울이기보다는 이성적으로 판단한다.

32 방문요양서비스 제공기록지를 작성할 시 제공된 서비스 시간을 바르게 작성한 것은?

> 요양보호사가 서비스 대상자인 어르신께 11시 50분부터 12시 20분까지 틀니를 청결하게 하였으며 가글액을 준비해 어르신의 구강을 청결하게 하였다.

① 세면도움 – 20분
② 세면도움 – 30분
③ 구강관리 – 20분
④ 구강관리 – 30분
⑤ 몸단장 – 30분

33 재가급여전자관리시스템 업무절차를 바르게 나열한 것은?

① 사용자 등록 → 스마트장기요양앱(APP) 설치 → 태그신청 및 부착 → 급여내용 전송 → 청구 및 심사
② 사용자 등록 → 태그신청 및 부착 → 스마트장기요양앱(APP) 설치 → 급여내용 전송 → 청구 및 심사
③ 태그신청 및 부착 → 사용자 등록 → 스마트장기요양앱(APP) 설치 → 급여내용 전송 → 청구 및 심사
④ 태그신청 및 부착 → 스마트장기요양앱(APP) 설치 → 사용자 등록 → 급여내용 전송 → 청구 및 심사
⑤ 태그신청 및 부착 → 사용자 등록 → 급여내용 전송 → 스마트장기요양앱(APP) 설치 → 청구 및 심사

34 노인의 여가활동 돕기에 대한 설명으로 옳지 않은 것은?

① 대상자의 욕구에 맞는 여가활동을 지원한다.
② 요양시설에서는 가능한한 개인의 욕구에 맞게 프로그램을 선택한다.
③ 대상자의 성격, 선호 등과 같은 개인적 차이는 고려하지 않는다.
④ 대상자 스스로가 적극적으로 여가활동에 참여할 수 있도록 동기를 부여한다.
⑤ 대상자에게 여가활동에 대해 충분히 설명하고 동의를 얻어야 한다.

35 대상자의 의류를 보관하는 방법으로 옳은 것은?

① 비가 막 그친 맑은 날에는 바람을 쏘이는 것이 적합하다.
② 의복은 2시간 이상 직사광선을 쏘이지 않는다.
③ 양복장이나 서랍장에 방습제는 가급적 사용하지 않는다.
④ 종류가 다른 방충제를 함께 넣는 것이 좋다.
⑤ 방충제는 공기보다 무거우므로 보관용기의 위쪽에 넣어둔다.

36 간식을 제공할 때 대상자가 사레 걸릴 위험이 있는 음식은?

① 수박
② 메론
③ 토마토
④ 자몽
⑤ 참외

37 대상자의 안약을 투여할 때 올바른 위치는?

① 눈 상부 결막 낭의 바깥쪽 3분의 1 부위

② 눈 상부 결막 낭의 안쪽 3분의 1 부위

③ 눈 상부 결막 낭의 중앙 부위

④ 눈 하부 결막 낭의 바깥쪽 3분의 1 부위

⑤ 눈 하부 결막 낭의 안쪽 3분의 1 부위

38 대상자에게 귀약을 투여할 때 옳은 방법은?

① 귀약을 이도 중앙에 점적한다.

② 귀약을 점적하기 전에 약병을 차갑게 한다.

③ 귓바퀴를 후상방으로 당겨 점적한다.

④ 약을 점적한 귀가 아래쪽으로 오도록 눕게 한다.

⑤ 점적 후 큰 솜을 1시간 동안 끼워놓는다.

39 오른쪽 편마비 대상자를 침대에서 휠체어로 옮길 때 침대에서 휠체어를 놓는 위치와 각도는?

① 위치: 왼쪽, 각도: 30~45°

② 위치: 왼쪽, 각도: 60~90°

③ 위치: 오른쪽, 각도: 30~45°

④ 위치: 오른쪽, 각도: 60~90°

⑤ 위치: 오른쪽, 각도: 180~270°

40 대상자가 보행벨트로 이동할 때, 벨트를 묶는 위치와 요양보호사가 서 있는 위치로 옳은 것은?

	묶는 위치	서 있는 위치
①	다리	불편한 쪽 앞
②	다리	불편한 쪽 뒤
③	허리	건강한 쪽 앞
④	허리	건강한 쪽 뒤
⑤	허리	불편한 쪽 뒤

41 복지용구 배회감지기를 사용하는 방법으로 옳은 것은?

① GPS형은 대상자의 허리에 부착한다.

② GPS형은 대상자의 위치를 가족이나 보호자에게 알려준다.

③ 매트형은 현관문 앞에 설치한다.

④ 매트형은 대상자가 영역을 벗어날 경우 국민건강보험공단에 알려준다.

⑤ 배회감지기는 구입이 가능한 복지용구이다.

42 자동심장충격기를 작동하는 순서로 옳은 것은?

① 패드부착 – 전원 켜기 – 심장리듬 분석 – 제세동 시행 – 즉시 가슴압박 다시 시행

② 패드부착 – 전원 켜기 – 제세동 시행 – 심장리듬 분석 – 즉시 가슴압박 다시 시행

③ 전원켜기 – 패드부착 – 심장리듬 분석 – 제세동 시행 – 즉시 가슴압박 다시 시행

④ 전원켜기 – 심장리듬 분석 – 제세동 시행 – 패드부착 – 즉시 가슴압박 다시 시행

⑤ 전원켜기 – 제세동 시행 – 심장리듬 분석 – 패드부착 – 즉시 가슴압박 다시 시행

43 대상자가 다림질을 하다가 화상을 입었을 때 대처하는 방법은?

① 물집을 터뜨려준다.

② 얼음으로 대준다.

③ 통증이 있을 시 된장을 발라준다.

④ 식초에 담근다.

⑤ 옷을 억지로 벗기지 않는다.

44 대상자가 넘어져 골절이 의심될 시 응급처치로 옳은 것은?

① 대상자를 방에 옮겨 눕힌다.

② 골절 부위를 즉시 뜨거운 물에 담근다.

③ 출혈이 있을 때 휴지로 닦고 지혈한다.

④ 골절 부위의 장신구를 제거한다.

⑤ 튀어나온 골절 부위를 직접 압박한다.

45 대상자가 입에서 거품이 나고 경련을 일으키며 쓰러진 경우 응급처치 방법으로 옳은 것은?

① 입에 물을 넣어준다.

② 몸을 꽉 잡아준다.

③ 고개를 옆으로 돌려준다.

④ 흔들어 의식을 확인한다.

⑤ 머리를 내려준다.

CARE WORKER

80문제 / 90분　　정답 및 해설 293p

01 요양보호서비스 분류 중 〈보기〉에 해당하는 서비스로 옳은 것은?

> 보기
>
> 세면도움, 구강관리, 머리감기기, 몸단장, 옷 갈아입히기, 목욕 도움, 식사 도움, 체위변경, 이동 도움, 신체기능의 유지증진, 화장실 이용 돕기

① 일상생활지원서비스
② 개인활동지원서비스
③ 신체활동지원서비스
④ 기능회복훈련서비스
⑤ 치매관리지원서비스

02 다음 중 노인장기요양보험제도의 시행년도는?

① 2006년
② 2007년
③ 2008년
④ 2009년
⑤ 2010년

03 장기요양보험급여 중 재가급여에 해당되는 것은?

① 경로당
② 노인공동생활가정
③ 노인전문병원
④ 노인양로시설
⑤ 주 · 야간보호

04 다음 중 등급판정을 받은 대상자에게 장기요양인정서를 발급하는 기관은?

① 국민건강보험공단
② 보건복지부
③ 건강보험심사평가원
④ 시 · 군 · 구청
⑤ 국민연금공단

05 노인장기요양보험제도에 대한 설명으로 옳은 것은?

① 요양원에 입소하는 대상자는 시설급여의 경우 본인이 15%를 부담한다.
② 요양원에 입소하는 대상자는 재가급여의 경우 본인이 20%를 부담한다.
③ 의료급여수급권자는 법정 본인부담금의 40~60%를 경감해준다.
④ 보험의 재원조달은 국가지원과 본인일부부담으로 이루어진다.
⑤ 장기요양 3등급은 장기요양인정점수가 51점 이상 60점 미만이다.

06 노인학대의 유형 중 신체적 학대에 해당하지 않는 것은?

① 노인을 제한된 공간에 강제로 가두거나 노인의 거주지 출입을 통제한다.
② 노인의 신체적 생존을 위협할 수 있는 행위를 한다.
③ 노인이 원하지 않거나 수행하기 어려운 노동을 하게 한다.
④ 노인에게 성폭력을 행한다.
⑤ 약물을 사용하여 노인의 신체를 통제하거나 저해한다.

07 요양보호사의 직업윤리 원칙으로 적절하지 않은 것은?

① 요양보호사는 대상자의 사생활을 존중하고 업무상 알게 된 개인정보를 비밀로 유지한다.
② 대상자로부터 서비스에 대한 물질적 보상을 최소한으로만 받는다.
③ 대상자에게 일방적으로 도움을 제공하는 수직적인 관계가 아닌 함께하는 상호 대등한 관계임을 인식해야 한다.
④ 요양보호사는 업무 수행 시 항상 친절한 태도로 예의 바르게 행동한다.
⑤ 요양보호사는 효율적이고 안전하게 업무를 수행하기 위해 지속적으로 지식과 기술을 습득한다.

08 요양보호사가 물건을 양손으로 들어 올릴 때 요통을 예방하는 방법으로 적절하지 않은 것은?

① 물체는 최대한 몸 가까이 위치하도록 하여 들어올린다.
② 허리가 아닌 다리를 펴서 들어 올린다.
③ 허리와 무릎을 펴고 몸의 무게 중심을 높여서 지지면을 넓힌다.
④ 무릎을 펴서 들어올린다.
⑤ 물건을 든 상태에서 방향을 바꿀 때 허리를 돌리지 않고 발을 움직여 조절한다.

09 잠금장치를 한 휠체어를 펴는 순서로 옳은 것은?

> ㉠ 시트를 눌러 편다.
> ㉡ 팔걸이를 펼친다.
> ㉢ 잠금장치를 한다.

① ㉠ → ㉡ → ㉢
② ㉠ → ㉢ → ㉡
③ ㉡ → ㉢ → ㉠
④ ㉢ → ㉠ → ㉡
⑤ ㉢ → ㉡ → ㉠

10 요양보호사의 윤리적 태도로 옳지 않은 것은?

① 대상자를 하나의 인격체로 존중한다.
② 대상자로부터 호감의 대상이 되도록 항상 친절한 태도를 갖춘다.
③ 새로운 업무 지식을 익히고 기술을 습득하고자 노력한다.
④ 법적 소송에 휘말리지 않기 위해 제공된 요양보호서비스 내용을 정확히 기록한다.
⑤ 업무의 원활한 진행을 위해 상황에 따라 유아어나 반말을 적절히 사용한다.

11 다음 중 요양보호사의 윤리적, 법적 책임이 있는 올바른 자세는?

① 대상자가 주는 보너스 급여는 사양하지 않고 받는다.
② 지팡이를 할인구매해 주고 그에 대한 수수료를 받는다.
③ 대상자의 기록을 임의로 조작하여 기록한다.
④ 전문가의 진단이 필요할 시 시설장에게 보고한다.
⑤ 대상자가 비협조적일 때는 접촉을 통해 신체적으로 제한한다.

12 다음 사례에 해당하는 시설생활노인 윤리강령의 원칙으로 옳은 것은?

> ○○시설에 입소하신 어르신들은 원하실 때 유무선 전화기를 사용하지 못하고 우편물 수발신에 제한이 있어 불편을 겪고 있다. 또한 입소 노인의 개인적 사생활이 농담이나 흥밋거리로 다루어지고 있다는 소문이 돌고 있다.

① 차별 및 노인학대를 받지 않을 권리
② 존엄한 존재로 대우받을 권리
③ 안락하고 안전한 생활환경을 제공받을 권리
④ 사생활과 비밀 보장에 관한 권리
⑤ 질 높은 서비스를 받을 권리

13 다음 〈보기〉의 내용들을 담당하는 노인복지시설은?

> **보기**
> • 시설의 학대사례 판정에 대한 자문
> • 노인학대 사례와 신고접수
> • 신고된 시설학대 사례에 대한 개입

① 노인복지관
② 노인요양공동생활가정
③ 노인돌봄종합서비스
④ 노인보호전문기관
⑤ 독거노인 보호사업

14 노인들의 대외 활동이나 운동을 방해하는 요인으로 옳은 것은?

① 폐조직의 탄력성 증가
② 관절의 운동 범위 증가
③ 시력감퇴로 낙상 위험
④ 자극에 대한 반응 증가
⑤ 심장근육의 수축력 증가

15 골다공증의 증상으로 옳은 것은?

① 등이나 허리가 굽는다.
② 뼈가 부러지는 소리가 난다.
③ 관절의 변형이 온다.
④ 아침에 관절이 한 시간 이상 뻣뻣해진다.
⑤ 서혜부와 대퇴부에 통증이 있다.

16 여성노인이 요통이 있는 경우 가장 우선적으로 의심할 수 있는 질환은?

① 류마티스 관절염
② 위경련
③ 퇴행성 관절염
④ 방광 질환
⑤ 골다공증

17 당뇨병 증상으로 옳은 것은?

① 체중이 증가한다.
② 소변량이 감소한다.
③ 물을 적게 마신다.
④ 음식을 적게 먹는다.
⑤ 두통이 생긴다.

18 노인의 노화에 따라 요양보호사가 고려해야 할 사항으로 적절하지 않은 것은?

① 신뢰와 돌봄의 관계를 형성한다.
② 대상자에게 충분한 시간을 주면서 천천히 질문한다.
③ 대상자 자신의 건강에 대한 인식이 어떤지를 확인한다.
④ 대상자의 기력이 가장 좋은 시간을 선택한다.
⑤ 대상자의 정서적 상태와 관심도를 파악하고 불안해하거나 지루해하더라도 일단 진행한다.

19 다음 중 소화기계 질환이 아닌 것은?

① 위염
② 위궤양
③ 설사
④ 변비
⑤ 폐결핵

20 우리나라 노인들이 많이 지니고 있는 만성질환이 아닌 것은?

① 감기
② 당뇨병
③ 관절염
④ 고혈압
⑤ 치매

21 다음 〈보기〉에서 설명하는 증상으로 알맞은 것은?

보기

㉠ 심박출량 감소에 따른 신장 혈류량 부족으로 신장의 수분과 염분 배출이 억제되어 의존성 부종이 나타남
㉡ 걷기, 계단 오르기, 쇼핑하기 등 운동 시 심한 호흡곤란
㉢ 적절한 산소와 영양분 부족으로 허약감, 피로, 호흡곤란
㉣ 지속적인 기침과 객담 배출
㉤ 의식혼돈, 현기증

① 동맥경화증
② 빈혈
③ 요실금
④ 심부전
⑤ 고혈압

실전모의고사 5

185

22 섬망에 대한 설명으로 적절한 것은?

① 섬망의 원인으로 촉진적 요인에는 인지 손상, 치매, 고령, 심한 뇌질환, 기능 손상, 우울, 만성 신기능 부전, 탈수, 영양 부족, 과다 음주, 시력 손상 등이 있다.

② 섬망의 원인으로 소인적 요인에는 약물 사용, 활동하지 않고 침상이나 실내에서만 지냄, 유치도뇨관 사용, 억제대 사용, 탈수, 영양 부족, 기동성 저하 등이 있다.

③ 섬망은 단독으로 발생하며, 치매와 동반되는 경우가 거의 없다.

④ 수 시간 내지 수일에 걸쳐 급격하게 발생하여 보통 며칠간 지속되지만, 몇 주 혹은 몇 달까지 지속되기도 한다.

⑤ 주의력이 증가하며 단기간에 걸쳐 호전과 악화가 반복된다.

23 한 개의 물체가 두 개로 보이는 증상을 무엇이라 하는가?

① 백내장
② 녹내장
③ 단시
④ 복시
⑤ 심부전

24 심혈관계 질환이 아닌 것은?

① 심부전
② 고혈압
③ 폐렴
④ 빈혈
⑤ 동맥경화증

25 요양보호사의 직업적 태도로 옳은 것은?

① 대상자의 자기결정권을 최대한 줄인다.
② 노인학대가 확실한 경우에만 보고한다.
③ 지시에 따라 업무와 보조를 성실히 수행한다.
④ 대상자가 불평을 하면 적극적으로 동조한다.
⑤ 업무가 맞지 않을 경우 즉시 바꾼다.

26 강한 외부 힘이 작용해 고관절 뼈가 부러지는 것으로 노인이 낙상하면 발생하는 질환은?

① 골다공증
② 좌골신경통
③ 류마티스 관절염
④ 퇴행성 관절염
⑤ 고관절 골절

27 노인의 낙상 위험요인 중 내재적 위험요인에 속하는 것은?

① 윤이 나는 마룻바닥
② 부적절한 가구 배치
③ 근골격계의 변화
④ 고정되지 않은 매트
⑤ 부적절한 조명

28 삼키는 힘을 무엇이라 하는가?

① 저작능력

② 연하능력

③ 연동작용

④ 소화력

⑤ 조리작용

29 대상자의 표현을 비판없이 그대로 받아들이는 의사소통 기법은?

① 침묵

② 이해

③ 수용

④ 라포형성

⑤ 공감

30 노인성 난청이 있는 대상자와의 의사소통으로 옳은 것은?

① 몸짓과 표정을 사용하여 말한다.

② 옆에서 귀를 대고 말한다.

③ 빠르고 신속하게 말한다.

④ 뒤에서 크게 말한다.

⑤ 저음으로 속삭이듯 말한다.

31 다음과 같은 의사소통 방법으로 대화가 필요한 대상자는?

> • 메시지를 천천히, 조용히 반복한다.
> • 명확하고 간단하게 단계적으로 제시한다.
> • 목표를 인식하고 단순한 활동을 먼저 제시한다.
> • 주의력에 영향을 주는 환경적 자극을 최대한 줄인다.

① 노인성 난청 대상자

② 주의력 결핍 장애 대상자

③ 시각 장애 대상자

④ 판단력 · 이해력 장애 대상자

⑤ 지남력 장애 대상자

32 뇌졸중으로 말이 어눌하지만 듣는 것에는 지장이 없는 대상자와의 의사소통 방법으로 옳은 것은?

① 나란히 앉아 편안하게 대한다.

② 대상자가 좋아하는 음악을 틀어놓고 대화한다.

③ 대상자를 중심으로 왼쪽, 오른쪽 등 원칙을 정해 이야기한다.

④ 대상자가 의사표현을 잘했을 경우, 비언어적 긍정적 공감을 해준다.

⑤ 대상자의 말을 듣고 임의대로 대답한다.

실전모의고사 **5**

33 다음 대화 중 요양보호사가 대상자에게 추천한 여가활동 유형은?

> 대상자: "옛날에는 친구들끼리 텃밭 야채랑 식물도 가꾸고 그랬는데, 지금은 아무 것도 안 하니까 삶이 지루해."
> 요양보호사: "그러면 다시 한 번 텃밭 야채도 가꾸고 식물도 가꿔 보시면 어떨까요?"

① 가족중심 활동
② 소일 활동
③ 사교오락 활동
④ 자기계발 활동
⑤ 운동 활동

34 대상자와 올바르게 의사소통하는 방법은 ?

① 미리 대답을 준비한다.
② 시선을 한 곳에 고정한다.
③ 대상자와 같은 눈높이를 한다.
④ 계속해서 손을 움직인다.
⑤ 끊임없이 비교하며 듣는다.

35 응급처치의 목적으로 옳지 않은 것은?

① 고통 경감
② 부상의 완치
③ 인명 구조
④ 심리적 안정
⑤ 상처나 질병의 악화 방지

⏰ 2교시 실기시험

45문제 / 50분

01 대상자가 떡을 먹다가 갑자기 기침을 하면서 목을 조르는 듯한 자세를 한다면 이때 요양보호사로서 돕는 방법은?

① 이물을 손을 넣어 빼거나 구토를 일으킨다.
② 이물이 육안으로 보이는 경우 음료를 마셔 삼키도록 한다.
③ 대상자의 몸 뒤에 서서 명치와 배꼽 중간에 주먹을 감싸 쥔 양손으로 복부를 후상방으로 밀어올린다.
④ 복부를 후상방으로 밀어올리지만 한번으로 이물질이 빠지지 않으면 반복 시행하지 않는다.
⑤ 의식이 없을 때는 119에 신고하고 즉시 심폐소생술을 실시한다.

02 대상자가 국물을 쏟아 손등에 화상을 입었을 시 대처방법으로 옳은 것은?

① 식초에 담근다.
② 수건에 감싼다.
③ 얼음 주머니를 대준다.
④ 찬물에 담근다.
⑤ 물집을 터뜨린다.

03 치매 대상자의 식사 돕기 방법으로 옳은 것은?

① 색깔이 있는 플라스틱 제품을 사용한다.
② 사발보다 접시를 사용한다.
③ 소금, 간장은 식탁 위에 두도록 한다.
④ 졸려하거나 초조해하는 경우에도 식사는 제공한다.
⑤ 간식으로 땅콩, 팝콘, 사탕 등을 제공한다.

04 치매대상자가 밥을 던지고 국물에 손을 집어 넣어 장난을 할 때 요양보호사의 올바른 대처방법은?

① 작은 소리로 야단친다.
② 안정될 때까지 혼자 두도록 한다.
③ 비닐로 된 식탁보를 밑에 깐다.
④ 일시적으로 밥을 먹이지 않는다.
⑤ 여러 가지 반찬을 한 번에 내놓는다.

05 노인의 영양결핍의 위험 요인에 해당하는 것은?

① 무감동
② 피로
③ 마르고 약해보임
④ 부적절한 식이
⑤ 식욕부진

06 대상자 만지기로 옳지 않은 것은?

① 붙잡지 않고 천천히 밑에서부터 받쳐 살짝 힘을 주는 것이 좋다.
② 손바닥 전체가 아니라 손끝을 이용해 접촉한다.
③ 절대 급격한 행동으로 붙잡거나 할퀴거나 꼬집거나 때리거나 하면 안 된다.
④ 인지를 자극하기 위해서는 손이나 얼굴을 만지는 것이 효과적이다.
⑤ 손이나 얼굴, 입술을 갑자기 만지면 팔이나 등을 만질 때보다 놀랄 수 있으므로 주의한다.

07 경구영양 돕기의 기본 원칙으로 옳은 것은?

① 재가요양보호 대상자는 섭취 과정만 위주로 도우면 된다.
② 요양보호사는 대상자가 편안히 식사하도록 도와야 한다.
③ 입맛이 없는 경우에는 한 가지 음식을 위주로 준비해 통일된 색깔로 식욕을 돋운다.
④ 대상자의 씹고 삼키는 능력을 고려하여 일반식과 유동식 2가지 식사만을 준비한다.
⑤ 식사 전에 몸을 움직이기보다는 집에 앉아 식욕을 증진시킨다.

08 경구약 중 물약 복용 시 주의해야 할 점으로 옳은 것은?

① 뚜껑을 열어 뚜껑의 아래가 바닥으로 가도록 놓는다.

② 계량컵을 눈높이로 들고 약을 따른 후 투약한다.

③ 입구는 닦지 않고 병뚜껑을 씌우도록 한다.

④ 라벨 붙지 않은 쪽이 손바닥에 오도록 쥐고 라벨과 같은 방향으로 따르도록 한다.

⑤ 적은 용량이라도 바늘을 제거한 주사기를 사용하지 않는다.

09 외용약 돕기 중 안약 투여의 방법으로 옳지 않은 것은?

① 점적 후 비루관을 가볍게 눌러준다.

② 멸균수나 생리식염수에 적신 멸균 솜으로 눈 안쪽에서 바깥쪽으로 닦는다.

③ 대상자에게 천장을 보도록 하고 눈 하부 결막낭의 중앙이나 외측으로 1~2cm 높이에서 안약을 투여한다.

④ 안연고 사용 시 처음 나오는 것부터 사용해 바깥쪽에서 안쪽으로 짜 넣는다.

⑤ 튜브를 멸균수나 생리식염수에 적신 솜으로 닦고 뚜껑을 닫는다.

10 유치도뇨관을 삽입하고 있는 대상자를 돕는 방법으로 옳은 것은?

① 유치도뇨관이 빠지는 것을 방지하고자 걸어 다니지 못하게 한다.

② 감염을 예방하기 위해 소변주머니를 방광의 위치보다 높게 두지 않는다.

③ 소변량은 매일보다는 매 주 2회 씩 확인한다.

④ 유치도뇨관은 밖으로 새어 나가자마자 직접 즉시 교환한다.

⑤ 아랫배가 아프다고 하면 소변줄을 세게 눌러준다.

11 손발청결 돕기로 옳지 않은 것은?

① 보습을 고려한 클렌저나 비누를 선택한다.

② 주기적으로 오일이나 로션 등을 사용한다.

③ 따뜻한 물에 10~15분간 손발을 담가 온기를 느끼게 한다.

④ 손톱은 일자 모양으로, 발톱은 둥근 모양으로 자른다.

⑤ 손톱, 발톱 주위에 염증이나 감염이 의심되면 간호사 등에게 보고한다.

12 침상 목욕을 할 때 대상자의 얼굴을 닦는 순서로 옳은 것은?

① 눈 → 귀 → 코 → 입 → 목

② 눈 → 코 → 목 → 입 → 귀

③ 눈 → 코 → 입 → 귀 → 목

④ 목 → 눈 → 코 → 입 → 귀

⑤ 목 → 코 → 귀 → 목 → 입

13 쾌적한 환경을 유지하고자 침상환경으로 옳은 것은?

① 온도: 방, 복도와 화장실의 온도는 모두 다르게 설정하며 혈압하락을 예방한다.

② 습도: 습도가 높으면 구강, 목, 피부의 건조와 오한이 발생한다.

③ 환기: 공기가 피부에 직접 닿아 피로나 한기를 느끼지 않게 주의한다.

④ 조명: 수면을 위해 밤에는 개인등 사용을 금지한다.

⑤ 실내구조: 헛딛거나 넘어지지 않게 바닥, 벽, 마루, 문, 선반의 색깔을 동일하게 한다.

14 다음을 읽고 노인이 호소하는 증상의 질환으로 옳은 것은?

> • "밤에 화장실을 가느라 잠을 잘 수가 없어."
> • "소변이 금방 나오지 않고 힘을 힘껏 주어야 조금씩 나오네."
> • "소변을 보아도 시원하지가 않아."

① 요로결석

② 방광염

③ 전립선비대증

④ 요도염

⑤ 자궁경부암

15 다음 〈보기〉에서 설명하는 기본 체위의 형태는?

보기

> 둔부의 압력을 피하거나 관장할 때 자세
> • 대상자의 머리, 몸통, 엉덩이를 바르게 정렬한 자세로 침대 가운데에 눕힌다.
> • 대상자의 엉덩관절과 무릎관절은 굽힘 자세가 되어야 한다.

① 앙와위 (똑바로 누운 자세)

② 반좌위 (반 앉은 자세)

③ 복위 (엎드린 자세)

④ 측위 (옆으로 누운 자세)

⑤ 쇄석위

16 요양보호사가 휠체어에서 바닥으로 대상자를 옮기는 방법이다. 다음 (   )에 들어갈 순서로 옳은 것은?

> 휠체어 잠금장치를 잠근다. → (
>   ) → 대상자 뒤에서 허리를 잡아주어 대상자가 바닥에 앉도록 한다.

① 허리와 손을 잡고 어깨를 지지해준다.

② 대상자의 불편한 무릎을 지지해준다.

③ 발 받침대 올린 후 발을 바닥에 내려놓는다.

④ 대상자의 다리를 지지하여 일으켜 세운다.

⑤ 대상자의 엉덩이를 뒤로 옮긴다.

실전 모의 고사 **5**

17 감염병 예방 중 손씻기에 대한 설명으로 적절하지 않은 것은?

① 흐르는 미온수로 손을 적시고, 일반적인 바 형태의 고체 비누를 바른다.

② 비누와 물이 손의 모든 표면에 묻도록 한다.

③ 엄지손가락을 다른 편 손바닥으로 돌려주면서 문질러 준다.

④ 손가락을 반대편 손바닥에 놓고 문지르며 손톱 밑을 깨끗하게 한다.

⑤ 흐르는 온수로 비누를 헹구어 낸다.

18 대상자의 분비물 처리방법으로 옳은 것은?

① 분비물은 세면대에 버리고 물을 내린다.

② 피가 묻은 물품은 찬물로 닦고 더운물로 헹구며 필요시 소독한다.

③ 일반 세탁물과 오염된 세탁물은 함께 세탁한다.

④ 분비물은 일반쓰레기와 같이 배출한다.

⑤ 배설물 처리 후에는 장갑을 착용하였으면 물과 비누로 손을 씻지 않아도 된다.

19 대상자가 빈혈로 진단을 받아 철분제를 복용하고 있을 때 함께 복용하면 좋은 비타민은?

① 비타민 A
② 비타민 B
③ 비타민 C
④ 비타민 D
⑤ 비타민 E

20 식품별 보관방법으로 적절한 것은?

① 달걀 – 둥근 부분이 아래로, 뾰족한 부분이 위로 향하게 놓는다.

② 포도 – 실내 보관한다.

③ 육류 – 먹기 좋게 잘게 썰어서 보관한다.

④ 닭고기 – 소금으로 밑간을 하여 냉동 보관한다.

⑤ 데친 채소 – 먹을 만큼 밀폐용기에 담아 냉동 보관한다.

21 의복과 옷감에 생긴 얼룩을 제거하는 방법으로 옳지 않은 것은?

① 혈액이나 체액: 더운물로 닦고 찬물로 헹군다.

② 튀김기름: 얼룩이 묻은 부위에 주방용 세제를 몇 방울 떨어뜨린다.

③ 커피: 식초와 주방세제를 1:1 비율로 섞어서 칫솔로 살살 제거한다.

④ 땀: 얼룩이 심하면 과탄산소다와 주방세제를 1:1로 넣어 2~3시간 담가둔 후 헹군다.

⑤ 립스틱: 클렌징폼으로 얼룩 부분을 살살 문질러 따뜻한 물로 헹군다.

22 대상자의 의류를 관리하는 방법으로 옳은 것은?

① 비가 막 그친 맑은 날에는 바람에 쏘이는 곳에 의복을 놓는다.

② 니트류는 옷걸이에 걸어서 통풍이 잘되는 그늘에 말린다.

③ 사용빈도가 적은 의류는 버리도록 한다.

④ 방충제는 공기보다 무거우므로 신문지에 싸서 옷장 위쪽에 놓는다.

⑤ 다리미가 뒤로 나갈 때는 뒤쪽에 힘을 줘서 민다.

23 다음 그림과 같은 건조 표시에 의한 건조방법으로 옳은 것은?

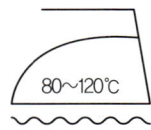

① 염소계 표백제로 표백할 수 있음
② 산소계 표백제로 표백할 수 있음
③ 180~210℃로 다림질
④ 180~210℃로 원단 위에 천을 덮고 다림질
⑤ 드라이클리닝 가능

24 이동식 좌변기를 사용하는 대상자를 돕는 방법으로 옳은 것은?

① 배설이 어려울 시 찬물로 항문을 자극한다.
② 안전을 위해 미끄럼 매트를 밑에 깔아준다.
③ 침대높이보다 좌변기를 낮게 한다.
④ 배설물은 1일 2회로 처리한다.
⑤ 사용 후 한쪽 팔걸이를 짚고 일어나도록 한다.

25 기저귀 사용 돕기 방법으로 옳은 것은?

① 냄새가 나지 않도록 기저귀를 조여 준다.
② 환기를 위해 창문을 열고 교체한다.
③ 정해진 시간에 맞춰 기저귀를 교체한다.
④ 오염된 둔부는 마른수건으로 닦고 건조시킨다.
⑤ 교체 시 기저귀 바깥 면이 보이도록 말아 넣는다.

26 노인의 피부를 보호하는 방법으로 옳은 것은?

① 건성용 비누를 사용한다.
② 목욕 후 로션을 발라준다.
③ 방안을 따뜻하면서도 건조하게 한다.
④ 통 목욕을 상시 실시한다.
⑤ 시원한 물에 20분간 손발을 담근다.

27 여성 회음부 청결을 위해 닦아주는 순서로 옳은 것은?

① 질 → 요도 → 항문
② 질 → 항문 → 요도
③ 요도 → 항문 → 질
④ 요도 → 질 → 항문
⑤ 항문 → 질 → 요도

28 통 목욕 시 대상자가 욕조에 들어가기 전에 씻겨주는 순서는?

① 발 → 다리 → 팔 → 몸통 → 회음부
② 발 → 팔 → 몸통 → 다리 → 회음부
③ 팔 → 발 → 다리 → 몸통 → 회음부
④ 회음부 → 몸통 → 다리 → 팔 → 발
⑤ 회음부 → 몸통 → 팔 → 발 → 다리

29 휠체어로 이동 시 지그재그로 이동해야 하는 경우로 옳은 것은?

① 언덕을 오르고 내릴 때
② 울퉁불퉁한 길을 갈 때
③ 문턱을 내려올 때
④ 울퉁불퉁한 길을 갈 때
⑤ 엘리베이터를 타고 내릴 때

30 대상자가 보행기를 이용할 시 보행기의 높이와 대상자의 팔꿈치를 굽히는 각도는?

① 각도: 15°, 높이: 가슴
② 각도: 30°, 높이: 가슴
③ 각도: 15°, 높이: 둔부
④ 각도: 30°, 높이: 둔부
⑤ 각도: 45°, 높이: 둔부

31 노인의 낙상을 예방하기 위한 환경조성 방법으로 옳은 것은?

① 욕실 문턱을 낮춘다.
② 밤에 침대의 난간을 내려준다.
③ 화장실 사용을 위해 침대의 난간을 내려놓는다.
④ 잘 볼 수 있도록 직사광선을 들어오게 한다.
⑤ 계단에 작은 깔개를 깔지 않는다.

32 의치를 보관할 때 사용하는 용액으로 옳은 것은?

① 오일
② 알코올
③ 표백제
④ 물
⑤ 식초

33 식사 전 입안을 헹구는 목적은?

① 위염 예방
② 위경련 예방
③ 설사 예방
④ 식욕 증진
⑤ 위액 분비 감소

34 치매 대상자에게 식사를 제공할 때 돕는 방법으로 옳은 것은?

① 사레에 자주 걸리면 묽은 음식을 제공한다.
② 졸더라도 정해진 시간에 식사를 하도록 한다.
③ 모든 음식은 믹서로 갈아서 제공한다.
④ 투명한 유리접시를 사용한다.
⑤ 숟가락을 인지하도록 약간 무거운 숟가락을 준비한다.

35 치매 대상자가 양치질을 거부할 경우 대처방법으로 옳은 것은?

① 입안에 숟가락을 넣고 입안 청결제를 넣어준다.
② 식전과 식후에 차를 마시게 한다.
③ 물치약이나 2% 생리식염수를 일회용 스펀지 브러쉬에 묻혀 닦는다.
④ 한 시간 정도 기다린 후 다시 시도한다.
⑤ 소금물로 입안을 헹구도록 유도한다.

36 치매 대상자가 잠을 자다가 방을 뛰쳐나오며, "아버지! 어디가? 나도 갈래."라며 환각 증상을 보일 때 대처방법으로 옳은 것은?

① 아버지가 안 계심을 설명해 드린다.
② 아버지가 곧 데리러 오신다고 안심을 시킨다.
③ 환각증상이 나타나면 조명을 켜놓는다.
④ 환각상태가 진정될 때까지 참도록 한다.
⑤ 동료 요양보호사와 상황을 귓속말로 상의한다.

37 치매 대상자가 다음과 같은 문제 행동을 일으키는 경우 적절한 대처 방법은?

> 치매 진단을 받고 요양시설에 입소한 80세 할아버지는 하루 종일 화장실에서 화장지를 가늘게 꼬았다 풀었다 묶기를 반복하는 행동을 보이고 있다.

① 소일거리를 제공해 화장실에서 나오게 한다.
② 같이 화장실에 앉아서 화장지를 꼬았다 풀었다를 반복한다.
③ 화장실 밖에서 나올 때까지 기다린다.
④ 같은 행동을 반복할 때는 따끔하게 혼을 낸다.
⑤ 초기에 벌을 주다가 문제 행동을 보이지 않을 때는 상을 준다.

38 치매 대상자가 부적절한 성적 행동을 하는 경우 돕는 방법으로 옳은 것은?

① 즉각 방문을 잠근다.
② 노출증 감소를 위해 꽉 끼는 옷을 입힌다.
③ 멈추지 않으면 좋아하는 것을 가져간다고 경고한다.
④ 신체적 제재를 가한다.
⑤ 여러 사람과 어울리도록 공공장소에 데려간다.

39 치매 대상자와 비언어적인 의사소통을 할 때 기본원칙으로 옳은 것은?

① 신체적인 접촉은 사용하지 않는다.
② 글로 써서 의사소통을 할 때 주어를 생략한다.
③ 손짓, 발짓이나 소리를 사용한다.
④ 대상자의 뒤에서 조심스럽게 다가간다.
⑤ 대상자의 행동을 복잡하게 해석한다.

40 다음 대화 중 치매 말기인 대상자의 답변에 해당하는 것은?

> 요양보호사: "양치질하셨어요?"
> 대상자: (   )

① "응. 방금 했지."
② "벌써 시간이 그렇게 되었나?"
③ "언제 했는지 기억이 안 나."
④ "양치질하셨어요?"
⑤ "양치질 혼자 못 해. 도와줘."

41 임종 대상자 가족을 돕는 방법으로 옳은 것은?

① 손을 잡아주거나 안아주는 신체적 접촉을 삼간다.
② 피상적인 표현보다는 "힘드시죠?"라며 위로해준다.
③ 장례식장에 참석한다.
④ 조용히 혼자 있게 한다.
⑤ 감정표현을 하지 않도록 돕는다.

42 임종 대상자가 불안과 두려움의 심리를 보일 시, 요양보호사의 대처방법으로 옳은 것은?

① 혼자 있게 한다.
② 관심을 가져준다.
③ 무관심한 반응을 보인다.
④ 종교를 개종하도록 설득한다.
⑤ 미지의 세계에 대한 환상을 갖도록 한다.

43 응급처치의 원칙으로 옳지 않은 것은?

① 의료인에게 인계할 때까지 응급처치를 중단하지 않는다.
② 긴급을 요하는 대상자 순으로 처치한다.
③ 손상을 입힌 화학약품은 깨끗이 버린다.
④ 응급처치 교육을 가장 많이 받은 사람의 지시에 따른다.
⑤ 본인과 주위 사람의 안전에 주의를 기울인다.

44 심폐소생술의 단계로 옳은 것은?

① 반응 확인 → 가슴압박 → 도움요청 → 기
  도 유지 → 회복자세 → 인공호흡 → 가슴
  압박소생술

② 반응 확인 → 가슴압박 → 도움요청 → 기
  도 유지 → 가슴압박소생술 → 회복자세
  → 인공호흡

③ 반응 확인 → 도움요청 → 가슴압박 → 기
  도 유지 → 인공호흡 → 회복자세 → 가슴
  압박소생술

④ 도움요청 → 반응 확인 → 가슴압박 → 기
  도 유지 → 회복자세 → 가슴압박소생술
  → 인공호흡

⑤ 도움요청 → 반응 확인 → 기도 유지 →
  회복자세 → 가슴압박 → 가슴압박소생술
  → 인공호흡

45 골절 대상자의 응급처치 방법으로 옳은 것은?

① 대상자를 안정시키고 스스로 움직이게
  한다.

② 손상 부위의 장신구는 그대로 놓아둔다.

③ 담요 등을 덮어 주어 대상자를 따뜻하게
  한다.

④ 개방된 상처가 출혈이 있는 경우 휴지로
  닦고 지혈한다.

⑤ 튀어나온 뼈는 직접 압박한다.

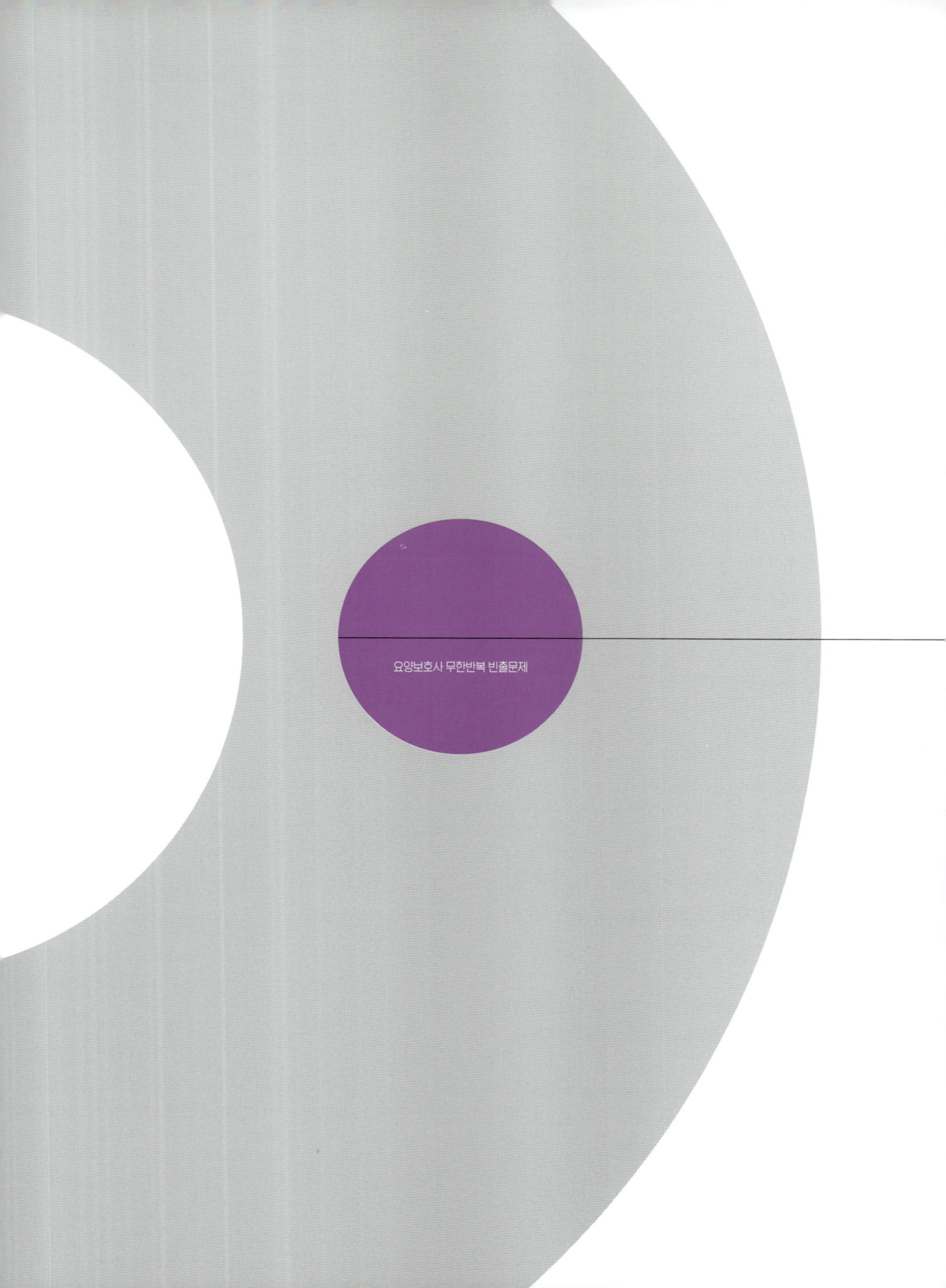

요양보호사 무한반복 빈출문제

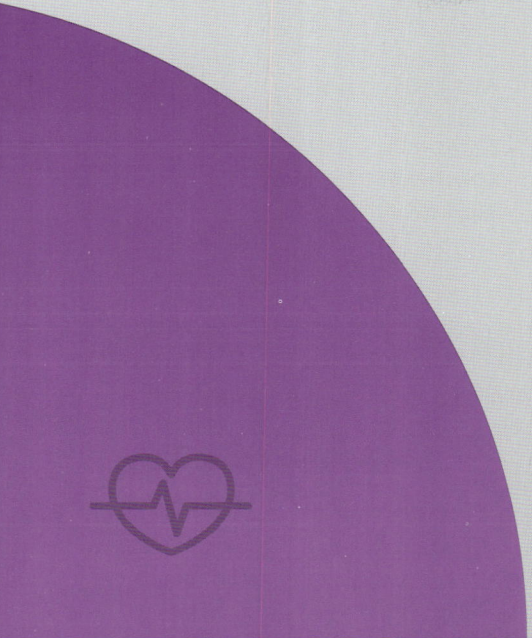

PART 1

과목별 빈출문제
정답 및 해설

CARE WORKER

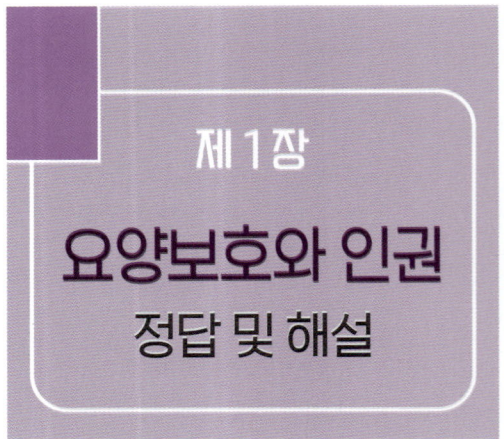

제 1 장

요양보호와 인권
정답 및 해설

001~125

001	④	002	⑤	003	⑤	004	①	005	①
006	③	007	⑤	008	④	009	④	010	②
011	②	012	①	013	⑤	014	②	015	④
016	⑤	017	③	018	①	019	④	020	④
021	④	022	①	023	①	024	④	025	①
026	④	027	①	028	②	029	⑤	030	⑤
031	①	032	③	033	①	034	②	035	①
036	⑤	037	①	038	②	039	①	040	②
041	④	042	③	043	②	044	③	045	②
046	⑤	047	②	048	③	049	③	050	②
051	①	052	④	053	②	054	⑤	055	①
056	③	057	④	058	⑤	059	②	060	④
061	②	062	②	063	③	064	④	065	①
066	③	067	③	068	②	069	④	070	③
071	③	072	②	073	⑤	074	④	075	③
076	①	077	②	078	②	079	②	080	②
081	①	082	④	083	③	084	⑤	085	⑤
086	③	087	②	088	④	089	①	090	③
091	③	092	③	093	⑤	094	③	095	③
096	③	097	③	098	②	099	③	100	③
101	③	102	③	103	③	104	③	105	③
106	③	107	③	108	②	109	②	110	④
111	①	112	①	113	③	114	③	115	②
116	①	117	②	118	①	119	④	120	⑤
121	②	122	③	123	③	124	③	125	②

001   정답 ④

위에 제시된 〈보기〉는 자아실현의 원칙에 대한 세부설명이다. 노인복지의 원칙은 다음과 같다.

- **독립의 원칙**: 자립적 생활
- **참여의 원칙**: 사회활동에 참여
- **보호의 원칙**: 보살핌과 보호를 받아야 함
- **자아실현의 원칙**: 잠재력 계발
- **존엄의 원칙**: 공정한 대우와 평가

002   정답 ⑤

사회보험은 국민에게 발생할 수 있는 질병, 실업, 장애, 사망, 소득 상실 등의 사회적 위험을 보험의 방식으로 대처하는 제도이다. 국민건강보험, 산업재해보상보험, 고용보험, 국민연금보험, 노인장기요양보험이 있다.

003   정답 ⑤

학대피해노인 전용쉼터는 학대피해노인에 대한 일정기간 보호조치 및 심신 치유 프로그램을 제공하는 사업이다. 노인돌봄 및 지원서비스에는 독거노인 보호 사업, 독거노인 공동생활홈 서비스, 노인돌봄종합서비스, 노인보호전문기관, 학대피해노인 전용쉼터, 결식 우려 노인 무료급식 지원 등이 있다.

004   정답 ①

② **경로당**: 지역노인들이 자율적으로 친목도모, 취미활동, 공동작업장 운영 및 각종 정보교환과 기타 여가활동을 할 수 있는 장소를 제공
③ **노인공동생활가정**: 노인들에게 가정과 같은 주거여건과 급식, 그 밖에 일상생활에 필요한 편의를 제공
④ **단기보호서비스**: 부득이한 사유로 가족의 보호를 받을 수 없어 일시적으로 보호가 필요한 심신이 허약한 노인과 장애노인을 보호시설에 단기간 입소시켜 보호함으로써 노인 및 노인가정의 복지증진을 도모하기 위한 서비스
⑤ **노인취업알선기관**: 노인에게 취업 상담 및 정보를 제공하거나 노인일자리를 알선하는 기관

005 　　　　　　　　　　정답 ①

병원 입원 중인 55세 남성은 노인장기요양보험제도 가입 대상자에 해당하지 않는다.

노인장기요양보험제도
- **보험자**: 국민건강보험공단
- **가입자**: 국내에 거주하는 국민, 국내에 체류하는 재외국민 또는 외국인으로서 대통령령으로 정하는 사람
- **대상자**: 65세 이상인 자 또는 65세 미만이지만 노인성 질병을 가진 자로 거동이 불편하거나 치매 등으로 인지가 저하되어 6개월 이상의 기간 동안 혼자서 일상생활을 수행하기 어려운 사람

006 　　　　　　　　　　정답 ③

독거노인 공동생활홈 서비스는 소득, 건강, 주거, 사회적 접촉 등에 취약한 65세 이상의 독거노인을 대상으로 한다.

007 　　　　　　　　　　정답 ⑤

우리나라 현행 국민연금법상 급여의 종류는 노령연금, 장애연금, 유족연금, 반환일시금으로 4가지가 있다. 상병보상연금은 산업재해보상보험법상 급여에 해당한다.

008 　　　　　　　　　　정답 ④

치매안심센터는 치매단기쉼터 및 치매카페 운영, 치매초기상담 및 치매조기검진, 1:1 사례관리, 관련서비스 안내 및 치매서비스 제공기관 간 연계사업을 수행한다.
① **노인 건강진단**: 질병의 조기 발견 및 치료로 건강의 유지, 증진을 위한 사업
② **노인보호전문기관**: 노인학대에 전문적이고 체계적으로 대처하여 노인권익을 보호하는 한편, 노인학대 예방 및 노인인식 개선 등을 통해 노인의 삶의 질 향상을 도모하기 위한 사업
③ **경로당**: 지역별 경로당을 친목도모·취미활동·공동작업장 운영 및 각종 정보 교환과 기타 여가 활동 등 노인 사회활동 및 여가활동 지원의 공간 및 도구로 활용하는 사업
⑤ **노인복지관**: 시·군·구별로 지역 실정에 따라 1개소 이상의 노인복지관을 설치·운영하여 노인의 교양·취미생활 및 사회 참여활동 등 지역사회 노인들의 여가복지를 증진하는 사업

009 　　　　　　　　　　정답 ④

장기요양 4등급은 심신의 기능 상태 장애로 일상생활에서 일정 부분 다른 사람의 도움이 필요하며, 장기요양인정 점수가 51점 이상 60점 미만에 해당하는 자이다.

010 　　　　　　　　　　정답 ②

대상자의 지위, 명예 등을 타인에게 인정받고 싶어하는 것은 매슬로의 기본욕구 5단계 중 4단계(존경의 욕구)에 해당한다.

매슬로(Maslow)의 기본욕구 5단계
- **5단계(자아실현의 욕구)**: 가장 상위인 욕구, 자기완성, 삶의 보람, 자기만족 등을 느끼는 단계
- **4단계(존경의 욕구)**: 타인에게 지위, 명예 등을 인정받고 존중받고 싶어 하는 단계
- **3단계(사랑과 소속의 욕구)**: 가족이나 친구 모임 등 어떤 단계에 소속되어 사랑받고 싶어 하는 단계
- **2단계(안전의 욕구)**: 신체나 정신이 고통이나 위험으로부터 안전하기를 추구하는 단계
- **1단계(생리적 욕구)**: 배고픔, 목마름, 배설, 수면, 성 등과 같은 생리적 욕구를 해결하는 단계

011 　　　　　　　　　　정답 ②

① 대상자의 개인능력이 최대한 발휘될 수 있도록 한다.
③ 요양보호서비스의 계속성이 유지될 수 있도록 한다.
④ 다양한 현장상황을 이해하고 응용하여 서비스를 제공한다.
⑤ 대상자의 가족과 의견이 상충될 때는 마찰을 피하고 보고한다.

012 　　　　　　　　　　정답 ①

요양보호사는 대상자에게 유아어, 명령어, 반말 등을 사용하지 않는다.

013 　　　　　　　　　　정답 ⑤

① 팔꿈치 내측상과염(팔꿈치 통증)에 해당된다.
② 목 통증에 해당된다.
③ 목 통증에 해당된다.
④ 팔꿈치 외측상과염(팔꿈치 통증)에 해당된다.

014   정답 ②

올리기: 손상 부위를 심장보다 높게 올리는 것은 모세혈관의 압력을 줄여 정맥혈 회귀를 증가시키고 부종을 줄여준다.

015   정답 ④

노인의 자산을 노인의 동의없이 사용하거나 부당하게 착취하여 이용하는 행위 및 노동에 대한 합당한 보상을 제공하지 않는 행위는 재정적 학대이다.

016   정답 ⑤

① 유기
②, ③ 정서적 학대
④ 방임

017   정답 ③

다음과 같은 권리를 보장하는 법은 산업안전보건법이다. 장기요양기관의 장은 요양보호사가 안전, 보건상의 이유로 작업을 중지했을 때 처벌을 할 수 없다.

018   정답 ①

②, ⑤ 시각적 성희롱 행위에 해당한다.
③, ④ 육체적 성희롱 행위에 해당한다.

019   정답 ④

① 반드시 대상자의 의견을 물은 후 실행한다.
② 가족, 간호사, 의사 등과 적극적으로 협력한다.
③ 노인학대가 의심되면 신고 또는 보고해야 한다.
⑤ 학대받고 있다고 의심되면 신고 또는 보고해야 한다.

020   정답 ④

손목관절이 좁아지거나 내부 압력이 증가하여 신경이 자극되는 것을 수근관 증후군(손목 통증)이라 한다. 사진에서 실시하는 검사는 팔렌검사이다.

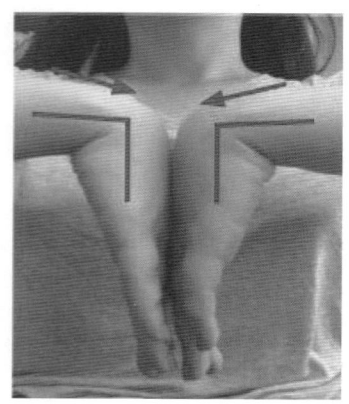

021   정답 ④

요양서비스를 제공하는 현장에서의 위험요인으로는 직업성 감염이나 안전사고, 대상자나 가족으로부터의 폭언, 폭력, 교대근무로 인한 건강장애, 직업성 스트레스가 있다.

022   정답 ①

② 만성기관지염 또는 폐렴의 원인에 해당한다.
③, ④ 천식의 원인에 해당한다.
⑤ 폐결핵의 원인에 해당한다.

023   정답 ①

③, ⑤ 노로바이러스는 전파가 잘 되므로 요양보호사가 감염된 경우 증상이 약하더라도 2~3일간 요양보호 업무를 중단한다.
④ 개인위생을 철저히 하고 어패류 등은 반드시 익혀서 먹는다.

024   정답 ④

감정적인 대응은 삼가고 단호히 거부의사를 표현한다.

025   정답 ④

② 대상자로부터 서비스에 대한 물질적 보상을 받지 않는다.
③ 대상자와 함께하는 상호 대등한 관계임을 인식한다.
⑤ 학대를 발견하면 반드시 신고해야 한다.

026　　　　　　　　　정답 ④

① 동작은 천천히 안정되게 실시한다.
② 통증이 느껴지지 않을 정도의 강도로 실시한다.
③ 스트레칭 된 자세로 10~15초 간 유지한다.
⑤ 동작과 동작 사이에 5~10초 정도 휴식을 취한다.

027　　　　　　　　　정답 ①

② **기능회복훈련서비스**: 신체·인지향상 프로그램, 기본동작 훈련, 일상생활동작 훈련, 언어치료, 물리치료, 작업치료, 인지 및 정신기능 훈련, 기타 재활치료
③ **응급서비스**: 응급상황 대처
④ **신체활동지원서비스**: 세면도움, 구강관리, 머리감기기, 몸단장, 옷 갈아입히기, 목욕 도움, 식사 도움, 체위변경, 이동 도움, 신체기능의 유지증진, 화장실 이용 돕기
⑤ **개인활동지원서비스**: 외출 시 동행, 일상 업무 대행

028　　　　　　　　　정답 ①

노인보호전문기관은 「노인복지법」 제39조의 5항(노인보호전문기관의 설치 등)에 기초하여 보건복지부와 각 지방자치단체가 지정한 노인복지시설로 현재 노인보호전문기관은 16개 시·도에 24개 기관이 운영 중에 있으며, 연중 24시간 노인학대 신고 상담전화 1577-1389를 운영하고 있다. 보건복지부장관 및 시·도지사는 노인학대예방사업을 목적으로 하는 비영리법인을 지정하여 중앙노인보호전문기관과 지역노인보호전문기관의 운영을 위탁할 수 있다. 중앙노인보호전문기관과 지역노인보호전문기관의 설치기준과 운영, 상담원의 자격과 배치기준 및 위탁기관의 지정 등에 필요한 사항은 대통령령으로 정한다.

029　　　　　　　　　정답 ⑤

특별현금급여는 가족요양비, 특례요양비, 요양병원간병비가 있으며 해당 문제는 요양병원간병비에 대한 설명이다.

030　　　　　　　　　정답 ⑤

① **면역능력의 저하**: 잠재하고 있던 질병이 나타나거나 질병이 발생할 경우 급격하게 상황이 악화되어 죽음을 맞기도 한다.
② **잔존능력의 저하**: 신체 조직의 잔존능력이 저하되고 적응력이 떨어져 일상생활에서 어려운 상황이 발생할 수 있다.

③ **세포의 노화**: 뼈와 근육이 위축되어 등이 굽고 키가 줄어들며, 피하지방이 감소해 전신이 마르고 주름이 많아진다.
④ **비가역적 진행**: 노화는 점진적으로 일어나는 진행성 과정이며 인간의 노력으로 노화의 진행을 막을 수 없다.

031　　　　　　　　　정답 ③

남성노인은 테스토스테론 생산의 감소가 이루어진다.

032　　　　　　　　　정답 ③

취약성 증가는 범죄, 약물 남용과 관련된다. 재정, 건강, 친구의 부족은 사회적 고립과 관련된다.

033　　　　　　　　　정답 ①

현대사회에서 핵심적 가족관계로 소자녀 가치관을 들 수 있는데, 평균수명의 연장으로 자녀 양육 이후 노부부가 함께 지내는 기간 또는 빈둥지 기간이 연장되고 있다. 이에 따라 노년기의 부부관계는 삶의 만족도를 결정하는 중요한 요인으로 자리 잡게 되었다.

034　　　　　　　　　정답 ②

① 짠맛의 감지 감소
③ 단맛의 감지 감소
④ 신맛의 감지 증가
⑤ 쓴맛의 감지 감소

035　　　　　　　　　정답 ①

② 귓바퀴가 커진다.
③ 청력이 감퇴한다.
④ 이관은 내측으로 좁아진다.
⑤ 외이도의 건조증이 증가한다.

036　　　　　　　　　정답 ⑤

등급판정위원회는 장기요양인정 및 등급판정을 위한 심의기구로서 시군구에 설치하며 15인 이내의 위원이 참여한다.

037 정답 ①

소정의 교육을 이수한 공단 직원(사회복지사, 간호사 등)이 신청인의 거주지를 방문하여 심신 상태를 나타내는 장기요양 인정조사 52개 항목에 대하여 조사한다.

038 정답 ③

노인복지의 목적은 노인의 안정된 생활유지, 자아실현의 욕구 충족, 사회통합의 유지를 추구한다.

039 정답 ②

등급판정위원회는 대통령령이 정하는 등급판정기준에 따라서 1차 판정 결과를 심의하여 장기요양인정 여부 및 장기요양 등급을 최종 판정한다. 따라서 괄호 안에는 등급판정위원회 개최가 들어가야 한다.

040 정답 ①

요양보호사는 학대를 발견하면 반드시 신고해야 한다. 인도주의 정신 및 봉사정신을 바탕으로 대상자의 인권을 옹호하고 대상자의 자기결정을 최대한 존중해야 한다.

041 정답 ③

유기는 스스로 독립할 수 없는 노인을 격리하거나 방치하는 행위를 말한다.

042 정답 ③

①, ②, ④는 직업 요인, ⑤는 사회심리적 요인에 해당한다.

043 정답 ④

근골격계 질환은 통증의 정도, 악화 요인, 관절의 가동 범위, 완화 요인 등을 관찰한다.

044 정답 ③

① 물건이나 대상자를 이동 시에는 큰 근육을 사용한다.
② 물체는 최대한 몸 가까이 위치하도록 하여 들어올린다.

④ 물건을 양손으로 들어 올릴 때 허리가 아닌 다리를 펴서 들어 올린다.
⑤ 허리를 펴고 무릎을 굽혀 몸의 무게 중심을 낮춘다.

045 정답 ①

바닥 지지면을 넓힌 상태에서 되도록 허리를 펴고 무릎을 굽힌 후 몸의 무게중심을 낮춘다.

046 정답 ⑤

사회복지 분야는 크게 공적부조, 사회보험, 사회서비스로 구분되며, 생활 유지 능력이 없거나 생활이 어려운 국민의 최저생활을 보장하고 자립을 지원하는 제도는 공적부조에 해당된다.

047 정답 ②

위에 제시된 〈보기〉는 참여의 원칙에 대한 세부설명이다.
노인복지의 원칙은 다음과 같다.

- **독립의 원칙**: 자립적 생활
- **참여의 원칙**: 사회활동에 참여
- **보호의 원칙**: 보살핌과 보호를 받아야 함
- **자아실현의 원칙**: 잠재력 계발
- **존엄의 원칙**: 공정한 대우와 평가

048 정답 ③

노인 건강진단은 치매 사업 및 건강보장 사업에 해당한다.
노인 사회활동 및 여가활동 지원으로는 노인일자리 및 사회활동, 노인자원봉사, 경로당, 노인복지관 등이 있다.

049 정답 ③

'주 · 야간보호'는 수급자를 하루 중 일정한 시간 동안 장기요양기관에 보호하여 신체활동 지원 및 심신기능의 유지 · 향상을 위한 교육 · 훈련 등을 제공하는 장기요양급여이다.
수급자를 일정기간 동안 장기요양기관에 보호하여 신체활동 지원 및 심신기능의 유지 · 향상을 위한 교육 · 훈련 등을 제공하는 장기요양급여는 '단기보호'에 해당한다.

050 정답 ②

노인장기요양 등급외자: 노인장기요양보험 인정신청을 하였으나 등급판정을 받지 못한 대상자를 말한다. 등급외 B형에는 아래와 같이 거동관련 장애 대상자와 인지관련 대상자가 있다.
① 복지관 이용이 가능하다.
③ 일상생활은 목욕하기 등에서 약간의 도움을 받는다. 대부분은 자립한다.
④ 만성관절염을 호소한다.
⑤ 장기요양인정점수 40점 이상~45점 미만인 자이다. 장기요양인정점수 45점 이상~51점 미만인 자는 등급외 A형에 해당한다.

등급외 A형(장기요양인정점수 45점 이상~51점 미만)
• 거동관련 장애 대상자
 – 실내 이동은 지팡이를 이용해서 자립한다.
 – 목욕하기, 화장실 이용하기 등 어려운 항목에서 약간의 도움을 받는다.
 – 수발자 없이 장시간 혼자 집안에 머무는 것이 가능하다.
• 인지관련 대상자
 – 단기기억 장애나 판단력 장애 등으로 인지력이 약간 떨어져 있다.
 – 종이접기 등의 프로그램 참여 등 복지관 이용이 가능하다.

등급외 B형(장기요양인정점수 40점 이상~45점 미만)
• 거동관련 장애 대상자
 – 실내 이동은 자립, 실외 이동도 자립 비율이 높다.
 – 일상생활은 목욕하기 등에서 약간의 도움을 받는다. 대부분은 자립한다.
 – 만성관절염을 호소한다.
• 인지관련 대상자
 – 단기기억 장애나 판단력 장애 등 인지력이 약간 저하되어 있다.
 – 문제행동도 거의 나타나지 않는다.
 – 복지관 이용이 가능하다.

등급외 C형(장기요양인정점수 40점 미만)
• 거동 및 인지관련 대상자
 – 신체기능이나 인지기능에 문제가 없으며 혼자서 일상생활이 가능하다.
 – 건강증진 등 예방서비스가 필요한 대상이다.

051 정답 ①

② 대상자 가족 또는 대상자와 금전적 거래는 하지 않는다.

③ 서비스를 제공할 때마다 내용을 정확히 기록한다.
④ 서비스 방법이 확실하지 않을 시에는 시설장, 간호사에게 도움을 청한다.
⑤ 대인적으로 대상자와 별도의 서비스를 계약하지 않는다.

052 정답 ④

방임은 부양 의무자로서의 책임이나 의무를 의도적 혹은 비의도적으로 거부, 불이행하거나 포기하여 노인에게 의식주 및 의료를 적절하게 제공하지 않는 것을 말한다.

053 정답 ②

① 장기요양인정의 유효기간은 최소 1년 이상이다.
③ 판정은 신청서를 제출한 날부터 30일 이내에 완료한다.
④ 등급판정 신청은 본인, 가족이나 친족, 사회복지전담 공무원 등이 신청할 수 있다.
⑤ 장기요양인정점수가 95점 이상이면 장기요양 1등급에 해당한다.

054 정답 ⑤

노인돌봄종합서비스에는 방문서비스, 주간보호서비스, 치매가족지원서비스, 단기가사서비스 등이 있다.

055 정답 ①

사회복지와 관련된 욕구는 다음과 같다.

• **인간욕구**: 인간이 존립하기 위해 필수불가결하게 충족해야 하는 본질적인 현상
• **기본욕구**: 인간 욕구 중에서도 누구에게나 공통적으로 나타나며, 필수적인 것들의 최저 수준에 적용되는 욕구
• **사회적 욕구**: 여러 사회적 위험 때문에 개인의 기본욕구를 충족시키지 못하는 사회 구성원의 수가 늘어났을 때, 처해 있는 사회적 위험으로부터 벗어나려는 집단적인 노력

056 정답 ②

① 지방 흡수력이 감소한다.
③ 미각의 둔화로 짠맛과 단맛에 둔해지고 쓴맛을 잘 느낀다.
④ 구강 → 인후 → 식도 → 소장 → 대장 → 위 → 직장 →

항문 순으로 음식을 받아들인다.
⑤ 소장에서 영양분을 흡수한다.

057 정답 ④

2단계: 배우자 없는 생활을 받아들이고 혼자된 사람으로서의 정체감을 수립하는 시기

058 정답 ⑤

수정확대가족은 노인 부모가 자녀와 근거리에 살면서 자녀의 보살핌을 받는 가족 형태이다.

059 정답 ②

공적 부양과 사적 부양을 적절하게 상호 보완하여 이용한다.

060 정답 ④

노인의 호흡기계의 변화에 대한 설명이다.

061 정답 ②

팔 · 다리의 지방은 감소하고 엉덩이와 허리의 피하지방은 증가한다.

062 정답 ③

조심성의 증가: 나이가 들수록 조심성이 증가한다.

063 정답 ①

② 발을 벌리고 서서 지지면을 넓게 한다.
③ 배에 힘을 주고 척추를 곧게 한다.
④ 대상자를 가까이서 보조한다.
⑤ 무게중심을 낮춘다.

064 정답 ④

존엄의 원칙에 해당한다.

065 정답 ①

② **노인복지관:** 노인의 교양, 취미생활 및 사회참여활동 등에 대한 각종 정보와 서비스를 제공하고, 건강증진 및 질병예방과 소득보장, 재가복지, 그 밖에 노인의 복지증진에 필요한 서비스를 제공
③ **경로당:** 지역노인들이 자율적으로 친목도모, 취미활동, 공동작업장 운영 및 각종 정보교환과 기타 여가활동을 할 수 있는 장소를 제공
④ **양로시설:** 노인을 입소시켜 급식과 그 밖에 일상생활에 필요한 편의를 제공
⑤ **노인요양공동생활가정:** 치매, 중풍 등 노인성 질환 등으로 심신에 상당한 장애가 발생하여 도움을 필요로 하는 노인에게 가정과 같은 주거여건과 급식, 요양, 그 밖에 일상생활에 필요한 편의를 제공

066 정답 ③

일상생활지원서비스: 부득이하게 물건을 옮겨야 한다면 대상자의 동의를 구하고 옮겨야 한다.

067 정답 ③

60% 경감자는 재가급여, 복지용구(기타 재가급여)의 경우 6%를 본인이 일부 부담한다. 다음 아래의 표는 급여종류별 본인일부부담금 부담비율에 대한 내용이다.

급여종류별 본인일부부담금 부담비율

급여종류	일반	40% 경감자	60% 경감자	「국민기초생활보장법」상 의료급여자
재가급여, 복지용구 (기타 재가급여)	15%	9%	6%	면제
시설급여, 촉탁의 진찰비용	20%	12%	8%	
의사소견서 발급비용, 방문간호지시서 발급비용	20%	10%		면제

068 정답 ⑤

국민연금보험은 가입자인 국민이 소득능력 상실 시에도 최저 생활을 할 수 있도록 소득을 보장해주는 사회보험을 말한다.

069 정답 ④

재가노인복지시설에는 방문요양서비스, 단기보호서비스, 주·야간 보호서비스, 방문목욕서비스가 있다.

070 정답 ③

① **보건복지부**: 노인보호업무와 관련한 법·제도적 정책 수립, 노인복지시설에 대한 행정·재정적 지원 등
② **시·도**: 시설에 확인 업무지도 및 감독, 노인복지법 제39조의5 제2항에 따라 보호조치를 의뢰받은 학대 피해노인에 확인 행정적인 조치 등
④ **노인보호 전문기관**: 노인학대 사례의 신고접수, 신고된 시설학대 사례에 확인 개입, 시설의 학대사례 판정에 대한 자문, 학대사례에 대한 사례관리 절차지원 등
⑤ **노인복지시설**: 시설 내 노인학대 의심사례 및 학대사례 발견 시 노인보호전문기관 또는 수사 기관에 신고, 학대피해노인 및 학대행위자에 대한 상담 및 개입 협조

071 정답 ③

자신의 권한을 강조하여 지시하는 것은 요양보호사의 직업적 태도가 아니다.

072 정답 ②

대상자와 약속한 방문시간, 방문내용은 반드시 지키며 만약 사정이 생겨 변경을 해야 한다면 사전 연락을 통해 양해를 구하여 변경해야 한다.

073 정답 ⑤

①, ③은 신체활동지원서비스, ②는 개인활동지원서비스, ④는 정서지원서비스에 해당한다.

074 정답 ④

유효기간을 갱신할 때 갱신 직접 등급과 같은 등급으로 판정을 받은 경우 1등급은 4년의 유효기간이 주어진다.

075 정답 ③

① 보험급여에는 재가, 시설, 특별현금 급여가 있다.
② 등급은 등급판정위원회에서 판정한다.
④ 독거노인도 장기요양인정 등급을 받아야 수급자가 된다.
⑤ 장기요양인정신청은 본인, 가족, 친족, 사회복지전담공무원 등이 한다.

076 정답 ①

〈보기〉의 내용은 장기요양급여 중 특례요양비에 대한 설명이다.
② **가족요양비**: 장기요양기관이 현저히 부족한 지역(도서·벽지 등) 거주, 천재지변, 수급자의 신체·정신 또는 성격상의 사유 등으로 인해 가족으로부터 방문요양에 상당한 장기요양급여를 받은 때에 지급되는 현금급여
③ **요양병원간병비**: 수급자가 노인전문병원 또는 요양병원에 입원했을 때 지급되는 현금급여
④ **시설급여**: 가정에서 생활하지 않고 노인요양시설, 노인요양공동생활가정 등에 입소하여 신체활동 지원 및 심신기능의 유지·향상을 위한 교육·훈련 등을 제공하는 장기요양급여
⑤ **기타재가급여**: 수급자의 일상생활, 신체활동 지원에 필요한 용구를 제공하거나 가정을 방문하여 재활에 관한 지원 등을 제공하는 등의 장기요양급여

077 정답 ④

지방 흡수력의 저하가 발생한다.

078 정답 ②

① 혈관의 탄력성 저하로 혈압이 증가한다.
③, ④ 심장의 근육이 두꺼워져 탄력성이 떨어진다.
⑤ 최대 심박출량과 심장박동수 감소

079 정답 ②

① 머리카락은 가늘어지며 얼굴의 털은 증가한다.

③ 손톱과 발톱이 두꺼워지며 견고해진다.
④ 피하의 지방층이 줄고 눈꺼풀이 늘어진다.
⑤ 피하지방의 감소로 기온에 민감하다.

080 정답 ②

전통사회의 고부관계는 육체적 압박이었다고 한다면 현대사회 고부갈등은 심리·정서적인 압박이라 할 수 있다.

081 정답 ①

② 노년기 부부간 관계가 중요해지고 있다.
③ 빈 둥지 기간이 점차 길어지고 있다.
④ 고부 간에 새로운 형태의 갈등이 야기되고 있다.
⑤ 손자녀와의 친밀한 관계를 형성할 수 있는 조건이 주어지지 않고 있다.

082 정답 ④

청장년기에는 심적 에너지가 바깥 사회생활로 향해 있다가 노년기에 접어들면서 내면으로 향하기 때문에 내향성이 나타난다. 사회적 활동이 감소하고 타인과 만나는 것을 기피할 뿐만 아니라 내향적인 성격이 되어가고 있다.

083 정답 ③

① 대상자와 개인적으로 별도의 서비스 계약을 체결하지 않는다.
② 개인적으로 별도의 서비스 계약을 하거나 타 기관에 의뢰하여서는 안 된다.
④ 업무상 알게 된 사적인 개인정보는 비밀을 유지한다.
⑤ 추가로 부담하게 하거나 본인 부담금을 할인하는 행위는 하지 않는다.

084 정답 ⑤

현기증, 어지러움과 같은 두통이 있는 것은 목 통증에 대한 설명이다.

085 정답 ⑤

노인의 건강한 노화를 위해서는 가족, 친구와 접촉하여 적극

적인 애정 표현과 의사소통을 하도록 한다.

> **건강을 유지하기 위한 정신적 노력**
> • 가족, 친구와 접촉하며 적극적인 애정 표현과 의사소통을 한다.
> • 자신감과 역할이 상실되지 않도록 사회적 관계를 유지하고 생산적 활동을 한다.
> • 자원봉사, 여가 활동, 지역사회 참여 등 생산적 활동으로 자신감을 유지한다.

086 정답 ③

우리나라의 노인복지법은 1981년 6월에 제정 및 공포되었다.

087 정답 ②

개인 선호와 변화하는 능력에 맞추어 안전하게 적응할 수 있는 환경에서 살 수 있어야 한다.
노인복지의 원칙에는 독립의 원칙, 참여의 원칙, 보호의 원칙, 자아실현의 원칙, 존엄의 원칙이 있다.

088 정답 ④

① **일상생활지원서비스**: 취사, 청소 및 주변정돈, 세탁
② **치매관리지원서비스**: 행동변화 대처
③ **신체활동지원서비스**: 세면도움, 구강관리, 머리감기기, 몸단장, 옷 갈아입히기, 목욕 도움, 식사 도움, 체위변경, 이동 도움, 신체기능의 유지증진, 화장실 이용 돕기
⑤ **정서지원서비스**: 말벗·격려·위로, 생활상담, 의사소통 도움

089 정답 ①

② 일상생활지원서비스 – 세탁
③ 개인활동지원서비스 – 일상 업무 대행
④ 개인활동지원서비스 – 외출 시 동행
⑤ 정서지원서비스 – 생활상담

090 정답 ②

신체활동지원서비스에는 세면 도움, 구강관리, 머리감기기, 몸단장, 옷 갈아입히기, 목욕 도움, 식사 도움, 체위변경, 이동

도움, 신체기능의 유지증진, 화장실 이용 돕기 등이 있다.

① **일상생활지원서비스**: 취사, 청소 및 주변정돈, 세탁
③ **개인활동지원서비스**: 외출 시 동행, 일상 업무 대행
④ **정서지원서비스**: 말벗 · 격려 · 위로, 생활상담, 의사소통 도움
⑤ **방문목욕서비스**: 방문목욕

---

091 정답 ①

방문요양서비스: 가정에서 일상생활을 영위하고 있는 노인으로서 신체적, 정신적 장애로 어려움을 겪고 있는 노인에게 필요한 각종 편의를 제공하여 지역사회 안에서 건전하고 안정된 노후를 영위하도록 하는 서비스

---

092 정답 ②

개인활동지원서비스에는 외출 시 동행, 일상 업무 대행 등이 있다.

① **정서지원서비스**: 말벗 · 격려 · 위로, 생활상담, 의사소통 도움
③ **일상생활지원서비스**: 취사, 청소 및 주변정돈, 세탁
④ **신체활동지원서비스**: 세면 도움, 구강관리, 머리감기기, 몸단장, 옷 갈아입히기, 목욕 도움, 식사 도움, 체위변경, 이동 도움, 신체기능의 유지증진, 화장실 이용 돕기
⑤ **기능회복훈련서비스**: 신체 · 인지향상프로그램, 기본동작훈련, 물리치료, 언어치료, 인지 및 정신기능 훈련, 기타 재활치료, 일상생활동작 훈련, 작업치료

---

093 정답 ⑤

일상생활지원서비스에는 취사, 청소 및 주변정돈, 세탁 등이 있다.

① **신체활동지원서비스**: 세면 도움, 구강관리, 머리감기기, 몸단장, 옷 갈아입히기, 목욕 도움, 식사 도움, 체위변경, 이동 도움, 신체기능의 유지증진, 화장실 이용 돕기
② **기능회복훈련서비스**: 신체 · 인지향상프로그램, 기본동작훈련, 물리치료, 언어치료, 인지 및 정신기능 훈련, 기타 재활치료, 일상생활동작 훈련, 작업치료
③ **개인활동지원서비스**: 외출 시 동행, 일상 업무 대행
④ **시설환경관리서비스**: 침구 · 리넨 교환 및 정리, 물품관리, 환경관리, 세탁물관리

---

094 정답 ③

사회복지의 목적은 인간다운 생활보장, 빈곤의 경감, 사회적 평등, 자립성의 증진, 사회통합이다.

---

095 정답 ③

특별현금급여에는 요양병원간병비, 특례요양비, 가족요양비가 있다.

---

096 정답 ③

① 주 · 야간보호에 대한 설명이다.
② 단기보호에 대한 설명이다.
④ 기타재가급여에 대한 설명이다.
⑤ 방문간호에 대한 설명이다.

---

097 정답 ③

가족요양비: 장기요양기관이 현저히 부족한 지역 거주, 천재지변, 수급자의 신체 및 정신 또는 성격상의 사유 등으로 인해 가족으로부터 방문요양에 상당한 장기요양급여를 받은 때에 지급되는 현금급여

---

098 정답 ②

장기요양급여는 장기요양보험료, 국가지원, 본인일부부담으로 구성되어 있는데, 국가는 보험료 예상 수입액의 20%를 부담한다.

---

099 정답 ②

일반인의 경우 시설급여는 20%, 재가급여는 15%를 본인이 부담한다. 비급여는 본인이 100%로 부담하며 여기에는 식사재료비, 상급실 이용료, 이 · 미용료가 있다.

---

100 정답 ②

①, ③, ④ 노인여가복지시설에 해당한다.
⑤ 노인주거복지시설에 해당한다.

정답 및 해설

101 정답 ③

국민건강보험공단은 보험료를 받아 계약 조건에 따라 보험금을 지급한다.

102 정답 ③

노인복지관, 사회복지관은 등급 외 A형, B형에 해당하는 대상자에게 목욕서비스, 기능회복지원, 건강증진지원서비스 등을 제공한다. 등급외자는 장기요양인정조사표 등급판정점수에 따라 등급외 A, B, C로 분류된다. 노인장기요양 등급외자는 지역사회에서 노인보건복지사업의 대상자로 노인돌봄기본서비스, 노인돌봄종합서비스, 노인복지관 및 사회복지관 서비스를 지자체에서 제공한다.

103 정답 ④

시 · 군 · 구에서 시행하고 있는 노인 관련 지역보건복지사업은 독거노인 보호 사업, 독거노인 공동생활홈 서비스, 노인돌봄종합서비스, 결식 우려 노인 무료급식 지원, 노인일자리 및 사회활동, 독거노인생활관리사 파견 사업 등이 있다.
④ 노인건강관리사업은 국민건강보험공단 사업연계에 해당한다.

104 정답 ③

재가노인복지시설에는 방문요양, 방문목욕, 주 · 야간보호, 단기보호가 있다.

105 정답 ③

노인장기요양보험은 고령이나 노인성 질병 등의 사유로 일상생활을 혼자서 수행하기 어려운 노인 등에게 제공하는 신체활동 또는 가사 활동 지원 등의 장기요양급여에 관한 사항을 규정하여 노후의 건강 증진 및 생활 안정을 도모하고 그 가족의 부담을 덜어줌으로써 국민의 삶의 질을 향상하도록 함을 목적으로 한다.

106 정답 ②

매슬로(Maslow)는 인간의 기본욕구를 '생리적 욕구 → 안전의 욕구 → 사랑과 소속의 욕구 → 존경의 욕구 → 자아실현의 욕구'의 5단계로 나누어 설명하였다.

107 정답 ③

유효기간을 갱신 시 갱신 직접 등급과 같은 등급으로 판정을 받은 경우 2등급~4등급은 3년의 유효기간이 주어진다.

108 정답 ②

유효기간 갱신 시 갱신 직전 등급과 같은 등급 판정을 받은 경우
• 1등급: 4년
• 2등급~4등급: 3년
• 5등급, 인지지원등급: 2년

109 정답 ②

등급판정위원회는 유효기간을 6개월 범위 내에서 가감하여 조정할 수 있다.

110 정답 ④

장기요양인정 판정은 신청서를 제출한 날로부터 30일 이내에 완료해야 하나, 정밀조사가 필요한 경우 등 부득이한 경우에는 연장할 수 있다.

111 정답 ①

장기요양인정서를 장기요양인정기관에 제시해야 한다. 장기요양인정서에는 대상자의 기본인적사항, 장기요양등급, 유효기간, 이용 가능한 급여의 종류와 내용, 필요한 안내사항 등이 들어간다.

112 정답 ①

서비스 제공 계획 수립 시 대상자의 기능상태평가 및 욕구평가, 평가 내용을 바탕으로 서비스 목표 설정이 이루어진다. 이때 욕구평가는 대상자의 욕구와 문제를 해결하기 위하여 정보를 수집하고 분석하여 대상자의 상황을 명확하게 하는 것을 말한다.

113 정답 ③

사회적 역할 상실로 수입이 감소하는 것은 빈곤(貧困)에 해당한다.

> 노인문제 – 4고(四苦)
> • 빈곤(貧困): 사회적 역할 상실로 수입 감소
> • 질병(疾病): 건강악화로 유병장수
> • 무위(無爲): 사회적 역할 및 가정 내 역할 상실
> • 고독(孤獨): 소외와 고독감

114 정답 ③

노인은 균형을 유지하는 능력과 신체를 바르게 유지하는 능력이 감소하여 잘 넘어진다.

115 정답 ②

노인은 어깨가 좁아지고 골반이 커진다.

116 정답 ①

② 위액과 타액 분비가 감소한다.
③ 쓴맛과 신맛을 잘 느낀다.
④ 대장의 활동성이 감소한다.
⑤ 지방의 흡수력이 감소한다.

117 정답 ③

제시문은 친근한 사물에 대한 애착심과 관련이 있다.

> 친근한 사물에 대한 애착심
> • 오랫동안 자신이 사용해 오던 친근한 사물에 대해 애착심이 강하다.
> • 애착은 지나온 과거를 회상하거나 마음의 안락을 찾는 데 도움을 준다.
> • 친근한 사물에 대해 애착심을 보이는 이유: 자기 자신과 주변이 변하지 않고 유지되고 있다는 안도감, 정서적 안정감을 느낌, 세월의 흐름 속에서 자기정체감 유지

118 정답 ①

다음은 제시문은 우울증 경향의 증가에 대한 설명이다.

119 정답 ④

제시문은 경직성의 증가와 관련이 있다.

> 경직성의 증가
> • 자신에게 익숙한 습관적인 태도나 방법을 고수한다.
> • 매사에 융통성이 없어지고 새로운 변화를 싫어하며 도전적인 일을 꺼려한다.
> • 새로운 기구를 사용하거나 새로운 방식으로 일을 처리하는 데 저항한다.

120 정답 ⑤

① 고부 관계는 상호 협력관계로 전환되고 있다.
② 자매 또는 형제 간의 동조성이 및 상호이해가 강화되고 있다.
③ 기혼 자녀와의 동거는 감소하고, 1인 가구나 노부부만 사는 세대가 증가하고 있다.
④ 노인 부모가 근거리에 살고 자녀의 보살핌을 받는 수정확대가족이 증가하고 있다.

121 정답 ②

노인의 인권보호 사항에는 건강, 소비자로서의 노인, 주거와 환경, 가족, 사회복지, 소득보장과 고용, 교육이 있다.

122 정답 ③

업무의 경과와 결과를 시설장, 간호사 등에게 보고한다. 요양보호사는 업무와 관련하여 대상자의 가족, 간호사 등과 적극적으로 협력한다.

123 정답 ③

① 대상자와 개인적으로 별도의 서비스 계약을 하거나 타 기관에 의뢰하여서는 안 된다.
② 신체 접촉 등은 상황에 맞게 하며 너무 과장되지 않게 한다.
④ 대상자를 방문하였을 때 대상자가 없으면 방에 들어가지

말고, 다음 방문 일을 적어 메모를 남긴다.
⑤ 대상자에게 유아어, 명령어, 반말 등을 사용하지 않는다.

124   정답 ③

압박은 손상 부위에 축적되어 있는 부종을 조절하고 원하지
않는 움직임을 줄여 통증을 완화시킨다.
① 손상 후 24~72시간 내에 초기치료 한다.
② 냉찜질 시 얼음주머니는 2시간마다 20~30분씩 사용한다.
　냉찜질은 손상 후 초기치료(급성기 3일 정도)에 좋다.
④ 손상 부위를 심장보다 높게 올리는 것은 모세혈관의 압력
　을 줄여 정맥혈 회귀를 증가시키고 부종을 줄여준다.
⑤ 손목이 삐었을 때는 냉찜질(얼음주머니)을 해주고 만성관
　절염일 때는 온찜질을 해준다.

125   정답 ②

결핵균은 전신의 모든 장기에 침범가능하고 발병 시 결핵약
복용 후 며칠이 지나야 전염성이 사라지며, 대상자에게 서비
스 제공자가 마스크를 착용해야 하는 이유를 설명한 후 마스
크를 착용시킨다.

제2장
노화와 건강증진
정답 및 해설

001~134

001	③	002	④	003	①	004	②	005	③
006	③	007	③	008	②	009	③	010	①
011	②	012	①	013	③	014	⑤	015	①
016	④	017	③	018	④	019	①	020	③
021	⑤	022	④	023	②	024	①	025	②
026	③	027	④	028	⑤	029	③	030	④
031	②	032	④	033	①	034	③	035	④
036	④	037	④	038	④	039	③	040	④
041	③	042	⑤	043	④	044	④	045	④
046	②	047	②	048	⑤	049	①	050	③
051	④	052	①	053	②	054	④	055	④
056	④	057	①	058	④	059	①	060	⑤
061	⑤	062	①	063	②	064	④	065	③
066	①	067	②	068	④	069	②	070	①
071	⑤	072	②	073	⑤	074	④	075	②
076	④	077	⑤	078	①	079	④	080	①
081	③	082	⑤	083	④	084	④	085	③
086	④	087	①	088	④	089	④	090	④
091	④	092	③	093	④	094	④	095	②
096	⑤	097	⑤	098	④	099	①	100	①
101	③	102	①	103	③	104	①	105	③
106	②	107	②	108	④	109	①	110	①
111	③	112	④	113	③	114	⑤	115	④
116	⑤	117	④	118	④	119	②	120	①
121	⑤	122	④	123	④	124	⑤	125	③
126	①	127	②	128	③	129	④	130	③
131	③	132	③	133	④	134	③		

001 　　　　　　　　　정답 ③

약물반응에 민감하고 약물중독에 빠지기 쉽다.

002 　　　　　　　　　정답 ④

알레르기성 비염은 천식에 대한 설명이다.

003 　　　　　　　　　정답 ①

〈보기〉는 빈혈에 대한 설명이다.

004 　　　　　　　　　정답 ②

〈보기〉는 백내장에 대한 설명이다.

005 　　　　　　　　　정답 ③

세계보건기구인 WHO가 제시한 물 섭취 하루 권장량은 200㎖ 8잔 정도인 1.5~2ℓ이다.

006 　　　　　　　　　정답 ③

① 관절이 뻣뻣해지고 관절의 운동범위가 줄어든다.
② 폐조직의 탄력성 감소, 폐활량 감소로 쉽게 숨이 찬다.
④ 자극에 대한 반응이 줄어들고 균형 및 조정능력이 떨어진다.
⑤ 시력감퇴로 낙상 위험이 있어 운동을 꺼리게 된다.

007 　　　　　　　　　정답 ③

① 남성 노인은 성적 자극에 반응이 지연된다.
② 관절염 대상자의 통증 완화를 위한 항염증성 약물은 성적 욕구를 감소시킨다.
④ 전립선 절제술은 발기하는 데 문제를 유발하지 않는다.
⑤ 일부 항파킨슨 약물치료제는 성적 욕구를 높여주지만 성 생활 수행능력까지 반드시 높여주는 것은 아니다.

008 　　　　　　　　　정답 ②

칼슘제는 식사 중 또는 식사 직후 복용하는 약물에 해당한다.

약물의 종류별 복용시간
- 식사 중 또는 식사 직후: 칼슘제, 철분제
- 식전: 일부 당뇨약, 위장관 운동 조절제, 갑상선호르몬제
- 식후: 위장장애를 줄이는 대부분의 약제

---

009   정답 ③

65세 이상 노인은 반드시 인플루엔자, 폐렴구균, 대상포진, 파상풍, 디프테리아 예방접종을 하도록 권장하고 있다.

---

010   정답 ①

우울증의 증상에는 자살에 대한 반복적 생각 혹은 시도, 죄의식·절망감·부정적 사고 등이 있다.

우울증 증상
- 우울하고 슬픈 기분이 잦음
- 매사에 관심이 없고 즐거운 것이 없음
- 불면 혹은 과도한 수면
- 식욕 변화와 체중 변화
- 불안, 초조 혹은 무기력
- 죄의식, 절망감, 부정적 사고
- 자살에 대한 반복적 생각 혹은 시도
- 노인 우울증은 건망증 등 인지기능 증상이 두드러질 수 있으므로 치매와 감별

---

011   정답 ②

공복 시 운동을 하거나 장기간 등산 시 저혈당을 대비한다.

---

012   정답 ①

〈보기〉는 지남력의 유지와 관련된 설명이다.

---

013   정답 ③

① 커피 등 카페인이 함유된 음료를 줄이거나 오후에는 금한다.
② 진정제나 수면제를 장기복용하지 않는다.
④ 매일 규칙적으로 적절한 양의 운동을 한다.
⑤ 낮잠을 자면 밤잠을 설치게 되므로 삼간다.

---

014   정답 ⑤

고음의 큰 소리보다 저음의 차분한 소리로 말한다.

---

015   정답 ①

낮잠을 자지 않도록 하며 채소와 어류의 섭취를 통해 항산화 영양소를 섭취해야 한다.

---

016   정답 ④

콜레스테롤 섭취 과다는 다양한 질병의 원인이 된다. 또한 60세 이후에는 건강증진을 위해 매 2년마다 병원을 방문하여 만성퇴행성질환 관련 검사와 생활양식의 변화에 대한 상담을 해야 한다. 매년 인플루엔자 예방접종, 구강검진 등을 해야 하고 규칙적인 식사와 운동을 한다.

---

017   정답 ③

① 복용하던 약을 의사의 처방없이 중단하면 안 된다.
② 약을 술과 함께 먹으면 효과가 떨어지거나 부작용이 있을 수 있다.
④ 약이 쓰다고 다른 것과 함께 복용하면 안 된다.
⑤ 철분제는 오렌지주스와 함께 복용하면 흡수가 잘 된다.

---

018   정답 ④

식사는 가볍게 하고 물은 평소보다 자주 마신다.

---

019   정답 ①

반드시 의사와 상의하여 약물의 종류와 용량을 결정해야 한다. 마음대로 용량을 증감하거나 중단하면 안 된다.

---

020   정답 ③

설사를 겪는 대상자에게는 카페인이 든 음료나 섬유소, 지방 음식 등은 가급적 제공하지 않는다.

021 정답 ⑤

만성기관지염은 기관지의 만성적 염증으로 기도가 좁아지는 것으로 매연과 같은 오염된 공기에 노출로부터 피하도록 한다.

만성기관지염을 겪는 대상자를 치료 및 예방하기 위한 방법
- 지나치게 뜨겁거나 차가운 음식 및 자극적인 음식 금지
- 심호흡과 기침을 하여 기관지 내 가래 배출
- 갑작스러운 온도 변화, 차가운 기후 및 습기 많은 기후에 노출 금지
- 금연
- 오염된 공기에 노출 금지 및 공기청정기 설치
- 거담제와 기관지확장제를 사용하여 가래를 묽게 하고 좁아진 기도를 확장
- 소화가 잘 되는 음식으로 여러 번 나누어 식사

022 정답 ④

빈혈은 적혈구나 헤모글로빈이 부족하여 혈액이 몸에서 필요한 만큼의 산소를 공급하지 못하는 상태를 말한다. 주로 철분 섭취가 부족하거나 철분의 흡수에 문제가 야기될 시 일어난다.

023 정답 ②

대상자가 요실금 증상을 보일 때는 골반근육 강화 운동을 실시한다. 요실금의 치료 및 예방은 다음과 같다.

요실금의 치료 및 예방
- 발생 원인에 따라 약물요법이나 수술 치료
- 골반근육 강화 운동
- 충분한 수분 섭취로 방광 기능 유지
- 식이섬유소가 풍부한 채소와 과일 섭취로 변비 예방
- 비만은 복부 내 압력을 증가시켜 복압성 요실금을 유발하므로 체중 조절

024 정답 ①

단백질이 풍부한 식품(육류, 두부), 과일 비타민 A, 과일 비타민 C, 과일 비타민 E, 채소를 섭취한다.

025 정답 ②

가벼운 질환에도 의식장애를 일으키기 쉽다.

026 정답 ③

초기	중기	말기
뼈돌기체가 생기고 관절 간격이 좁아지기 시작함	관절 사이의 간격이 확연히 좁아짐	뼈와 뼈가 직접 부딪힘

위 그림은 퇴행성 관절의 염증성 변화 과정에 대한 내용이다.

027 정답 ②

〈보기〉는 옴에 대한 설명이다.

028 정답 ⑤

변비의 원인에 해당한다.

029 정답 ①

심부전이란 심장의 수축력이 저하되어 신체조직의 대사 요구에 필요한 충분한 혈액을 심장이 내보내지 못하는 상태를 말한다. 그 원인이 되는 질환으로는 관상동맥질환, 고혈압, 심장병이나 신장병 등이 있다.

030 정답 ④

저혈당으로 인해 발생하는 증상이다. 저혈당으로 인해 두통, 시야 몽롱, 배고픔, 땀을 많이 흘림, 어지럼 등이 나타난다.

031 정답 ②

골다공증은 뼈세포가 상실되고 골밀도가 낮아져 골절이 발생하기 쉬운 상태를 말한다. 음식 및 햇볕으로 비타민 D를 섭취하며 충분한 칼슘 섭취, 근육과 뼈에 힘을 주는 체중부하운동으로 골다공증을 예방한다.

032 정답 ③

흉통은 순환기계와 관련이 있다.

033 정답 ①

②, ③은 치매의 중기에 나타나는 증상이며 ④, ⑤는 치매의 말기(중증)에 나타나는 증상이다.

034 정답 ④

치매 대상자는 병이 들었지만 한 인간이므로 환자로만 대하지 않는다.

치매 대상자의 원칙
- 치매 대상자는 병이 들었지만 한 인간이다.
- 치매에 대한 지식을 가져야 한다.
- 치매의 각종 증상에 대한 대비책을 세워야 한다.
- 의사소통의 기법을 몸에 익혀야 한다.
- 안정된 환경을 조성하여 사고의 위험에 대비해야 한다.
- 상실된 기능을 억지로 향상시키려 하지 말고 잔존기능을 활용한다.
- 신체적 건강 등 다양한 신체 합병증에 대해 관리한다.
- 가족과 책임을 나누도록 한다.
- 본인의 부담에 대해서도 관리한다.
- 도움이 되는 정보나 서비스를 활용하기 위한 계획을 세운다.

035 정답 ④

① 조기 포만감을 느끼며 복부팽만감과 식욕부진이 나타난다.
② 활동 감소, 칼슘의 섭취 및 흡수의 감소가 나타난다.
③ 치매로 인한 인지기능의 저하로 음식의 과잉이나 결핍이 발생한다.
⑤ 위의 소화기능 및 흡수기능이 감소한다.

036 정답 ④

치매는 정상적이던 사람이 나이가 들어가면서 뇌에 발생한 여러 가지 질환으로 인하여 인지기능을 상실하여 일상생활을 수행할 수 없게 되는 상태를 말한다. 치매의 원인으로는 노인성 치매인 알츠하이머병, 혈관성 치매, 대뇌병변 등이 있다. 문제에 대한 올바른 설명은 아래와 같다.

	건망증	치매
①	생리적인 뇌의 현상	뇌의 질환
②	일상생활에 지장이 없다.	일상생활에 지장이 있고 수발이 필요하다.
③	힌트를 주면 기억이 난다.	힌트를 줘도 기억하지 못한다.
④	경험의 일부 중 사소한 일을 잊는다.	경험한 사건 중 중요한 일도 잊는다.
⑤	곰곰이 생각하다 보면 기억이 난다.	곰곰이 생각해도 기억이 나지 않는다.

037 정답 ④

변비의 원인으로는 하제 남용으로 인한 배변반사 저하, 운동량 감소에 따른 장운동 저하, 복부 근육의 힘 약화, 위·대장반사 감소 및 약화에 따른 장운동 저하, 수분과 고섬유질 음식 섭취의 감소 등이 있다.

038 정답 ④

① 피부가 회색으로 변한다.
② 표피가 얇아진다.
③ 피하지방이 감소한다.
⑤ 손톱이 견고하고 두꺼워진다.

039 정답 ③

통곡식, 생채소, 생과일을 많이 섭취한다.

040 정답 ④

한 눈에 녹내장이 있으면 다른 눈에도 발생할 가능성은 많으므로 두 눈 모두 정기검사를 받는다.

041 정답 ③

콩이나 유제품을 매일 섭취하도록 한다.

042   정답 ⑤

심부전의 치료 및 예방은 다음과 같다.

> **심부전의 치료 및 예방**
> • 원인을 치료하는 약물 투여
> • 염분, 수분, 고지방, 고콜레스테롤을 제한하는 식사를 소량씩 섭취
> • 규칙적인 운동
> • 독감이나 폐렴 예방
> • 금연
> • 매일 체중을 측정하여 부종 정도 확인
> • 고혈압과 고지혈증 치료
> • 스트레스 조절

043   정답 ④

① 약 복용을 잊어버렸다고 그 다음 복용 시간에 2배로 복용하면 안 된다.
② 건강기능식품도 의약품은 아니지만 의사, 약사와 충분히 상의한 후 복용한다.
③ 약 삼키는 것이 힘들다고 쪼개서 복용하면 안 된다. (분할선이 있는 약만 분할 가능)
⑤ 우유, 녹차, 커피 등 카페인 음료와 함께 복용하면 약의 흡수가 방해되므로 미지근한 물 한 컵과 함께 복용하는 것이 좋다.

044   정답 ④

〈보기〉는 초조의 관리와 관련된 설명이다.

045   정답 ④

운동 중간중간 충분한 휴식을 취하고 안정 시 심박동수로 돌아올 때까지 마무리 운동을 한다.

046   정답 ②

① 목욕 후 물기는 두드려 말리고, 물기가 완전히 마르기 전에 보습제를 충분히 바른다.
③ 피부 건조증은 목욕 중의 뜨거운 물을 사용하여 발생한다.
④ 목욕이나 샤워를 할 때는 따뜻한 물과 순한 비누를 사용한다.

⑤ 잦은 샤워는 피부를 건조시켜 증상을 악화시킬 수 있다.

047   정답 ②

① 통증에 대한 질문은 정기적인 간격을 두고 반복해서 사정한다.
③ 통증은 객관적인 생리학적 도구들이 없기 때문에 대상자의 자가보고와 다른 증상이나 징후들을 통해 통증을 사정한다.
④ 노인 남성의 통증 파악 시, 생식 및 비뇨기계에서 소변의 양상을 사정한다.
⑤ 노인의 통증 파악 시, 기침을 할 때 객담이 동반되는지는 살펴봐야 한다.

048   정답 ⑤

변비 원인에 해당한다.

049   정답 ①

〈보기〉는 녹내장에 대한 설명이다.

050   정답 ③

〈보기〉는 대상포진 자가진단법에 대한 설명이다. 대상포진은 수두를 일으키는 바이러스에 의해 피부와 신경에 염증이 생기는 질환을 말한다.

051   정답 ④

① 치매의 말기에 나타나는 증상이다.
②, ③, ⑤ 치매의 중기에 나타나는 증상이다.

052   정답 ①

비틀거리고 한 방향으로 쓰러지려 한다. 물건을 잡고자 할 때는 정확하게 잡지 못하고 빗나간다. 소뇌에 뇌졸중이 발생하였을 때 이와 같은 현상이 발생한다.

정답 및
해설

053 정답 ②

① 여성 노인은 에스트로겐 분비 감소로 성교 시 불편감과 통증이 증가한다.
③ 당뇨병 노인은 발기부전을 경험할 수 있다.
④ 과도한 알코올 섭취는 남성의 발기를 지연시킨다.
⑤ 신경안정제는 남성과 여성 모두에게 성 문제를 유발한다.

054 정답 ⑤

노인에게 볼 수 있는 우울증상: 불쾌감, 피로, 흥미결여, 쾌락을 경험하지 못함, 쓸모없다는 느낌, 절망, 무기력, 성적 관심의 저하, 의존성 증가, 불안, 식욕저하 등

055 정답 ④

① 3단계
②, ⑤ 1단계
③ 2단계

056 정답 ④

①, ⑤ 환경적 위험요인
② 행동적 요인
③ 뼈 크기 감소

057 정답 ①

② 여러 음식을 함께 섭취하여 아미노산을 보충한다.
③ 고열량 식품을 자제한다.
④ 금기가 아니라면 물을 충분히 마시도록 한다.
⑤ 과일류, 채소, 해조류, 버섯류를 가능한 자주 먹도록 한다.

058 정답 ①

당뇨병 환자는 당뇨병 환자라는 신분표시를 항상 가지고 다니며 사탕 또는 오렌지 주스를 항상 휴대하여 저혈당에 대비하도록 한다.
④ 대상자가 약물을 복용하고 있다면 인슐린 주사약은 입으로 복용하면 위장관에서 파괴되므로 반드시 주사로 주입하여야 함을 인지한다.

059 정답 ①

훈연식품, 가공식품, 인스턴트 식품을 피한다.
② 통곡식, 생채소, 생과일을 많이 섭취한다.
③ 자극을 주는 찬 음식을 피한다.
④ 식물성 지방을 섭취한다.
⑤ 잦은 간식과 늦은 식사를 피한다.

060 정답 ⑤

① 약을 꾸준히 복용하며 약 복용을 중단하지 않는다.
② 마음대로 용량을 증감하거나 중단하지 않는다.
③ 약을 오래 복용하는 것이 몸에 좋지는 않지만 고혈압 합병증을 발생시키는 것보다는 안전하다.
④ 혈압이 정상이어도 계속 복용한다.

061 정답 ⑤

실외 운동을 삼가고 실내 운동을 하는 것이 좋다.

062 정답 ①

② 약이 쓰다고 다른 것과 함께 복용하면 안 된다.
③ 복용하던 약을 의사의 처방없이 중단하면 안 된다.
④ 진료 후 이전 처방약을 이어서 복용하지 않는다.
⑤ 약을 술과 함께 먹으면 효과가 떨어지거나 부작용이 있을 수 있다.

063 정답 ②

〈보기〉는 신체통합성 유지와 관련된 설명이다.

064 정답 ⑤

① **약과 함께 복용하면 안 되는 액체**: 우유, 녹차, 카페인 음료는 약물의 흡수를 방해한다.
② **식사 중, 식사 직후**: 칼슘, 철분제제를 먹는다.
③ **고지혈증 약, 고혈압 약**: 자몽주스와 먹으면 부작용이 증가한다.
④ **식전**: 갑상선 호르몬제, 일부 당뇨약, 위장관 운동 조절제

065　　　　　　　　　　　　정답 ③

고관절 골절은 강한 외부 힘이 작용해서 고관절 뼈가 부러지는 것을 의미한다. 대부분 넘어지면서 고관절부의 외측을 직접 부딪히면서 발생한다. 젊은 연령에서는 추락이나 교통사고 같은 고에너지 이상에 의한 것이 대부분이고, 고령의 환자에서는 골다공증으로 인해 골질이 약화되어 있는 경우가 많아 단순 낙상 같은 저에너지 손상에 의해 90%가 발생한다.

066　　　　　　　　　　　　정답 ①

비대해진 전립선으로 요도가 좁아져 소변줄기가 가늘어진다.

067　　　　　　　　　　　　정답 ②

① 장기간의 와상 상태로 생긴다.
③ 체중으로 압박받는 부위, 특히 뼈가 튀어나온 곳에 가해진 지속적인 압력으로 인해 유발된다.
④ 영양부족과 체중 감소, 근육위축, 피하지방 감소 등으로 인해 피부와 뼈 사이의 완충지대가 감소하여 생긴다.
⑤ 대상자를 잘못 들어 올리거나 침대에서 잘못 잡아끌어 약한 부위의 피부가 벗겨짐에 따라 유발된다.

068　　　　　　　　　　　　정답 ②

우울증은 노인에게 흔히 발생하는 정신질환으로 본인 스스로 자각하기 어려워 병원을 찾는 경우가 드물다. 외상처럼 주변 사람이 쉽게 발견할 수 있는 질병이 아니고 핵가족으로 고령자들이 혼자 거주하는 경우가 많기 때문에 방치되기 쉽다.

069　　　　　　　　　　　　정답 ②

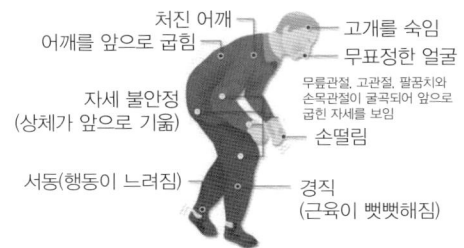

처진 어깨
어깨를 앞으로 굽힘
고개를 숙임
무표정한 얼굴
무릎관절, 고관절, 팔꿈치와 손목관절이 굴곡되어 앞으로 굽힌 자세를 보임
자세 불안정 (상체가 앞으로 기욺)
손떨림
서동(행동이 느려짐)
경직 (근육이 뻣뻣해짐)

위 그림은 파킨슨질환에 대한 증상을 설명한 것이다. 파킨슨질환에 대한 세부 내용은 다음과 같다.

파킨슨질환
• 정의: 중추신경계에 서서히 진행되는 퇴행성 변화로 원인은 불명확하나 신경전달물질인 도파민을 만들어 내는 신경세포가 파괴되는 질환
• 원인: 중뇌의 이상으로 도파민이라는 물질의 분비 장애, 염색체의 돌연변이, 뇌졸중, 중금속 중독 및 약물 중독, 다발성 신경계 위축증 등 기타 퇴행성 뇌질환
• 증상: 무표정, 동작이 느려짐, 근육경직 및 안정 시 떨림, 굽은 자세, 얼어붙은 현상, 자세 반사의 소실로 자주 넘어짐, 균형감각의 소실, 원인불명의 통증, 피로, 수면 장애, 변비, 방광과 다른 자율 신경의 장애, 감각적 불편감, 우울, 근심, 감정의 변화, 무감정, 사고의 느림, 인지능력의 감소 등
• 치료 및 예방: 약물요법, 관절과 근육이 경직되지 않도록 운동하며 근육 스트레칭과 관절 운동을 수행. 많이 웃을 수 있고 적극적으로 질병에 대해 대처하도록 정신적으로 지지

070　　　　　　　　　　　　정답 ①

• 수분 섭취를 제한해야 하는 질병: 간경화, 심부전, 신부전증, 부신기능저하증, 심한 갑상선기능저하증
• 수분을 충분히 마셔야 하는 질병: 염증성 비뇨기 질환, 폐렴 · 기관지염, 고혈압 · 협심증, 당뇨병

071　　　　　　　　　　　　정답 ⑤

10년 이상에는 기대 수명이 금연 전보다 10~15년 늘어난다. '심장발작 위험이 줄어든다.'는 24시간 뒤에 대한 설명이다.

072　　　　　　　　　　　　정답 ②

하지 마비에 변실금이 있는 자는 엉덩이를 잘 살펴보아야 한다.

073　　　　　　　　　　　　정답 ⑤

천식은 기도의 만성 염증성 질환으로 기관지 벽의 부종과 기도 협착, 여러 가지 자극에 대해 기도가 과민반응을 보이는 상태를 말하며 기도 경련 또는 알레르기성 비염과 같은 증상을 보인다.

정답 및
해설

074   정답 ④

만성기관지염을 앓고 있는 대상자의 경우, 소화가 잘 되는 음식으로 여러 번 나누어 식사하게 한다.

> **만성기관지염을 겪는 대상자를 치료 및 예방하기 위한 방법**
> - 소화가 잘 되는 음식으로 여러 번 나누어 식사
> - 지나치게 뜨겁거나 차가운 음식 및 자극적인 음식 금지
> - 심호흡과 기침을 하여 기관지 내 가래 배출
> - 갑작스러운 온도 변화, 차가운 기후 및 습기 많은 기후에 노출 금지
> - 금연
> - 오염된 공기에 노출 금지 및 공기청정기 설치
> - 거담제와 기관지확장제를 사용하여 가래를 묽게 하고 좁아진 기도를 확장

075   정답 ②

심부전이란 심장의 수축력이 저하되어 신체조직의 대사 요구에 필요한 충분한 혈액을 심장이 내보내지 못하는 상태를 말한다.

076   정답 ④

녹내장은 시야가 좁아지고 각막이 뿌옇게 혼탁해지며 눈에 통증이 나타나는 질환을 말한다. 보통 방수가 안구 밖으로 배출되는 통로에 문제가 생겨 발생한다. 눈의 모양과 기능 유지를 위한 적정 안압은 15~20mmHg이다.

077   정답 ⑤

신장으로 가는 혈류량 감소로 순환 혈류 내에 약물이 축적되어 약물중독 위험을 증가시킨다.

078   정답 ①

설사의 원인으로는 장의 감염(바이러스, 세균, 기생충 등), 스트레스, 병원균에 오염된 음식물, 식중독, 장 질환, 소화기능의 저하, 하제 등 약물의 남용 등이 있다.

079   정답 ④

색의 식별 능력이 떨어져 같은 계열의 색을 잘 구별하지 못하게 된다. 수정체가 노랑색으로 변화하는 황화 현상으로 파랑색, 남색, 보라색의 구분에 어려움을 느낀다.

080   정답 ①

② 단맛, 짠맛 감지 기능의 감소
③ 후각 기능의 저하
④ 미뢰 개수의 감소
⑤ 쓴맛 감지 기능 증가

081   정답 ③

요실금은 비뇨기계 질환이다.

082   정답 ⑤

척추골절 등 40세 이후 골절 경험이 원인이 된다.

083   정답 ⑤

① 치매는 진행이 매우 느리다.
② 치매란 뇌신경 세포의 손상으로 인한 인지장애로서 뇌의 질환에 해당한다.
③ 정신적 변화와 성격의 변화 모두 나타난다.
④ 치매는 말기까지 주의집중은 별로 떨어지지 않는 반면 섬망은 주의 집중이 매우 떨어진다.

084   정답 ⑤

① 바이러스성 질환이다.
② 병소가 퍼지거나 감염되지 않게 긁지 않도록 한다.
③ 발생 후 신경통은 수개월에서 1년 이상 지속된다.
④ 가려움이 있으면 발진이 일어난다.

085   정답 ③

뇌졸중에 걸린 대상자의 경우 언어장애 증상을 보인다. 뇌졸중은 흔히 중풍이라 부르며, 뇌에 혈액을 공급하는 혈관이 막히거나 터져서 뇌 손상으로 오고 그에 따른 신체장애가 나타나는 뇌혈관 질환을 말한다.

086   정답 ④

섬망에는 인지장애, 초초, 지각장애, 편집 망상, 정서 불안정, 시간 및 장소ㆍ사람에 대한 지남력 장애 등의 증상이 있다.

087   정답 ①

천식의 원인은 다음과 같다.

천식의 원인
- 갑작스러운 온도나 습도 차이, 특히 차고 건조한 공기에 갑작스러운 노출, 기후 변화
- 감기
- 비염 등과 같은 염증
- 흥분이나 스트레스, 긴장감
- 꽃가루, 집먼지진드기, 강아지나 고양이 털 및 배설물, 곰팡이
- 대기오염, 황사, 매연, 먼지 등의 자극 물질, 자극적인 냄새, 담배연기
- 노화에 따른 폐기능 감소

088   정답 ①

폐결핵의 증상은 다음과 같다.

폐결핵의 증상
- 2주 이상의 기침과 흉통을 보인다.
- 초기에는 대부분 무증상이다가 흉부방사선 촬영(X-ray)에서 우연히 발견되는 경우가 많다.
- 오후에 고열이 있다가 늦은 밤에 식은땀과 함께 열이 내리는 증상이 반복된다.
- 피로감, 식욕부진, 체중 감소, 무기력감
- 점액성, 화농성, 혈액성 가래(농흉 및 객혈)
- 호흡 곤란과 흉막염 등의 합병증

089   정답 ④

퇴행성 관절염은 활동이나 날씨의 정도에 따라 통증이 악화되는 관절 질환 중 가장 흔한 질환으로 노화, 유전적인 요소와 환경적인 요소가 복합적으로 작용하여 질환 발생 원인이 명확하지 않다.

090   정답 ③

노인에게 흔한 통증으로는 두통, 흉통, 복통, 요통 등이 있다. 흉통은 협심증 등 심혈관 질환의 경우 관상동맥이 동맥경화로 좁아져 심장근육에 산소를 충분히 공급하지 못할 때 발생된다.

091   정답 ③

치매의 합병증에 따라 야기될 수 있는 증상으로는 낙상 및 골절, 변실금, 요실금, 영양실조, 약물 부작용, 경련, 섬망, 사망 등이 있다.

092   정답 ①

관절부위에 부담을 주지 않는 수영, 걷기, 체조 등이 적합하다.

093   정답 ①

가공식품, 인스턴트 식품, 훈연식품, 자극을 많이 주는 찬 음식, 잦은 간식과 늦은 식사 등은 제공하지 않는다. 동물성 식품의 섭취를 줄이고 물은 하루에 6~8잔 정도 마시는 것이 좋다. 음식은 소화가 쉽도록 천천히 씹어 먹게 한다.

094   정답 ②

① 만성 퇴행성 질병이다.
③ 단독으로 발생하는 경우가 적다.
④ 약물에 대한 반응이 민감하다.
⑤ 정상적인 노화과정과 구분하기 어렵다.

095   정답 ②

① 약물의 배설능력이 저하되어 약물에 대한 반응이 민감하다.
③ 만성퇴행성 질병이다.
④ 질환 원인은 불명확하며 치료가 어렵다.
⑤ 초기 진단과 예후 예측이 어렵다.

096   정답 ⑤

① 뺨과 입가의 털이 증가한다.
② 피하지방의 감소로 전신이 마른다.

③ 점차적으로 진행되며 비가역적인 방향으로 진행된다.
④ 손, 발톱이 두꺼워지며 견고해진다.

097 　　　　　　　　　　　　　정답 ⑤

① 방광의 저장능력이 감소한다.
② 빈뇨증, 요실금, 야뇨증이 생긴다.
③ 요류힘이 감소한다.
④ 남성의 경우 배뇨 시 통증을 경험한다.

098 　　　　　　　　　　　　　정답 ③

변비가 있는 대상자가 관장을 해달라고 한다면 평상시 식습관과 배변 양상을 확인하고 서비스 계획에 반영하는 것이 적절하다.
① 배변 활동이 원활하도록 복부를 배꼽 주위에서 시계방향으로 원을 그리듯이 마사지한다.
②, ④ 관장은 요양보호사의 업무가 아님을 대상자에게 설명하고 의료행위에 해당되므로 의료진과 상의한다.
⑤ 배변은 식사 후 위의 작용(연동운동)에 의해 일어나는 것이므로, 시간을 잘 계산하여 여유 있게 화장실에 앉아서 배변하게 한다.

099 　　　　　　　　　　　　　정답 ①

저혈당의 경우 땀을 많이 흘리거나 두통, 시야몽롱, 배고픔, 어지럼 등의 증상이 나타난다.

100 　　　　　　　　　　　　　정답 ①

초기에는 대부분 무증상이다가 흉부방사선 촬영(X-ray)에서 우연히 발견되는 경우가 많다.

101 　　　　　　　　　　　　　정답 ③

폐렴은 세균, 바이러스, 곰팡이, 화학물질에 의해 폐 조직에 염증이 생겨 기관지가 두껍게 되고 섬유화되어 폐로 산소를 흡수하는 능력이 감소하는 질환을 말한다.

102 　　　　　　　　　　　　　정답 ①

흡인성 폐렴으로 인해 음식물이나 이물질이 기도 내로 넘어가 폐나 기관지에 염증을 유발시킨다.

103 　　　　　　　　　　　　　정답 ②

천식은 기도의 만성 염증성 질환으로 기관지 벽의 부종과 기도 협착, 여러 가지 자극에 대해 기도가 과민반응을 보이는 상태를 말하며 기도 경련 또는 알레르기성 비염과 같은 증상을 보인다.

104 　　　　　　　　　　　　　정답 ①

독감(인플루엔자)은 호흡기계 질환에 해당한다.
②, ⑤ 심혈관계 질환에 해당한다.
③ 피부계 질환에 해당한다.
④ 심리·정신계 질환에 해당한다.

105 　　　　　　　　　　　　　정답 ③

노화에 따른 호르몬 불균형은 전립선비대증과 관련이 있다.

106 　　　　　　　　　　　　　정답 ②

절박성 요실금은 소변을 보고 싶다고 느끼자마자 바로 소변이 나오는 증상을 말한다.

- **복압성 요실금**: 기침, 웃음, 재채기, 달리기, 줄넘기 등 복부 내 압력 증가로 인해 소변이 나오는 것
- **역류성 요실금**: 소변의 배출이 원활하지 않아 소변이 가득 찬 방광에서 소변이 조금씩 넘쳐 계속적으로 흘러나오는 것

107 　　　　　　　　　　　　　정답 ①

비대해진 전립선으로 요도가 좁아져 소변줄기가 가늘어진다.

108 　　　　　　　　　　　　　정답 ④

전립선비대증은 남성에게만 있는 방광 밑의 전립선이 커져서 요도를 압박하는 것으로 소변이 바로 나오지 않고 힘을 주어야 나오며 배뇨 후 2시간 이내에 다시 소변이 마렵고 소변이 마려울 때 참기 힘든 증상이 나타난다.

109 정답 ①

② 심박출량 감소
③ 정맥 귀환 감소
④ 말초혈관 저항 증가
⑤ 심장 탄력성 감소

110 정답 ①

② 말초혈관 저항 감소
③ 심박출량 감소
④ 심박동수 감소
⑤ 정맥 귀환 감소

111 정답 ③

대장암을 겪고 있는 대상자에게는 장습관의 변화와 장폐색, 설사, 변비, 혈변, 직장 출혈, 점액 분비, 허약감, 체중 감소, 노인은 양성종양이나 치질 또는 변비 등의 증상을 보인다.

112 정답 ④

위염 증상으로는 명치의 통증, 트림, 구토, 배가 고플 때 발생하는 명치 부위의 심한 통증 등이 있다. 급성 위염의 경우 식사 후 위가 무겁거나 부푼 듯한 팽만감의 증상을 보인다.

113 정답 ③

욕창발생 원인으로는 장기간 외상상태, 체위변경 어려움, 체중압박 부위, 부적절한 영양, 요실금 및 변실금, 부적절한 체위변경 등이 있다.

114 정답 ⑤

천골부위 욕창 예방을 위해 도넛 모양의 베개를 사용하는 경우가 있으나 이는 오히려 압박을 받는 부위의 순환을 저해할 수 있다. 따라서 도넛 모양의 베개 사용을 금지한다.

115 정답 ④

다음 그림은 욕창의 증상에 대한 내용이다.

116 정답 ⑤

대상포진은 가려움, 저림, 작열감, 수포, 통증 등의 증상을 나타낸다.

117 정답 ④

대상포진은 수두를 일으키는 바이러스에 의해 피부와 신경에 염증이 생기는 질환으로 피부와 점막에 있는 감각신경 말단 부위의 수포, 통증, 작열감 등의 증상이 나타난다.

118 정답 ②

옴이란 진드기가 피부표면에 굴을 뚫어 그 속에 서식하며 피부병을 유발하는 질환을 말한다.

119 정답 ⑤

옴은 옴벌레라는 작은 진드기가 피부 속에 기생하여 발생한다. 사람에서 사람으로 직접 감염되며 특히 밤에 가려움증이 심하다.

120 정답 ①

뇌졸중으로 오른쪽 뇌에 이상이 있는 대상자의 경우 손상된 뇌의 반대쪽 팔다리 즉, 왼쪽 팔다리에 마비가 온다.

121 정답 ⑤

〈보기〉는 뇌졸중의 전구증상에 대한 설명이다.

122 정답 ④

운동 실조증: 술 취한 사람처럼 비틀거리고 한쪽으로 계속하여 쓰러지려 하며, 물건을 잡으려고 할 때는 정확히 잡지 못하고 빗나가는 증상이다. 뇌졸중이 소뇌에 발생하였을 때 나타난다.

123 정답 ④

〈보기〉는 퇴행성 관절염에 대해서 설명하고 있다.

124   정답 ④

골다공증은 노화에 따라 척추와 대퇴의 뼈 조직에서 뼈세포가 상실되어 골밀도가 낮아지고 골절을 일으키기 쉬운 상태가 되는 질환이다. 골격이 약하고 저체중인 경우, 청소년기에 칼슘섭취가 불충분한 경우, 운동 부족, 갑상선 및 부갑상선 질환, 흡연, 음주, 카페인 다량 섭취 등이 원인이 된다.

125   정답 ③

노인의 고관절 골절은 90% 이상이 낙상으로 인해 발생한다.

126   정답 ①

노인의 골절은 주로 골다공증을 기반으로 한 낙상에 의해 발생한다.

127   정답 ②

노화와 관련된 운동문제
- 운동 프로그램 참여를 시간과 비용의 낭비로 생각하여 활동을 방해한다.
- 심장기능 약화로 쉽게 피곤해진다.
- 폐조직의 탄력성 감소, 폐활량 감소로 쉽게 숨이 찬다.
- 관절이 뻣뻣해지고 관절의 운동범위가 줄어든다.
- 자극에 대한 반응이 줄어들고 균형 및 조정능력이 떨어진다.
- 시력감퇴로 낙상 위험이 있어 운동을 꺼리게 된다.

128   정답 ③

류마티스 관절염: 여성에게 많이 발생하는 전신 질환이다. 주로 결합 조직을 침범한다. 관절염이 주요 임상 증상이며, 특히 손과 발에 나타나고 보통 만성으로 진행하여 변형과 불구에 이른다.

129   정답 ④

흡인성 폐렴으로 인해 음식물이나 이물질이 기도 내로 넘어가 기관지나 폐에 염증 유발이 가능하다.

130   정답 ③

- **수분 섭취를 제한해야 하는 질병**: 간경화, 심부전, 신부전증, 부신기능저하증, 심한 갑상선기능저하증
- **수분을 충분히 마셔야 하는 질병**: 염증성 비뇨기 질환, 폐렴 · 기관지염, 고혈압 · 협심증, 당뇨병

131   정답 ③

여성노인은 질분비물이 줄어들므로 윤활제 사용이 유익하다.

132   정답 ③

지남력 저하는 시간개념이 떨어져 시간, 요일, 연도를 자주 착각하고 실수하는 것을 말한다.

133   정답 ④

섬망에는 주의력 감퇴, 수 시간이나 수일에 걸쳐 호전과 악화의 반복, 단독으로 발생하기도 하고 치매와 동반되어 나타나기도 하는 증상 등이 있다.

134   정답 ③

인플루엔자는 모든 성인이 매년 1회 접종한다.

제3장

요양보호와 생활 지원
정답 및 해설

■ 001~248

001	③	002	②	003	④	004	④	005	③
006	③	007	③	008	①	009	⑤	010	②
011	③	012	⑤	013	⑤	014	②	015	①
016	⑤	017	⑤	018	④	019	⑤	020	②
021	⑤	022	⑤	023	④	024	③	025	②
026	②	027	⑤	028	①	029	⑤	030	⑤
031	②	032	⑤	033	②	034	②	035	③
036	⑤	037	③	038	④	039	①	040	④
041	④	042	⑤	043	①	044	⑤	045	④
046	⑤	047	④	048	③	049	⑤	050	②
051	②	052	④	053	⑤	054	⑤	055	①
056	⑤	057	⑤	058	⑤	059	⑤	060	②
061	③	062	⑤	063	⑤	064	⑤	065	②
066	⑤	067	⑤	068	①	069	⑤	070	②
071	⑤	072	⑤	073	③	074	⑤	075	⑤
076	③	077	②	078	②	079	⑤	080	⑤
081	⑤	082	⑤	083	⑤	084	⑤	085	⑤
086	③	087	⑤	088	②	089	①	090	③
091	①	092	⑤	093	③	094	②	095	⑤
096	⑤	097	⑤	098	②	099	⑤	100	⑤
101	①	102	④	103	④	104	④	105	②
106	②	107	②	108	⑤	109	⑤	110	③
111	②	112	⑤	113	①	114	⑤	115	③
116	⑤	117	⑤	118	③	119	⑤	120	②
121	②	122	⑤	123	④	124	⑤	125	①
126	①	127	⑤	128	②	129	③	130	④
131	③	132	⑤	133	①	134	⑤	135	④

136	④	137	②	138	③	139	⑤	140	③
141	⑤	142	②	143	④	144	⑤	145	②
146	④	147	⑤	148	⑤	149	②	150	④
151	②	152	⑤	153	⑤	154	①	155	④
156	⑤	157	④	158	⑤	159	⑤	160	④
161	⑤	162	⑤	163	⑤	164	⑤	165	④
166	⑤	167	⑤	168	①	169	⑤	170	⑤
171	①	172	④	173	⑤	174	⑤	175	⑤
176	①	177	⑤	178	⑤	179	④	180	⑤
181	①	182	⑤	183	⑤	184	⑤	185	⑤
186	⑤	187	⑤	188	⑤	189	⑤	190	⑤
191	⑤	192	②	193	⑤	194	⑤	195	⑤
196	①	197	⑤	198	⑤	199	②	200	⑤
201	④	202	③	203	⑤	204	①	205	③
206	②	207	⑤	208	⑤	209	④	210	①
211	⑤	212	⑤	213	⑤	214	⑤	215	⑤
216	①	217	⑤	218	⑤	219	①	220	⑤
221	⑤	222	⑤	223	④	224	⑤	225	⑤
226	⑤	227	⑤	228	⑤	229	⑤	230	⑤
231	⑤	232	⑤	233	⑤	234	⑤	235	①
236	⑤	237	⑤	238	⑤	239	⑤	240	⑤
241	⑤	242	④	243	⑤	244	②	245	②
246	④	247	④	248	③				

001 　　　　정답 ③

① **인수인계서**: 요양보호사가 퇴직, 휴직 등으로 인하여 업무를 그만둘 때는 직원 간의 업무인수인계가 이루어진다. 이때 인수인계서를 작성하는데 관리책임자가 작성하는 경우도 있고, 요양보호사가 작성하는 경우도 있다. 인수인계서는 수급자명, 급여제공내용, 유의 사항 등이 포함된다.

② **사고보고서**: 관리책임자가 작성하는 경우도 있지만 요양보호사가 작성할 수도 있다. 사고보고서는 사고가 발생한 시점에서 시간의 흐름에 따라 사고의 내용, 경과, 결과에 대해 정확하게 기록하여야 한다.

④ **장기요양급여 제공기록지**: 대상자에게 제공한 서비스의 내용과 시간, 특이사항을 기입한 것이다. 장기요양급여 제공기록지는 수기로 작성하는 방법과 무선주파수 인식 기술(RFID)을 이용한 재가급여전자관리시스템을 이용하는 방법이 있다.

⑤ **간호일지**: 대상자 상태평가 및 간호처치가 포함된다.

002 정답 ②

유동식은 수분이 많은 미음 형태의 삼키기 쉬운 음식을 말하며, 여기에는 경구 유동식과 경관 유동식이 있다. 다음 〈보기〉는 경관 유동식에 대한 설명이다.

003 정답 ④

서예교실은 자기계발 활동에 해당한다. 이 밖에 자기계발 활동에는 책읽기, 독서교실, 창작활동, 그림 그리기, 시낭송, 백일장, 민요교실 등이 있다.

004 정답 ④

① 영양주머니는 매번 깨끗이 씻어서 말린 후 사용한다.
② 음식이 상할 수 있으므로 주입 속도가 너무 느리지 않도록 주의한다.
③ 위관영양액은 체온 정도로 데워서 준비한다.
⑤ 대상자의 의식이 없어도 청각기능이 남아 있으므로 시작과 끝을 알린다.

005 정답 ③

느리더라도 부축하지 말고 가급적 혼자 움직이게 해야 한다.

006 정답 ③

① 시력이 저하된 대상자에게는 스스로 식사할 수 있도록 음식을 시계 방향으로 둔다.
② 대상자의 상태에 맞춰 최대한 스스로 음식을 먹을 수 있도록 격려한다.
④ 숟가락 끝 부분을 입술 옆쪽에 대고 숟가락 손잡이를 머리 쪽으로 약간 올려 음식을 먹인다.
⑤ 누워있는 상태라도 삼키고 소화하기 쉽도록 가능한 한 상체를 세운 편안한 자세를 취한다.

007 정답 ③

화장실 밖에서 기다릴 때 요양보호사는 중간중간 대상자에게 말을 걸어 상태를 살핀다.

008 정답 ①

유치도뇨관이 밖으로 새는 경우에는 시설장이나 간호사에게 보고하며 교체해야 한다.

009 정답 ⑤

편마비나 장애가 있는 경우, 옷을 벗길 때는 건강한 쪽부터 벗기고 옷을 입힐 때는 불편한 쪽부터 입힌다.

010 정답 ②

얼굴은 눈, 코, 뺨, 입 주위, 이마, 귀, 목 순서로 닦는다.

011 정답 ③

상반신과 하반신을 나누어 이동시킨다.

012 정답 ⑤

① **옆에서 보조**: 대상자의 마비된 쪽에 위치해서 발을 대상자의 마비된 발 바로 뒤에 놓는다.
② **옆에서 보조**: 대상자의 대퇴부에 손을 얹고 무릎을 펴는 것을 도우며, 다른 한 손은 등을 지지하여 천천히 일으킨다.
③ **앞에서 보조**: 대상자의 발을 무릎보다 살짝 안쪽으로 옮겨준다.
④ **앞에서 보조**: 자신의 무릎을 대상자의 마비된 쪽 무릎 바깥쪽에 대고 발을 고정시킨다.

013 정답 ⑤

요양보호사는 항상 대상자 가까이에 지지한다.

014 정답 ③

'엉덩이와 상체 → 한쪽 다리 먼저' 순서로 옮긴다.

015 정답 ①

② 와상대상자의 안전을 위해 잠시 동안 침상에 앉힌다.
③ 화장실이 가까운 경우라도 올바르게 휠체어에 앉힌다.

④ 대상자 옆에 호출기를 놓아준다.
⑤ 요양보호사는 밖에서 중간중간 말을 걸어준다.

016 정답 ⑤

계단을 내려갈 때: 지팡이 → 마비된 쪽 다리 → 건강한 쪽 다리 순서로 내려간다.

017 정답 ③

① 수치심을 느낄 수 있으므로 불필요한 신체노출은 피한다.
② 회음부는 앞에서 뒤로 닦는다.
④ 수시로 살펴보고 젖었으면 속히 갈아주어 피부에 문제가 생기지 않도록 한다.
⑤ 기저귀의 배설물은 안으로 말아 넣어 기저귀의 바깥 면(깨끗한 부분)이 보이도록 말아 넣는다.

018 정답 ④

욕창예방 매트리스는 대여 또는 구입이 둘 다 가능한 품목이다.

019 정답 ⑤

① 봄철(3월~5월)에는 습도가 떨어지고 바람이 강하게 불어 화재가 발생하기 쉽다.
② 방을 나간 다음에 문을 닫아두면 불과 연기가 펴지는 속도를 늦출 수 있다.
③ 화재 시 엘리베이터 사용은 금하고 계단을 이용해 이동한다.
④ 뜨거운 연기는 천장으로 올라가고 차가운 공기는 아래로 내려와 최대한 자세를 낮춘다.

020 정답 ②

① 만성질환을 가진 경우 무더위로 더 악화될 수 있다.
③ 두통이나 현기증이 있을 시 시원한 장소에서 쉬고 시원한 음료를 천천히 마신다.
④ 논밭일, 비닐하우스 작업은 삼간다.
⑤ 식사는 가볍게 하고 평소보다 물을 자주 마신다.

021 정답 ⑤

② 반드시 대상자의 동의를 얻어 사용한다.
③ 일회용품 사용을 자제한다.
④ 대상자에 한해서 지원한다.

022 정답 ⑤

① 볶기 – 야채를 볶을 때 기름을 적게 사용한다.
② 무침 – 식욕을 돋우기 위해 식초나 소스로 무침을 한다.
③ 굽기 – 고기는 오래 구우면 딱딱해지므로 적당히 굽는다.
④ 삶기 – 채소는 삶으면 부드러워져 먹기 쉽다.

023 정답 ④

혈당수치를 낮추는 데 잡곡밥이 도움이 된다.

024 정답 ③

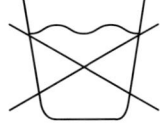

위 그림은 물세탁 안 됨과 관련된 건조 표시기호이다.

025 정답 ②

대상자가 고통을 호소할 때 그 고통을 덜어주는 증상 완화 보조에 해당한다.

026 정답 ②

① 심장 기능이 저하된다.
③ 근육을 움직이지 않아 근력이 떨어진다.
④ 인지 기능이 저하된다.
⑤ 골다공증이 생기거나 악화된다.

027 정답 ④

제시된 여가활동은 소일 활동에 해당한다. 소일 활동에는 텃밭 야채 가꾸기, 식물 가꾸기, 신문 보기, 텔레비전 시청, 종이 접기, 퍼즐놀이 등이 있다.

028   정답 ①

전산망 보고는 전자문서 결재 시스템으로, 능숙하게 사용할 수 있으면 시간을 절약할 수 있고 편리하다. 더불어 구도보고와 같이 실시간으로 확인할 수 있으며, 서면보고와 같이 기록으로 남길 수 있다.

029   정답 ⑤

베개는 촉감이 좋고 습기와 열을 흡수하지 않는 것으로 한다.
① 메밀껍질이나 식물의 종자로 만들어진 베개가 좋다.
② 베개 높이는 척추와 머리가 수평이 되는 것이 좋다.
③ 감염 대상자의 경우는 베개와 모포에 커버를 씌워 커버만 매일 교환한다.
④ 베개는 2~3개 정도 준비한다.

030   정답 ⑤

① 고무장갑은 뒤집어 세제로 씻어서 건조시킨다.
② 수세미는 스펀지형보다 그물형으로 된 것이 위생적이다.
③ 식초와 소다를 부어놓으면 악취가 사라진다.
④ 찬물에 담그면 깨질 위험이 있어 조심해야 한다.

031   정답 ②

노인들은 호흡기의 면역 기능이 저하되었기 때문에 실내 청소를 할 때는 진공청소기나 젖은 걸레로 먼지를 제거해야 한다. 쓰레기가 많을 경우 빗자루에 물을 묻혀 조심스럽게 쓸어낸다.

032   정답 ③

① 수세미는 스펀지형보다 그물형으로 된 것이 위생적이다.
② 고무장갑은 안팎을 뒤집어 세제로 씻고 건조시킨다.
④ 유리컵 – 수저류 – 국그릇 – 반찬그릇 – 프라이팬 순서로 설거지한다.
⑤ 씻은 식기류는 행주로 닦지 말고 어긋나게 엎어 놓는다.

033   정답 ②

① 물세탁 안 됨
③ 95℃ 물로 세탁, 세제 종류 제한 없음
④ 다림질할 수 없음

⑤ 40℃ 물로 세탁, 세탁기로 약하게 세탁 또는 약하게 손세탁 가능

034   정답 ②

침상 목욕 시 얼굴은 눈, 코, 뺨, 입 주위, 이마 , 귀, 목 순서로 닦는다.

035   정답 ③

침대 머리로 올리기 위해서는 가장 먼저 침대를 수평으로 해야 한다.

036   정답 ⑤

울퉁불퉁한 길: 앞바퀴는 들어 올리고 뒷바퀴만으로 이동한다.

037   정답 ③

외상이 의심될 경우에는 척추고정판에 무릎, 손목과 엉덩이, 위팔 순서로 고정시킨다.

038   정답 ④

편마비 대상자는 계단을 내려갈 때 '지팡이 → 마비된 쪽 다리 → 건강한 쪽 다리' 순서로 내려간다. 따라서 왼쪽 편마비 대상자의 경우 '지팡이 → 왼발 → 오른발' 순서로 내려간다.

039   정답 ①

물품 구매 또는 업무 대행 시 요양보호사가 대신 할 수 있는지 파악하여 업무를 진행한다. 이때 대상자에게 진행과정 및 처리결과는 알기 쉽게 전달한다.

040   정답 ④

① 긁혀서 상처가 나지 않도록 손톱을 항상 짧게 한다.
② 손을 자주 씻겨 청결을 유지한다.
③ 습관적으로 손을 넣는 경우 수용적인 태도를 취한다.
⑤ 화장실에 규칙적으로 데리고 간다.

041 　　　　　　　　　정답 ④

고혈압 대상자는 해조류, 콩류를 많이 섭취해야 한다.

042 　　　　　　　　　정답 ⑤

관장은 의료행위에 해당하므로 의료진과 상의한다. 요양보호
사는 배변이 원활할 수 있도록 복부 마사지를 실시하며, 대상
자가 좋은 배변습관을 들일 수 있도록 안내한다.

043 　　　　　　　　　정답 ①

설거지 순서: 유리컵 → 수저류 → 밥그릇, 국그릇 → 반찬그
릇 → 후라이팬

044 　　　　　　　　　정답 ⑤

① 햇볕에서 건조한다.
② 표백제가 있는 세제로 세탁한다.
③ 변이 묻은 것은 별도로 세탁한다.
④ 벤젠이나 휘발유 등을 거즈에 적셔 두드린다.

045 　　　　　　　　　정답 ④

습기와 열을 흡수하지 않는 것으로 높이는 어깨 폭에
20~30cm를 더하는 것이 좋다.

046 　　　　　　　　　정답 ⑤

중간 크기의 숟가락에 가루약을 물에 녹인 후 투약하거나 바
늘을 제거한 주사기를 이용하여 가루약을 입안에 주입한다.

047 　　　　　　　　　정답 ④

주사 부위의 발적, 부종, 통증 시 조절기를 잠근 후 시설장이
나 관리책임자에게 보고한다.

048 　　　　　　　　　정답 ③

① 소변주머니는 꼭 방광보다 밑으로 들고 이동한다.
② 금기 사항이 없는 한 수분섭취를 권장한다.

④ 소변주머니는 확인 후 바로 비워 냄새가 나지 않도록 한다.
⑤ 자유로이 움직일 수 있으며 보행도 가능함을 알려준다.

049 　　　　　　　　　정답 ⑤

손톱, 발톱 주위에 염증이나 감염이 의심되면 간호사 등에게
보고한다.

050 　　　　　　　　　정답 ②

나머지는 바르게 듣지 못하는 자세에 대한 내용이다.

051 　　　　　　　　　정답 ②

공감적 반응은 상대방이 하는 말을 상대방의 관점에서 이해
하고, 감정을 함께 느끼며, 자신이 느낀 바를 전달하는 것을
말한다. 상대방의 말에 충분히 귀를 기울이고 그 말을 자신의
말로 요약해서 다시 반복해 준다.

052 　　　　　　　　　정답 ④

낙상 상황을 보지 못했다면 상황을 물어서 파악한다. 대상자
를 안정시키도록 하며, 통증이 심하거나 의식에 문제가 있을
경우에는 시설장, 간호사에게 보고한다.

053 　　　　　　　　　정답 ⑤

자녀들과 소풍가기는 가족중심 활동에 해당한다. 이와 같이
가족중심 활동에는 가족 소풍, 가족과의 대화, 외식 나들이
등이 있다.

054 　　　　　　　　　정답 ③

① 대상자의 주체성 강화 훈련을 위하여 이름과 존칭을 함께
　사용한다.
②, ④ 모든 물품에 이름표를 붙이고 주의사항을 문서화시킨다.
⑤ 낮 동안에 기본적인 정보를 자주 반복한다.

055 　　　　　　　　　정답 ①

② 촉각 사용 등 비언어적 메시지를 사용한다.

③ 이쪽, 여기 등의 지시대명사를 사용하지 않는다.
④ 대상자의 정면에서 이야기한다.
⑤ 대상자를 중심으로 오른쪽, 왼쪽을 설명하여 원칙을 정한다.

056 　　　　　　　　　　　　　 정답 ②

메라비언 법칙: 대화 시 가장 중요한 요소는 비언어적 요소 (55%), 음성(38%), 언어적 요소(7%) 순이다.

057 　　　　　　　　　　　　　 정답 ④

영양액의 농도나 속도에 주의해야 한다. 농도가 진하거나 속도가 빠르면 설사나 탈수를 유발할 수 있다.

058 　　　　　　　　　　　　　 정답 ②

월례회의의 특징은 다음과 같다.

> **월례회의의 특징**
> • 관리자가 요양보호사의 업무와 관련된 정보와 업무 준수사항 등을 전달한다.
> • 요양보호사가 대상자에 대한 요양보호와 관련된 정보, 예를 들어 대상자의 건강, 사고 등에 대한 정보를 전달한다.
> • 관리자가 요양보호사로부터 기관운영, 인사, 복리후생에 대해 의견 및 애로사항을 듣고, 월례회의에서 제안된 의견이나 애로사항에 대해 어떻게 조치하였는지 다음 월례회의 때 보고한다.

059 　　　　　　　　　　　　　 정답 ③

요양보호 기록은 육하원칙을 바탕으로 사실을 있는 그대로 기록하는 것이 있다. 기록자를 명확하게 밝히고 애매한 표현은 피하고 구체적으로 기록하는 것이 적절하다.

060 　　　　　　　　　　　　　 정답 ④

봐야 할 것을 눈높이에서 보여주며 말을 한다.

061 　　　　　　　　　　　　　 정답 ③

사레를 예방하기 위해 가능하면 30분 정도 앉아 있도록 한다.

062 　　　　　　　　　　　　　 정답 ④

대상자가 충분히 삼킬 수 있을 정도의 적은 양을 입에 넣어준다.

063 　　　　　　　　　　　　　 정답 ⑤

① 심장에서 먼 곳부터 물이 닿도록 한다.
② 바닥에 미끄럼방지 매트를 깔아준다.
③ 건성용 비누를 사용한다.
④ 식사 직전이나 직후에 삼간다.

064 　　　　　　　　　　　　　 정답 ③

① 유방은 원을 그리듯이 닦는다.
② 회음부는 요도에서 항문 방향으로 닦는다.
④ 양쪽 상지는 손끝에서 겨드랑이 쪽으로 닦는다.
⑤ 등과 둔부는 옆으로 눕게 하여 목 뒤에서 둔부까지 닦는다.

065 　　　　　　　　　　　　　 정답 ②

① 앞여밈이나 단추가 있는 옷을 선택한다.
③, ④ 옷을 벗을 때는 건강한 쪽부터 벗기고 옷을 입힐 때는 불편한 쪽부터 입힌다. 왼쪽 편마비 대상자의 경우 왼쪽 옷부터 입히고 오른쪽 옷부터 벗긴다.
⑤ 소매나 허리가 조이지 않는 것을 선택한다.

066 　　　　　　　　　　　　　 정답 ⑤

① 중간에 주름이 없도록 펴준다.
② 신기기 쉽도록 말아 놓는다.
③ 수면 시에도 착용하도록 한다.
④ 피부에 화농성 염증이 있거나 동맥 순환 장애가 있는 사람, 접촉성 피부염이 있는 사람에게 사용해서는 안 된다.

067 　　　　　　　　　　　　　 정답 ④

> **지팡이 길이 결정 방법**
> • 지팡이를 한 걸음 앞에 놓을 때 팔꿈치가 약 30° 구부러지는 정도
> • 지팡이의 손잡이가 대상자의 둔부 높이
> • 평소 신는 신발을 신고 똑바로 섰을 때 손목 높이

068 정답 ①

뒷바퀴 공기압이 너무 높으면 진동 흡수가 잘 되지 않는다.

> **휠체어의 공기압**
> • 타이어 뒷바퀴 공기압이 너무 낮으면 잘 굴러가지 않고 잠금장치 기능이 약해진다.
> • 타이어 뒷바퀴 공기압이 너무 높으면 진동 흡수가 잘 되지 않는다.
> • 타이어 공기압은 잠금장치 작동과 밀접한 관계가 있으므로 항상 적당한 공기압을 유지해야 한다.
> • 휠체어의 적정 공기압은 엄지손가락으로 힘껏 눌렀을 때 0.5cm 정도 들어가는 상태이다.

069 정답 ⑤

① 유효기간이 지났거나 확실하지 않은 약은 절대 사용하지 않는다.
② 잘못 복용했을 경우 간호사, 시설장, 관리책임자 등에게 보고한다.
③, ④ 약을 삼키지 못할 경우 요양보호사가 임의로 약을 갈거나 분쇄해서는 안 된다. 의료진에게 문의하며 지시에 따른다.

070 정답 ②

따뜻한 물티슈로 회음부를 닦으며, 이때 앞에서 뒤로 닦는다.

071 정답 ⑤

컵을 사용하는 것이 어려울 경우 빨대 달린 컵을 사용하도록 한다.

072 정답 ④

목욕 후 물기를 빨리 닦고 필요시 머리카락은 헤어드라이어를 사용하여 말린다.

073 정답 ③

마비된 쪽 팔부터 넣어 입게 한다.

074 정답 ②

안정성과 균형을 위해 발을 적당히 벌리고 서서 한 발은 다른 발보다 약간 앞에 놓아 지지면을 넓힌다.

075 정답 ⑤

① 요양보호사는 침대 오른쪽에 선다.
② 대상자의 얼굴을 오른쪽 방향으로 돌려놓는다.
③ 눕히려는 오른쪽의 손을 위로 올리거나 양손을 가슴에 포개놓는다.
④ 왼쪽 발을 오른쪽 발 위에 놓는다.

076 정답 ③

대상자가 협조를 할 수 없는 상황이라면 침상 양편에 한 사람씩 마주 서서 한쪽 팔은 둔부와 대퇴부를, 다른 팔은 머리 밑으로 넣어 어깨와 등 밑을 지지하여 동시에 옮긴다.

077 정답 ②

앉히고자 하는 쪽에서 대상자를 향해 선다.

078 정답 ②

휠체어가 움직이지 않도록 먼저 휠체어의 잠금장치를 잠가야 한다.

> **휠체어에서 이동식 좌변기로 옮기기**
> 잠금장치를 잠근다. → 발 받침대를 세우고 발을 바닥에 지지하게 하여 요양보호사의 무릎으로 대상자의 불편한 쪽 무릎을 지지하고 휠체어 손잡이를 잡고 일어서도록 한다.

079 정답 ④

계단을 내려갈 때나 평지를 이동할 때 '지팡이 → 불편한 다리 → 건강한 다리' 순서로 이동해야 한다.

080   정답 ⑤

한쪽 다리만 약한 경우: 일단 체중을 보행기와 손상된 다리 쪽에 의지하면서 건강한 다리를 앞으로 옮긴다.

081   정답 ⑤

① 귀이개로 귀 입구의 귀지를 닦아내고, 의료기관에 가서 제거하도록 권한다.
② 이물질로 인하여 코가 막히지 않도록 세안 시 코 안을 깨끗이 닦는다.
③ 가능하다면 대상자를 앉히고 만약 불가능하다면 침대 머리를 높인다.
④ 눈의 안쪽에서 바깥쪽으로 닦는다.

082   정답 ⑤

① 손을 자주 씻고, 피부가 트거나 갈라지면 세균이 자라기 쉽다.
② 대상자와 접촉할 때는 분비물이 묻지 않게 주의한다.
③ 분비물에 오염된 물품은 정해진 곳에 버린다.
④ 사용한 후에 일회용 보호 장구는 재사용하지 말고 버린다.

083   정답 ⑤

일반적으로 노인의 경우 기름이 많은 음식을 좋아하지 않거나 피해야 하는 경우가 많다.

084   정답 ②

① 장갑을 꼈더라도 손은 깨끗이 닦는다.
③ 배출된 가래는 위생적으로 처리해야 한다.
④ 배설물이 묻은 의류와 일반 세탁물을 따로 세탁한다.
⑤ 혈액이 묻은 세탁물은 찬물로 닦고 더운물로 헹군다.

085   정답 ③

나머지는 대여 품목에 해당한다. 대여 품목(8종)에는 수동휠체어, 전동침대, 수동침대, 이동욕조, 목욕리프트, 배회감지기, 실외용 경사로, 욕창예방 매트리스가 있다.

086   정답 ③

정전이 된 때는 누전차단기의 이상 유무를 확인한다.

087   정답 ②

① 반찬그릇보다 국그릇을 먼저 씻는다.
③ 기름기가 없는 그릇부터 씻는다.
④ 도마는 찬물에 헹구며 햇볕에 말린다.
⑤ 물기가 건조되도록 어긋나게 엎는다.

088   정답 ②

① 습도는 40~60%가 적절하다.
③ 가능한 소음방지에 노력한다.
④ 환기 시 간접 환기방법을 사용한다.
⑤ 용도에 따라 조명등을 설치한다.

089   정답 ①

알약은 직사광선을 피해 건조한 곳에 보관한다.
② 변질이 되므로 다시 병에 넣지 않는다.
③ 상온의 그늘진 곳에서 보관한다.
④ 손에 닿지 않는 곳에 약상자를 자물쇠로 채워 놓는다.
⑤ 직사광선을 피해 서늘한 곳에 보관한다.

090   정답 ③

좌변기의 위치를 건강한 쪽에 두고 대상자의 허리를 잡고 앉히는 것을 돕는다.

091   정답 ①

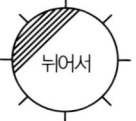

위 그림은 그늘에 뉘어서 건조와 관련된 건조 표시기호이다.

092   정답 ⑤

식욕을 돋우기 위해서 소스나 식초로 무침을 한다.

093   정답 ③

①, ②, ④, ⑤는 신체적 요인에 해당한다.

094   정답 ②

대상자에게 가사 및 일상생활 지원하는 목적은 생활의 불편을 최소화하여 대상자 스스로 자립생활을 할 수 있도록 돕는 데 있다.

095   정답 ⑤

① 경구 유동식은 입으로 먹는 미음 형태의 액체형 음식을 말한다.
② 경관 유동식은 대상자가 연하 능력이 없고 의식장애가 있을 때 비위관을 통해 코에서 위로 넣어 제공하는 액체형 음식이다.
③ 일반식은 치아에 문제가 없고 소화를 잘 시킬 수 있는 대상자에게 제공하는 음식이다.
④ 잘게 썬 음식은 치아가 적어 씹기 어렵지만 삼키는 데 문제가 없는 대상자에게 치아 상태에 따라 잘게 썰어 제공하는 음식이다.

096   정답 ⑤

①, ②, ③, ④ 비언어적 표현이다.

097   정답 ④

① 입 모양으로 이야기를 알 수 있도록 입을 크게 벌리며 정확하게 말한다.
② 이해할 때까지 되풀이한다.
③ 입을 크게 벌리며 정확하게 말한다.
⑤ 천천히 차분하게 말한다.

098   정답 ②

텔레비전 시청은 소일활동에 해당한다. 소일 활동에는 텃밭 야채 가꾸기, 식물 가꾸기, 신문 보기, 텔레비전 시청, 종이접기, 퍼즐놀이 등이 있다.

099   정답 ②

요양보호 기록의 목적은 다음과 같다.

> **요양보호 기록의 목적**
> • 요양보호서비스의 표준화와 요양보호사의 책임성을 높인다.
> • 질 높은 서비스를 제공하는 데 도움이 된다.
> • 요양보호사의 활동을 입증할 수 있다.
> • 요양보호서비스의 연속성을 유지할 수 있다.
> • 시설장 및 관련 전문가에게 중요한 정보를 제공한다.
> • 요양보호서비스의 내용과 방법에 대한 지도 및 관리에 도움이 된다.
> • 가족과 정보공유를 통해 의사소통을 원활하게 한다.

100   정답 ⑤

요양보호사가 제공한 서비스 내용을 기록하는 가장 중요한 이유는 서비스의 연속성 및 지속성 유지, 다른 전문가와의 체계적인 의사소통 등을 위해서이다.

101   정답 ①

② 배에 힘을 주고 척추를 편다.
③ 안정성과 균형을 위해 발을 적당히 벌려 지지면을 넓힌다.
④ 대상자 이동 시 다리와 몸통의 큰 근육을 사용한다.
⑤ 대상자와 가까이에서 잡고 보조해야 한다.

102   정답 ④

두 사람이 침대 양쪽에서 대퇴부와 어깨를 잡고 동시에 올리면 대상자가 침대 아래쪽으로 미끄러져 있을 때 침대 머리 쪽으로 올릴 수 있다.

103   정답 ④

① 젖은 타월에는 세균이 서식할 수 있다. 사용한 수건은 세탁하여 건조한 후 재사용한다.
② 손가락 사이도 충분히 씻어준다.
③ 손톱 밑도 깨끗하게 한다.
⑤ 손 씻기로 감염병의 70% 이상이 예방 가능하다.

104　　　　　　　　　　　　정답 ④

② 흡인은 의료인이 실시하는 것이 원칙이다.
⑤ 카테터 등 고무 제품은 15분 이상 끓인 후 그늘에서 말린다.

105　　　　　　　　　　　　정답 ⑤

혈압이 높은 대상자: 혈압약 복용 직후는 목욕을 삼가야 하며 한 시간 후에 목욕을 실시한다.

106　　　　　　　　　　　　정답 ②

손 씻기는 감염예방에 가장 기본적이고 효과적인 방법으로 식사 전, 화장실 사용 후, 객담이나 상처배액과 같은 대상자의 신체물질을 만진 후에는 장갑을 착용했더라도 반드시 손을 씻어야 한다.

107　　　　　　　　　　　　정답 ②

가능하면 모든 방과 현관의 문턱을 제거하는 것이 낙상을 예방하는 방법이다.

108　　　　　　　　　　　　정답 ③

휠체어 잠금장치를 고정하고 발판을 접은 후 대상자의 양쪽 발이 바닥을 지지할 수 있도록 내려놓는다.

109　　　　　　　　　　　　정답 ②

① 마른 헝겊으로 닦아낸다.
③ 사용하지 않을 경우에도 잠금장치는 잠가둔다.
④ 휠체어는 접은 상태로 보관한다.
⑤ 타이어를 눌렀을 때 0.5cm정도 들어가는 상태의 적정공기압을 유지한다.

110　　　　　　　　　　　　정답 ③

① **수동휠체어**: 5년
② **욕창예방 매트리스**: 3년
④ **침대**: 10년
⑤ **지팡이**: 2년

111　　　　　　　　　　　　정답 ②

집안에서는 탁자 아래로 들어가 몸을 보호하고 탁자 다리를 꼭 잡는다.

112　　　　　　　　　　　　정답 ②

합병증의 예방을 위해 콜레스테롤이 많은 젓갈류, 곱창 등의 내장류, 장아찌류 등은 피한다.

113　　　　　　　　　　　　정답 ①

차가운 음료를 마시거나 물을 조금씩 자주 마시면 도움이 된다.

114　　　　　　　　　　　　정답 ③

곡류, 콩류, 채소류, 과일류, 해조류, 견과류 등을 섭취한다.

115　　　　　　　　　　　　정답 ③

입맛이 없는 경우에는 다양한 음식을 조금씩 준비하여 반찬의 색깔을 보기 좋게 담아내 식욕을 돋운다.

116　　　　　　　　　　　　정답 ⑤

고혈압을 예방하기 위한 방법으로는 규칙적인 운동, 금연과 금주, 규칙적인 혈압측정, 염분 섭취량 감소, 약물요법, 식이요법 등이 있다.

117　　　　　　　　　　　　정답 ⑤

도마와 칼이 1개만 있으면 과일 → 육류 → 생선류 → 닭고기 순으로 사용한다.

118　　　　　　　　　　　　정답 ③

① 기름기가 적은 그릇부터 씻는다.
② 수세미는 그물형이 더 좋다.
④ 헝겊에 맥주, 소독용 알코올을 묻혀 닦는다.
⑤ 유리그릇은 더운 물에 씻고 바로 찬물에 넣지 않는다.

119　　　　　　　　　　　정답 ③

신발은 폭이 좁지 않으며 뒤가 막혀있는 것을 선택한다.

120　　　　　　　　　　　정답 ②

찜을 하면 부드럽고 단백한 맛을 느낄 수 있다. 그러나 조리하는 시간이 오래 걸린다.

121　　　　　　　　　　　정답 ②

④ 다른 의류와 구분하여 세탁한다.
⑤ 세탁한 후 입는다.

122　　　　　　　　　　　정답 ②

① 창가에 물건을 놓지 않는다.
③ 걸려 넘어지지 않도록 화장실 문턱을 없앤다.
④ 일직선의 계단이 아닌 한 번 쉬는 장소가 있는 계단이 좋다.
⑤ 출입 시 넘어지지 않도록 문턱을 없앤다.

123　　　　　　　　　　　정답 ④

① 반드시 대상자에게 설명한 후 폐기한다.
② 냉동식품은 냉장실에서 천천히 해동시킨다.
③ 육류는 덩어리째 보관한다.
⑤ 서로 다른 칸에 보관한다.

124　　　　　　　　　　　정답 ①

② 면 속옷은 세탁하고 난 뒤 삶는다.
③ 매트리스는 탄력성과 지지력이 뛰어난 단단한 것으로 한다.
④ 의복은 더러움이나 얼룩이 심하면 곧바로 세탁한다.
⑤ 종류가 다른 방충제는 한가지씩만 옷장 윗부분에 넣어둔다.

125　　　　　　　　　　　정답 ①

편마비대상자는 건강한 쪽을 밑으로 하여 약간 옆으로 누운 자세를 취한다.
② 환기시키고 조명을 밝게 한다.
③ 시간이 너무 걸리면 적절한 보조를 통해 도움을 준다.
④ 감정이 상하지 않도록 자연스럽게 깨끗이 닦아준다.

⑤ 왼쪽으로 음식을 제공한다.

126　　　　　　　　　　　정답 ①

② 물약을 붓기 전에 혼합한다.
③ 병뚜껑을 씌우기 전에 종이 수건으로 입구를 닦는다.
④ 계량컵은 눈높이로 들고 약을 따른 후 투약한다.
⑤ 색이 변하거나 혼탁한 약물을 버린다.

127　　　　　　　　　　　정답 ④

① 모가 부드럽고 탄력이 적당히 있는 칫솔을 선택한다.
② 필요 시 구강청정제를 사용한다.
③ 치실은 칫솔질 후에 사용한다.
⑤ 구강 내 염증이 있는지 확인하고 혀도 닦아준다.

128　　　　　　　　　　　정답 ②

① 침대보를 보호하고자 방수포를 어깨 밑까지 간다.
③ 실내온도를 22~24℃ 정도로 유지한다.
④ 마른 수건으로 물기를 제거한 후 헤어드라이어로 말린다.
⑤ 눈은 수건으로 덮어 보호한다.

129　　　　　　　　　　　정답 ③

옷을 벗을 때는 '건강한 쪽 → 머리 → 불편한 쪽' 순으로 벗는다.

130　　　　　　　　　　　정답 ④

엘리베이터 타고 내리는 법: 엘리베이터에 탈 때는 뒤로, 내릴 때는 앞으로 향한다.

131　　　　　　　　　　　정답 ③

오른쪽 편마비로 인해 컵을 사용하는 것이 어려울 경우 빨대가 달린 컵을 사용하여 먹이도록 한다.

132　　　　　　　　　　　정답 ④

신체활동 지원이 필요하지 않는 대상자에게는 일상생활 지원

정답 및
해설

만 제공한다.

> **일상생활 지원의 중요성**
> • 신체활동을 지원하는 데 필요한 조건이나 수단을 마련하기 위한 간접적인 활동이다.
> • 일상생활 지원없이 신체활동 지원을 제대로 수행할 수 없다.
> • 신체활동 지원이 필요하지 않은 대상자에게는 일상생활 지원만 제공한다.
> • 신체활동 지원이 필요한 대상자에게는 신체활동 지원과 일상생활 지원이 함께 제공된다.
> • 일상생활 지원은 대상자가 자립적 생활을 하는 데 중요한 역할을 한다.

133   정답 ①

판단력 · 이해력 장애 대상자와의 의사소통 방법은 다음과 같다.

> • 어려운 표현을 사용하지 않고 짧은 문장으로 천천히 이야기한다.
> • 실물, 그림판, 문자판 등을 이용하여 이해를 돕는다.
> • 몸짓, 손짓을 이용해 상대의 말하는 속도에 맞추어 천천히 이야기한다.
> • 불쾌감을 주는 언어를 쓰거나 아이처럼 취급하여 반말을 하지 않는다.

134   정답 ③

대상자를 대하는 데 일관성을 갖도록 최대한 노력한다.

135   정답 ④

목욕의자는 노인장기요양보험 급여로 구입 가능하다.
구입품목(12종): 이동변기, 목욕의자, 성인용 보행기, 안전손잡이, 미끄럼방지 용품, 간이변기, 지팡이, 욕창예방 방석, 자세변환 용구, 요실금 팬티, 실내용 경사로, 욕창예방 매트리스 (대여 또는 구입 둘다 가능한 품목)

136   정답 ④

반좌위는 반 앉은 자세로 숨이 차거나 얼굴을 씻을 때, 식사시나 위관 영양을 할 때 적합한 자세이다.

137   정답 ②

신문 보기는 노인의 여가활동 유형 중 소일 활동에 해당된다. 소일 활동에는 텃밭 야채 가꾸기, 식물 가꾸기, 신문 보기, 텔레비전 시청, 종이접기, 퍼즐놀이 등이 있다.

138   정답 ③

일반적으로 사례회의는 대상자와 관계된 보건, 의료, 사회복지 등 관련 전문직들이 참여하지만, 재가장기요양기관에서의 사례회의는 기관장, 사회복지사, 요양보호사 간 회의가 일반적이다.

139   정답 ⑤

요양보호 업무 수행 시, 업무 도중 사고가 발생했을 경우에는 반드시 기관에 보고해야 한다.

140   정답 ③

천골부위의 욕창을 예방하는 방법으로는 요양보호사가 어깨와 엉덩이를 지지하여 옆으로 돌려 눕히도록 하는 것이 있다.

141   정답 ④

① 침대 난간을 올려놓는다.
② 침대 높이를 낮춘다.
③ 바닥에 물기를 없앤다.
⑤ 욕실 문턱을 없앤다.

142   정답 ④

① 매일 샤워나 목욕을 실시한다.
② 필요시 마스크를 착용한다.
③ 손은 감염되기 쉬우므로 로션을 바른다.
⑤ 손은 흐르는 물에 씻는다.

143   정답 ②

심신을 안정시키고 몸을 따뜻하게 하며, 음식물 섭취량을 줄인다. 물은 충분히 마셔 탈수를 예방한다. 카페인이 든 음료나 술과 같이 장운동을 증가시키는 음식이나, 섬유소가 많이 함유된 음식은 피하는 것이 좋다.

144   정답 ⑤

커피나 탄산음료는 체내에서 칼슘의 흡수를 방해하므로 섭취를 줄인다.

145   정답 ②

음식물 섭취량을 줄이고 물은 충분히 마셔 탈수를 예방한다.

146   정답 ④

바로 먹지 않는 어패류는 냉동 보관하여 추후 먹는다.

147   정답 ⑤

식욕부진을 보일 때는 소량의 음식을 자주 먹이는 것이 도움이 된다.

148   정답 ⑤

조리된 음식은 장시간 실온에 방치하지 않는다.

149   정답 ②

양모, 오리털 등의 이불은 그늘에서 말린다.
① 감염 대상자의 베개 커버는 매일 교환한다.
③ 3~4시간마다 창문을 열어 환기한다.
④ 전기코드는 발에 걸리는 물건이므로 잘 치운다.
⑤ 더러워진 시트는 수시로 교환한다.

150   정답 ④

① 국소난방보다는 전체난방이 바람직하다.
② 배설물 등을 치울 때는 배설물 확인이 쉬운 직접조명을 사용한다.
③ 직사광선이 눈에 닿으면 각막에 장애를 초래할 수 있어 커튼, 발, 블라인드 등을 사용한다.
⑤ 바람이 대상자에게 닿지 않도록 간접 환기한다.

151   정답 ④

① 물, 차로 먼저 목을 축인 후 음식을 먹는다.
② 신맛이 강한 음식은 사레에 걸릴 수 있으므로 조심한다.

③ 사레가 들리면 식사를 중단하고 간호사에게 알린다.
⑤ 음식을 완전히 삼키면 다시 음식을 입에 넣어준다.

152   정답 ③

시럽제의 경우 약이 변질될 수 있으므로 플라스틱 계량컵이나 스푼에 덜어먹고 다시 병에 넣지 않는다.

153   정답 ②

스스로 할 수 있는 부분은 최대한 스스로 할 수 있게 하고 보조가 필요한 부분만 돕는다.
① 휠체어 사용 시 반드시 잠금장치를 잠가둔다.
③ 대상자의 의향을 물어 바깥에서 대기한다.
④ 대상자의 안전을 위해 화장실의 조명은 밝게 한다.
⑤ 이동식 변기는 화장실까지 걷기 어려운 대상자에게 사용한다.

154   정답 ①

② 변기 밑에 화장지를 깔고 음악을 틀어놓는다.
③ 프라이버시 유지를 위해 불필요한 노출을 방지한다.
④ 변기는 따뜻한 물로 데워서 침대 옆이나 의자 위에 놓는다. 변기를 따뜻하게 데워서 제공하는 이유는 항문 괄약근을 이완 시켜주기 위해서이다.
⑤ 회음부와 둔부를 따뜻한 수건이나 물티슈로 앞에서 뒤로 잘 닦아준다.

155   정답 ④

옷을 입힐 때는 '불편한 쪽 → 머리 → 건강한 쪽' 순으로 입힌다.

156   정답 ④

① 대상자의 건강한 쪽에 선다.
② 건강한 손은 침상을 짚고 일어날 수 있도록 한다.
③ 양 무릎을 구부려 세운다.

157   정답 ④

체중감소는 영양결핍의 주요 지표에 해당한다.

영양결핍의 위험 요인과 주요 지표
• 위험 요인: 부적절한 음식섭취, 빈곤, 사회적 고립, 의존/불능, 급성/만성질환, 장기간의 약물 사용, 80세 이상의 고령, 우울, 알코올 중독, 인지장애, 식욕부진, 오심(토할 것 같은 느낌), 연하곤란 등
• 주요 지표: 체중감소, 마르고 약해보임, 신체기능 저하, 부적절한 식이, 배변양상 변화, 피로, 무감동, 상처 회복 지연, 탈수

---

158 정답 ②

편마비대상자는 건강한 쪽에서 밥을 넣어줘야 한다.

---

159 정답 ②

할 수 있는 한 대상자 스스로 하게 한다.

---

160 정답 ④

야채는 살짝 데쳐서 볶으면 기름도 적게 들고 색깔도 선명하게 유지된다.

---

161 정답 ④

달걀은 신선도 유지를 위해 둥근 부분이 위로, 뾰족한 부분이 아래로 향하게 놓는다.
① 파인애플, 멜론 등 열대과일은 실온 보관한다.
③ 한 번 해동한 식품은 다시 냉동하지 않는다.
④ 남은 음식 및 부패하기 쉬운 식재료는 즉시 냉장고에 밀봉하여 보관한다. (5℃ 이하)
⑤ 음식을 냉장실에 보관할 때는 간격을 띄어 놓는다.

---

162 정답 ⑤

① 변형이 될 수 있으므로 의치를 뜨거운 물에 삶거나 표백제에 담그면 안 된다.
② 의치는 물이 담긴 보관 용기에 보관한다.
③ 식후에 의치를 빼서 칫솔로 닦아내며 미온수로 헹군다.
④ 의치를 낄 때는 윗니를 먼저 끼운다.

---

163 정답 ④

① 매트리스(요)는 탄력성과 지지력이 있고 습기 배출을 잘하며 단단한 것이 좋다.
② 베개는 촉감이 좋고 습기와 열을 흡수하지 않는 것, 베개 높이는 척추와 머리가 수평인 것이 좋다. 폭은 어깨 폭에 20~30cm를 더한다.
③ 이불은 양모이불처럼 따뜻하고 가볍고 보습성이 있는 제품으로 커버는 백색의 무명베나 면제품이 좋다.
⑤ 오리털과 양모 이불은 그늘에서 말린다.

---

164 정답 ③

① 암 예방을 위해서는 한두 잔의 술도 피한다.
② 빈속에 술을 마시지 않는다.
④ 필요한 경우, 관할 보건소나 알코올 상담 전문가의 도움을 받는다.
⑤ 음주 대신 할 수 있는 일을 생각해 본다.

---

165 정답 ④

타인을 신경 쓰지 않는다. 유연성은 개인 및 부위의 차이가 있기 때문에 타인을 의식하지 않는다. 대상자의 스트레칭을 도울 때 주의해야 할 사항은 다음과 같다.

대상자의 스트레칭을 도울 시 주의사항
• 자극을 주지 말고 조용한 장소에서 쉬게 한다.
• 온화하게 이야기하고, 대상자가 당황하고 흥분되어 있음을 이해한다는 표현을 한다.
• 갑자기 움직여 대상자가 놀라지 않도록 천천히 안정된 태도로 움직인다.
• 자상하게 반복하여 설명하고 신체적인 요양보호기술을 적용할 때마다 도와주는 행동을 말로 표현한다.

---

166 정답 ②

알코올은 휘발성이 강하여 악취가 사라지는 것과 거리가 있다.

---

167 정답 ⑤

<보기>의 방법은 옷감과 의복에 생긴 파운데이션 얼룩을 제거하는 데 알맞은 방법이다.

의복과 옷감에 생긴 얼룩 제거법
- **커피**: 식초와 주방세제를 1 : 1 비율로 섞어서 칫솔로 얼룩 부분을 살살 문질러 제거한 후 충분히 헹구거나 탄산수에 10분 정도 담가둔 후 세탁한다.
- **땀**: 빨리 처리하는 것이 좋다. 땀이 묻은 부위를 두 장의 수건 사이에 끼우고 두드려 땀이 수건으로 옮겨 가게 한 다음 세제로 세탁한다. 겨드랑이와 얼룩이 심한 부위는 온수에 과탄산소다와 주방세제를 1 : 1로 넣어 2~3시간 담가둔 후 헹군다.
- **립스틱**: 클렌징폼으로 얼룩 부분을 살살 문질러 따뜻한 물로 헹구거나, 자국 위에 버터를 살짝 묻혀 톡톡 두드린 후 화장솜에 아세톤을 묻혀서 버터와 얼룩을 지운 후 중성세제로 세탁한다.
- **파운데이션**: 알코올이 함유된 화장수 또는 스킨을 화장솜에 적셔 얼룩을 톡톡 두드린다. 비눗물로 씻으면 얼룩이 번져서 깨끗하게 지워지지 않는다.
- **튀김기름**: 얼룩이 묻은 부위에 주방용 세제를 몇 방울 떨어뜨리고 비벼서 제거한다.
- **혈액이나 체액**: 찬물로 닦고 더운물로 헹군다.

168 정답 ①

골다공증이 생기거나 악화된다.

169 정답 ⑤

①, ②, ④ 전신증상에 해당한다.
③ 호흡기계 감염에 해당한다.

감염의 증상
- **호흡기계 감염**: 인후통, 기침, 객담, 호흡곤란
- **요로감염**: 하부복통, 배뇨통, 빈뇨, 잔뇨감, 급박뇨, 야뇨, 소변색의 변화, 악취 심한 소변, 요도 분비물, 요도 소양감(가려움증), 발열, 오한, 옆구리 부위의 통증, 오심, 구토, 간혹 설사
- **전신증상**: 안면홍조, 발열, 발진, 피곤, 의욕상실, 두통, 근육통, 빈맥(100회 이상/분), 식욕 저하, 탈수

170 정답 ③

농도가 진하거나 속도가 빠르면 설사나 탈수가 유발될 수 있다. 더불어 주입 속도가 너무 느리지 않도록 주의해야 한다.

171 정답 ①

비위관이 빠졌을 경우 요양보호사가 임의로 비위관을 넣거나 빼면 안 된다. 비위관이 새거나 영양액이 역류될 때는 비위관을 잠근 후 의료기관에 방문하게 하거나 시설장 및 관리책임자, 간호사에게 연락한다.

172 정답 ④

마비된 쪽 겨드랑이를 잡고 건강한 쪽 다리, 마비된 쪽 다리 순으로 옮겨 놓게 한다.

173 정답 ②

통 목욕 시 편마비대상자의 마비된 쪽 겨드랑이를 잡고 욕조에 들어갈 때나 나올 때는 건강한 쪽 다리, 마비된 쪽 다리 순으로 옮겨 놓게 한다.

174 정답 ③

① 머리를 감기 전에 대소변을 먼저 보게 한다.
② 추울 때는 따뜻한 낮 시간대를 이용한다.
④ 수건으로 눈은 덮고 귀는 솜으로 막아준다.
⑤ 공복, 식후는 피한다.

175 정답 ②

빗질은 매일 하는 것이 좋고, 머리카락이 엉켰을 경우에는 물에 적신 후 손질하도록 한다. 너무 세게 잡아당겨 대상자가 불편하지 않도록 한다.

176 정답 ①

② 안연고 투여 시 안쪽에서 바깥쪽으로 짜 넣는다.
③ 튜브를 멸균수나 생리식염수에 적신 솜으로 닦고 뚜껑을 닫는다.
④ 멸균수나 생리식염수에 적신 멸균 솜으로 눈 안쪽에서 바깥쪽으로 닦는다.

177 정답 ⑤

③ 기저귀를 쓰면 대상자가 기저귀에 의존하게 되어 스스로

배설하던 습관이 사라지고 치매 증상 및 와상상태가 더욱 심해질 수 있으므로 부득이한 경우에만 기저귀를 사용한다.

178 정답 ⑤

배설 도중 혈압이 오르거나 쓰러지는 경우도 있으므로 잘 관찰한다.
① 배설하는 모습이 보이지 않도록 가려 주어 프라이버시를 배려한다.
② 조급해하지 않고 편안히 배설할 수 있는 환경을 만들어준다.
③ 배설 중 대상자가 요구하는 것이 있으면 옆에서 대기하고 있다가 도와준다.
④ 대상자가 불쾌하지 않도록 배려하면서 배설 시 불편해하지 않는지 살펴본다.

179 정답 ④

① 면도날은 얼굴 피부와 45° 정도의 각도를 유지한다.
② 되도록 전기면도기를 사용하는 것이 안전하다.
③ 면도 전 따뜻한 물수건으로 덮어 두어 건조함을 완화시키거나 충분한 거품을 낸 뒤 면도하도록 하여 상처가 나는 것을 예방한다.
⑤ 귀밑에서 턱 쪽으로, 코밑에서 입 주위 순서로 면도를 진행한다.

180 정답 ③

면도날은 얼굴 피부와 45° 정도의 각도를 유지하며, 짧게 나누어 일정한 속도로 면도한다.

181 정답 ①

② 물에 젖은 브러시로 닦아준다.
③ 의치는 칫솔을 사용하여 닦아내며 너무 뜨거운 물이나 표백제를 사용하면 금이 가거나 모양이 변하므로 헹굴 때는 찬물을 사용한다.
④ 치아와 혀를 닦아주며 입술 관리도 같이 한다.
⑤ 입안을 닦아낼 때 혀 안쪽이나 목젖을 자극하면 구토나 질식을 일으킬 수 있으므로 너무 깊숙이 닦지 않는다.

182 정답 ⑤

금식인 경우에도 혈압제 등 매일 투약해야 하는 약물은 반드시 투약하도록 한다.

183 정답 ⑤

① 시럽제는 플라스틱 계량컵이나 스푼에 덜어먹고 다시 병에 넣지 않는다.
② 안약과 귀약은 상온의 그늘진 곳에서 보관한다.
③ 유효기간이 지난 약은 폐기한다.
④ 알약은 직사광선과 습기를 주의하여 이를 피해서 보관한다.

184 정답 ⑤

손을 떨거나 분실 우려가 있는 경우 요양보호사가 직접 대상자의 입안에 넣어주도록 한다.

185 정답 ②

투여액이 차가우면 대상자가 어지러움을 느낄 수 있으므로 약병을 손에 쥐고 따뜻하게 하거나 잠시 온수에 담가 체온과 가까운 상태로 만든다.

186 정답 ⑤

① 안경은 하루에 한 번 이상 닦아준다.
② 정기적으로 면봉이나 귀이개로 귀 입구의 귀지를 닦아내고 귓바퀴나 귀의 뒷면도 따뜻한 물수건으로 닦아낸다. 귀지 제거는 의료기관에서 하는 것이 안전하다.
③ 눈곱이 끼었다면 눈곱이 없는 쪽부터 먼저 닦는다.
④ 한 번 사용한 수건의 면은 다시 사용하지 않도록 한다.

187 정답 ①

살균이 안 된 우유는 마시지 않는다.

188 정답 ②

①, ④ 가능하면 앉아서 상체를 약간 앞으로 숙이고 턱을 당기는 자세로 식사한다.
③ 음식을 삼키기 쉽게 국이나 물, 차 등으로 먼저 목을 축이고 음식을 먹게 한다.
⑤ 수분이 적은 음식은 삼키기 어렵고 신맛이 강한 음식은 침을 많이 나오게 하여 사레가 들릴 수 있으므로 주의한다.

189   정답 ④

설거지는 기름기가 적고 음식물이 덜 묻은 그릇부터 설거지한다.

190   정답 ③

① 식단 준비를 위한 물건을 사용하거나 이동시킬 때 대상자의 동의를 얻은 후 진행하도록 한다.
② 물품을 구입한 영수증과 잔돈을 대상자에게 주고 구매물건의 적절한 보관, 관리를 도와준다.
④ 물품, 가격, 상점, 상표 등을 결정할 때는 대상자가 원하는 것으로 하여 대상자가 상품을 선택할 수 있는 즐거움을 갖도록 한다.
⑤ 식물성 기름이나 등푸른 생선을 선택한다.

191   정답 ②

① 손톱 밑은 균이 많으므로 손톱은 짧게 깎고, 가운이나 신발을 깨끗하게 유지한다.
③ 필요시 보호 장구(마스크, 가운, 장갑)를 착용하고, 사용한 후에는 일회용 보호 장구는 재사용하지 말고 버린다.
④ 청결을 위해 매일 샤워나 목욕을 한다.
⑤ 피부가 트거나 갈라지면 세균이 자라기 쉬우므로 이를 방지하기 위하여 로션을 사용한다.

192   정답 ②

수세미는 그물형으로 된 것이 스펀지형보다 위생적이다.

193   정답 ④

배수구는 세정제로 닦고 식초와 물을 섞어 배수구에 부어 악취를 제거한다.

194   정답 ⑤

〈보기〉의 방법은 의복과 옷감에 생긴 립스틱 자국을 제거하는 데 알맞은 방법이다.

195   정답 ⑤

① 와이셔츠 소매 및 목 부분의 찌든 때는 오염부분에 가루세제나 얼룩 제거제를 묻혀 살살 비벼주고 그 외의 얼룩은 비비지 않는 것이 좋다.
② 커피 얼룩은 식초와 주방세제를 1 : 1 비율로 섞어서 칫솔로 얼룩 부분을 살살 문질러 제거한 후 충분히 헹구거나 탄산수에 10분 정도 담가둔 후 세탁한다.
③ 얼룩은 생긴 즉시 처리하는 것이 좋고 최후의 수단으로 약품을 사용하며 얼룩을 뺀 후에는 얼룩 주위에 분무기로 물을 뿌려 둔다.
④ 땀 얼룩이 심한 부위는 온수에 과탄산소다와 주방세제를 1 : 1로 넣어 2~3시간 담가둔 후 헹군다.

196   정답 ①

삶을 때는 뚜껑을 덮고 삶는다.
② 색이 빠질 우려가 있는 제품은 비닐봉지에 넣어 묶은 후 삶는다.
③ 합성세제나 비눗물에 삶는다.
④ 삶기 전에 먼저 세탁한다.
⑤ 오염이 심한 경우에는 먼저 세제나 고형비누로 가볍게 문지른 후 불려놓는다.

197   정답 ⑤

① 염소계 표백제로 표백할 수 있음 , 염소계 표백제로 표백할 수 없음
② 염소계 · 산소계 표백제로 표백할 수 있음, 염소계 · 산소계 표백제로 표백할 수 없음
③ 드라이클리닝 불가함
④ 햇볕에 뉘어서 건조

198   정답 ②

쾌적한 습도는 40~60%이다.

199   정답 ②

계단, 화장실, 복도에는 미끄럼 방지매트와 손잡이를 설치한다.

정답 및 해설

200 정답 ③

① 베개는 습기와 열을 흡수하지 않는 것으로 한다.
② 가벼우면서 부드러운 이불을 사용한다.
④ 린넨류는 소재가 두껍고 풀을 먹이거나 재봉선이 있는 것은 욕창의 원인이 된다.
⑤ 매트리스는 습기를 배출하는 것이 좋다.

201 정답 ④

고혈압 예방을 위하여 소금 및 동물성 지방 섭취를 줄인다.

- **고혈압 대상자가 주의할 음식**: 젓갈류, 장아찌, 소금에 절인 생선, 햄, 소시지 등
- **고혈압 대상자가 섭취할 음식**: 통밀, 고구마, 사과, 시금치, 버섯, 우유, 땅콩, 호두 등

202 정답 ③

골다공증 예방을 위하여 칼슘을 충분히 섭취한다.

- **골다공증 대상자가 주의할 음식**: 커피, 탄산음료 → 칼슘의 흡수를 방해하므로 섭취를 줄인다.
- **골다공증 대상자가 섭취할 음식**: 우유, 요구르트, 치즈, 멸치, 뱅어포, 미역, 두부

203 정답 ⑤

① 콩 반찬, 채소 반찬, 유제품, 과일, 고기나 생선을 매일 먹도록 한다.
② 계란은 걸죽한 퓨레 형태로 먹인다.
③ 밥을 국이나 물에 말아 먹지 않는다.
④ 물은 천천히 조금씩 나누어 마신다.

204 정답 ①

신맛이 강한 음식은 침이 많이 나오게 하여 사레가 들릴 수 있으며 수분이 적은 음식은 삼키기 힘들 수 있다.

205 정답 ③

대상자의 건강한 쪽 손에 지팡이를 쥐어 주고, 지팡이를 사용하는 쪽 발의 새끼발가락으로부터 앞 15cm, 옆 15cm 지점에 지팡이 끝이 오게 한다.

206 정답 ②

평소 신는 신발을 신고 똑바로 섰을 때 손목 높이에 오도록 한다.

지팡이 길이 결정 방법
- 평소 신는 신발을 신고 똑바로 섰을 때 손목 높이
- 지팡이를 한 걸음 앞에 놓았을 때 팔꿈치가 약 30° 구부러지는 정도
- 지팡이의 손잡이가 대상자의 둔부 높이

207 정답 ①

편마비 대상자의 경우에는 휠체어를 대상자의 건강한 쪽으로 30~45° 비스듬히 두고 잠금장치가 잠겨 있는 것을 확인한다.

208 정답 ⑤

③ 보행벨트 사용 돕기
- 보행벨트의 안전잠금을 위한 끈이나 패드의 상태, 벨트 손잡이의 바느질 상태를 확인한다.
- 대상자의 허리 부분에 맞춰 벨트를 묶는다.

선 자세에서 균형잡기
- 제자리걸음과 같은 준비운동을 하거나 전후좌우로 이동할 수 있도록 보조한다.
- 불편한 쪽을 지지하며 대상자가 의자나 손잡이를 잡고 똑바로 서 있는 자세로 3분간 서 있을 수 있도록 연습한다.

209 정답 ④

휠체어 다루는 법
- **휠체어 접는 법**: 잠금장치를 한다. → 발 받침대를 올린다. → 시트를 들어 올린다. → 팔걸이를 잡아 접는다.
- **휠체어 펴는 법**: 잠금장치를 한다. → 팔걸이를 펼친다. → 시트를 눌러 편다.

210 정답 ①

문턱을 내려올 때는 요양보호사가 뒤에 서서 뒷바퀴를 내려놓고 앞바퀴를 올리며 뒷바퀴를 천천히 뒤로 빼면서 앞바퀴를 조심히 내려놓아야 한다.

211 정답 ③

침대에서 일어나거나 앉을 수 없는 경우에는 침대를 약 30∼60° 높인다.

212 정답 ①

② 카테터 등 고무 제품은 15분 이상 끓인 후 쟁반에 널어서 그늘에서 말린다.
③ 사용한 물품은 깨끗이 씻어 놓은 후 사용하기 직전에 소독한다.
④ 한 번 사용한 카테터는 분비물이 빠질 수 있게 물에 담가 놓은 후 흐르는 물에 비벼 씻는다.
⑤ 사용한 소독컵은 깨끗하게 씻는다.

213 정답 ①

손톱깎이를 이용해 손톱은 둥근 모양으로, 발톱은 일자 모양으로 자른다. 손톱, 발톱 주위에 염증이나 감염이 의심되면 간호사 등에게 보고한다.

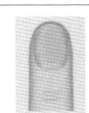
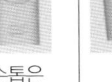

손톱은
둥글게

발톱은
일자로

214 정답 ③

정맥주입 속도를 수시로 확인한다. 주사부위가 붓거나 통증이 있는 경우 조절기를 잠근 후, 즉시 시설장이나 관리책임자에게 보고한다.

215 정답 ①

② 목욕리프트와 관련이 있다.

③ 성인용 보행기와 관련이 있다.
④ 배회감지기와 관련이 있다.
⑤ 경사로와 관련이 있다.

216 정답 ①

② 외출에서 돌아오면 환기를 시킨 후 세안 준비를 지원하고 휴식을 취할 수 있도록 한다.
③ 외출 시 필요한 준비물이나 개인소지품을 점검한다.
④ 대상자의 외출목적을 파악하여 상황에 맞는 외출을 준비한다.
⑤ 예기치 못한 상황이 발생한 경우는 상의하여 상황에 맞게 대처한다.

217 정답 ⑤

장기간 침상생활을 하는 대상자의 관절 변형과 강직을 예방하기 위해서는 체위변경을 수시로 해주는 것이 좋다.

218 정답 ⑤

반좌위는 반 앉은 자세로 숨이 차거나 얼굴을 씻을 때, 식사시나 위관 영양을 할 때 적합한 자세이다.

219 정답 ①

메라비언의 법칙: 상대방과의 의사소통에 영향을 미치는 요소 중 가장 중요한 것은 비언어적 요소(시각적 요소), 음성(청각적 요소), 언어적 요소(말의 내용)이다.

- 비언어적 요소(55%): 표정, 용모, 복장, 자세, 동작 등
- 음성(38%): 크기, 억양, 속도 등
- 언어적 요소(7%): 말의 내용, 표현력

220 정답 ②

메라비언의 법칙: 상대방과의 의사소통에 영향을 미치는 요소 중 가장 중요한 것은 비언어적 요소(시각적 요소), 음성(청각적 요소), 언어적 요소(말의 내용)이다.

- 비언어적 요소(55%): 표정, 용모, 복장, 자세, 동작 등
- 음성(38%): 크기, 억양, 속도 등
- 언어적 요소(7%): 말의 내용, 표현력 등

정답 및
해설

221 정답 ②

나 전달법 (I − Message)
- 나의 생각이나 감정을 전달할 때는 나를 주어로 말한다.
- 상대방의 행동과 상황을 있는 그대로 비난없이 구체적으로 말한다.
- 상대방의 행동이 나에게 미치는 영향을 구체적으로 말한다.
- 그 상황에 대해 내가 느끼는 바를 진솔하게 말한다.
- 원하는 바를 구체적으로 말한다.
- 전달할 말을 건넨 후 상대방의 말을 잘 듣는다.

222 정답 ⑤

라포 형성
- 라포(rapport)란 마음의 유대라는 뜻으로 서로의 마음이 연결된 상태를 말한다.
- 라포가 형성되면 인간관계에서 호감과 상호 신뢰가 생기고 비로소 유대감이 깊은 인간관계를 형성한다.
- 두 사람 사이의 상호 신뢰관계를 나타내며 의사소통의 기본이 된다.

223 정답 ④

공감은 상대방이 하는 말을 상대방의 관점에서 이해하고, 감정을 함께 느끼며 자신이 느낀 바를 전달하는 것이다. 공감 능력은 다른 사람의 상황이나 기분을 같이 느낄 수 있는 능력이다.

224 정답 ②

〈보기〉에 밑줄 친 부분에서는 '공감'이 나타난다.

225 정답 ②

침묵은 서로 생각을 정리하고 표현할 수 있는 기회를 준다.
① 나 − 전달법과 관련이 있다.
③ 공감과 관련이 있다.
④ 수용과 관련이 있다.
⑤ 라포 형성과 관련이 있다.

침묵
- 긍정적이고 수용적인 침묵은 가치 있는 치료적 도구로 작용하여 대상자로 하여금 말할 수 있는 용기를 준다.
- 요양보호사와 대상자 모두에게 생각을 정리할 시간을 준다.

226 정답 ③

밑줄 친 부분은 감정 공감과 관련이 있다.

227 정답 ⑤

나머지는 올바르지 못한 태도이다.

228 정답 ⑤

종이 접기는 노인의 여가활동 유형 중 소일 활동에 해당된다. 자기계발 활동에는 책 읽기, 독서교실, 그림 그리기, 서예교실, 시낭송, 악기연주, 백일장, 민요교실, 창작활동 등이 있다.

229 정답 ③

판단력 · 이해력 장애를 가진 대상자와 대화를 할 때는 비언어적 의사소통인 몸짓, 손짓을 이용해 상대의 말하는 속도에 맞추어 천천히 이야기한다.

230 정답 ③

요양보호사가 시각 장애 대상자와 의사소통을 할 때에는 대상자의 정면에서 이야기하며 지시대명사를 사용하지 않고 사물의 위치를 시계방향으로 설명하는 것이 좋다.

231 정답 ⑤

낙상 유발 위험요인
- 기립성 저혈압이 있는 사람
- 보행 장애가 있는 질환을 앓고 있는 사람
- 4가지 이상 약물을 복용하고 있는 사람
- 발에 이상이 있거나 적절한 신발을 착용하지 않은 사람
- 시력이 떨어져 있는 사람
- 집 안에 낙상 위험 요인이 있는 경우

232 정답 ③

요양보호사는 학대받는 노인을 보면 노인보호전문기관 또는 경찰서 등에 신고해야 한다. 노인복지법 제61조의2(과태료)에 따라 제39조의6 제2항을 위반하여 노인 학대를 신고하지 아니한 사람은 500만 원 이하의 과태료를 부과한다.

233 정답 ②

나머지는 구입 품목에 해당한다.

- **구입 품목(12종):** 이동변기, 목욕의자, 성인용 보행기, 안전손잡이, 미끄럼방지 용품, 간이변기, 지팡이, 욕창예방 방석, 자세변환 용구, 요실금 팬티, 실내용 경사로, 욕창예방 매트리스
- **대여품목(8종):** 수동휠체어, 전동침대, 수동침대, 이동욕조, 목욕리프트, 배회감지기, 실외용 경사로, 욕창예방 매트리스

234 정답 ③

나머지는 구입 품목에 해당한다.

- **구입 품목(12종):** 이동변기, 목욕의자, 성인용 보행기, 안전손잡이, 미끄럼방지 용품, 간이변기, 지팡이, 욕창예방 방석, 자세변환 용구, 요실금 팬티, 실내용 경사로, 욕창예방 매트리스
- **대여품목(8종):** 수동휠체어, 전동침대, 수동침대, 이동욕조, 목욕리프트, 배회감지기, 실외용 경사로, 욕창예방 매트리스

235 정답 ①

② 경사로: 8년
③ 욕창예방 방석: 3년
④ 지팡이: 2년
⑤ 목욕리프트: 3년

이동욕조
- 침대 위나 거실 등에서 편리하게 목욕할 수 있으며 접거나 공기를 빼서 보관할 수 있어 편리하고 내구연한은 5년이다.

236 정답 ③

〈보기〉는 경사로에 대한 설명이다.

237 정답 ③

서면보고: 보고서 등의 서면
- 보고 내용이 복잡하거나 숫자나 지표가 필요한 경우
- 정확히 보고할 필요가 있거나 자료를 보존할 필요가 있는 경우
- 정확한 기록을 남길 수 있으나 신속하게 보고할 수 없다.
- **대표적인 서면보고:** 정기 업무보고, 사건보고

238 정답 ③

구두보고는 상황이 급하거나 사안이 가벼울 때 많이 이용한다. 결론부터 보고하고 경과와 상태, 원인 등을 보고하며 신속하게 보고할 수 있으나 정확한 기록을 남길 수는 없다. 상황이 급할 때는 구두보고를 먼저 하고 나중에 서면보고로 보완할 수 있다.

239 정답 ⑤

업무보고의 원칙으로는 보고 내용이 중복되지 않게 하는 것이 있다.

업무보고의 원칙
- 객관적인 사실을 보고
- 육하원칙에 따라 보고
- 신속하게 보고
- 내용이 중복되지 않게 보고

240 정답 ⑤

업무보고의 종류에는 정기보고와 수시보고가 있다. 정기보고는 시기에 따라 정기적으로 행해지는 것이고 수시보고는 정기보고 외의 보고를 말한다.

업무보고 시기
- 대상자의 상태 변화가 있을 때
- 서비스를 추가하거나 변경할 필요가 있을 때
- 새로운 정보를 파악했을 때
- 새로운 업무방법을 찾았을 때
- 업무를 잘못 수행했을 때
- 사고가 발생했을 때

정답 및 해설

241   정답 ③

요양보호서비스의 단기성을 제공하는 것이 아닌 요양보호서비스의 연속성을 유지하기 위함을 목적으로 한다.

242   정답 ④

상태기록지의 주요기록은 섭취, 배설, 목욕 등의 상태이다. 대상자 상태 평가 및 간호처치를 기록하는 것은 '간호일지'이다.

243   정답 ⑤

요양보호 기록의 원칙에 따라 사실을 있는 그대로 기록하고 육하원칙(누가, 언제, 어디서, 무엇을, 어떻게, 왜 하였는지)을 바탕으로 기록한다. 기록은 필요한 사항을 빠뜨리지 않고 정확하게 기록하는 것이 중요하다. 모든 기록에는 정확한 시간을 기입한다.

244   정답 ②

요양보호 기록은 육하원칙을 바탕으로 하여야 한다. 애매한 표현은 피하고 구체적으로 기록한다.

- 제대로 → ○끼, ○g
- 많이 → ○잔, ○개, ○미터
- 오랜만에 → ○일 만에, ○개월 만에, ○년 만에
- 2~3일 전 → ○년 ○월 ○일 ○시
- 심하게 → ○분 동안

245   정답 ②

제시문은 사례회의에 대한 설명이다. 사례회의는 대상자의 상황과 제공되는 서비스를 점검하고 평가하여 대상자의 욕구에 맞는 서비스를 제공하기 위한 회의이다. 일반적으로 사례회의는 대상자와 관계된 보건, 의료, 사회복지 등 관련 전문직들이 참여하지만, 재가장기요양기관에서의 사례회의는 기관장, 사회복지사, 요양보호사 간 회의가 일반적이다.

246   정답 ④

평소와 다르게 상태가 좋지 않거나 정상적이지 않은 상태의 방향으로 변화되었을 때는 가족과 상의하여 의료기관을 찾도록 한다.

247   정답 ④

소화기가 비치된 장소를 미리 알아 두고 사용법을 익혀야 한다. 따라서 함부로 장소를 바꾸지 않는다.

248   정답 ③

재가급여 전산관리 시스템 업무절차는 '태그신청 및 부착 → 사용자 등록 → 스마트장기요양앱(APP) 설치 → 급여내용 전송 → 청구 및 심사'로 이루어진다. 따라서 ⓒ → ⑩ → ㉠ → ㉣ → ⓛ의 순서가 올바르다.

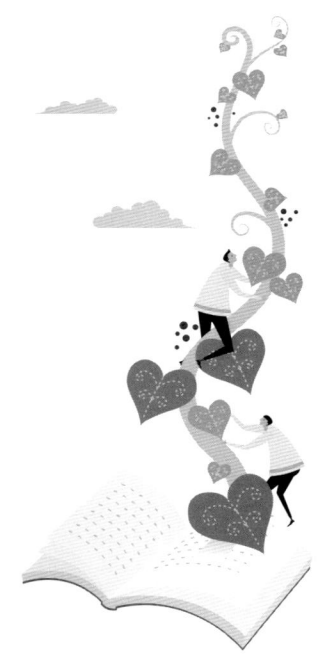

제 4 장

상황별 요양 보호 기술
정답 및 해설

■ 001~093

001	④	002	⑤	003	⑤	004	④	005	②
006	③	007	④	008	②	009	④	010	④
011	④	012	⑤	013	④	014	⑤	015	④
016	②	017	⑤	018	④	019	③	020	④
021	④	022	①	023	④	024	①	025	③
026	④	027	⑤	028	②	029	④	030	④
031	②	032	①	033	①	034	①	035	⑤
036	⑤	037	⑤	038	②	039	②	040	③
041	②	042	⑤	043	⑤	044	②	045	④
046	④	047	③	048	⑤	049	⑤	050	⑤
051	④	052	⑤	053	②	054	③	055	③
056	③	057	②	058	⑤	059	⑤	060	④
061	②	062	③	063	①	064	⑤	065	①
066	④	067	⑤	068	⑤	069	②	070	①
071	⑤	072	②	073	⑤	074	④	075	②
076	②	077	④	078	①	079	④	080	②
081	④	082	④	083	①	084	④	085	②
086	①	087	②	088	③	089	④	090	③
091	③	092	⑤	093	④				

001　　정답 ④

반복되는 질문을 하거나 행동을 할 때는 주의를 환기시키는 것이 요양보호사로서 도울 수 있는 방법이다.

002　　정답 ⑤

① 취침 전 지나치게 집중하는 일을 하지 않는다.
② 커피 등 카페인이 함유된 음료를 줄인다.
③ 낮잠은 가급적 삼간다.
④ 커피 등 카페인이 함유된 음료를 줄인다.

003　　정답 ⑤

화상을 입은 즉시 화상 부위의 통증이 없어질 때까지 15분 이상 찬물(5~12℃)에 담가 화상면의 확대와 염증을 억제하고 통증을 줄여준다. 화상 부위에 간장, 기름, 된장, 핸드크림, 치약 등을 바르면 세균감염의 위험이 있고 열기를 내보내지 못하여 상처를 악화시키므로 절대 바르면 안 된다.

004　　정답 ④

임종 대상자의 경우 체온의 변화가 있을 수 있다. 대상자의 손, 발부터 시작해서 팔, 다리로 점차 싸늘해지면서 피부의 색깔도 하얗게 혹은 파랗게 변하게 된다. 혈액순환의 저하로 점차 몸의 중요 기관에도 같은 현상이 나타난다. 요양보호사로서 돕는 방법은 대상자에게 담요를 덮어서 따뜻하게 해주는 것이 있다. 이때 보온을 위해서 전기기구는 사용하지 않는다.

005　　정답 ②

치매 대상자의 반복적 질문이나 행동에 대한 기본 원칙은 다음과 같다.

- 질문에 대한 답보다 대상자를 다독거리며 안심시켜 주는 것이 중요하다.
- 대상자의 주의를 환기한다.
- 반복적인 행동이 해가 되지 않으면 무리하게 중단시키지 말고 그냥 놔둔다.
- 대상자가 심리적인 안정과 자신감을 갖게 도와준다.
- 반복되는 행동을 억지로 고치려 하지 않는다.

006   정답 ③

타협 단계에서 대상자는 타협을 시도하며 제 3의 길을 선택한다. 자신의 삶이 얼마간이라도 연장되기를 바라는 단계이다.

007   정답 ④

① 일일점검표 – 날씨, 기분상태 점검, 하루 중 활동
   일기장 – 하루 계획, 일상의 정리
② 미술활동 – 색칠하기, 따라 그리기
   손 운동 – 손 움직임, 도구를 통한 만들기
③ 인지훈련 워크북 – 어휘 공부, 한글 쓰기
   인지카드 – 물건(그림자, 일부분 등)을 보고 이름 맞히기
⑤ 소리인지 – 소리 듣고 맞히기
   음악활동 – 악기 연주, 노래부르기

008   정답 ②

① 뜨거운 음식에 판단력이 부족하므로 음식의 온도를 미리 확인한다.
③ 숟가락은 약간 무거운 것을 사용한다.
④ 대상자의 식사습관과 음식에 대한 기호를 최대한 반영한다.
⑤ 소금이나 간장과 같은 양념은 식탁에 두지 않고 손에 될 수 있으면 쥐어주지 않는다.

009   정답 ④

물과 친숙하게 만드는 놀이인 작은 그릇에 물을 떠서 장난치기를 하게 한다.

010   정답 ④

① 의치는 하루에 6~7시간 정도 제거하여 잇몸에 무리를 주지 않게 한다.
② 생리식염수를 거즈에 묻혀서 손에 감아 치아와 구강 내를 닦는다.
③ 거울을 보고 칫솔질을 하게 하거나 옆에서 한 동작씩 보여준다.
⑤ 부드러운 칫솔을 사용하여 잇몸 출혈을 방지한다.

011   정답 ④

① 색깔이 요란하지 않은 옷

② 몸에 꼭 끼지 않는 옷
③ 장식이 달리지 않은 옷
⑤ 단추가 적은 옷

012   정답 ⑤

제시문은 치매 대상자의 파괴적 행동의 특징에 대한 설명이다.

013   정답 ④

대상자가 쓰러진 경우에는 심폐소생술을 실시해야 한다. 심폐소생술의 단계는 '반응확인 → 도움요청 → 가슴압박 → 기도 유지 → 인공호흡 → 회복자세 → 가슴압박소생술' 순으로 이루어진다.

014   정답 ⑤

경련성 질환이 없던 대상자가 경련을 일으키거나 5분 이상 경련이 지속될 때, 즉시 119에 신고하고 시설장, 간호사 등에게 보고한다.
①, ② 대상자의 머리 아래에 부드러운 것을 대준다.
③ 입에 이물질을 넣어서는 안 된다. 만약 질식의 위험이 있을 경우에는 대상자의 얼굴을 옆으로 돌리거나 돌려 눕혀 기도를 유지한다.
④ 대상자를 억지로 경련을 멈추게 하지 말고 주의 깊게 관찰한다.

015   정답 ④

① 출혈의 원인이나 상처의 종류에 상관없이 가장 먼저 지혈해야 한다.
② 장갑은 착용하고 출혈 부위를 노출한다.
③ 심폐소생술을 시행할 때 해야 할 사항이다.
⑤ 출혈 부위를 압박하면서 출혈 부위를 심장보다 높게 위치하도록 한다.

016   정답 ②

임종 대상자는 수분이나 음식을 잘 섭취하지 않으려고 한다. 대상자의 몸이 소화보다는 다른 기능을 하는 데에 에너지를 소모하려고 하기 때문이다. 이때 요양보호사는 억지로 먹이려고 하지 말아야 한다. 그 대신에 작은 얼음 조각이나 주스 얼린 것 등을 입에 넣어 주어서 입안을 상쾌하게 해준다.

017　　　　　정답 ⑤

① 자신의 감정이 타인에게 전해지지 않게 한다.
② 가족이 슬픔을 표현할 수 있도록 돕는다.
③ 가족들과의 의사소통에 주의를 집중한다.
④ 외면하지 않고 함께 있어준다.

018　　　　　정답 ④

① 타협: "우리 아이 대학갈 때까지만 살 수 있게 해주세요."
② 분노: "왜 하필 나야!"
③ 부정: "나는 믿을 수 없어. 의사의 오진일거야."
⑤ 수용: "나는 지쳤어."

019　　　　　정답 ③

식후 차 마시기는 치아가 없는 치매대상자의 일반적인 구강위생방법에 해당한다.

020　　　　　정답 ④

화장실 위치를 알기 쉽게 표시해둔다.

021　　　　　정답 ④

대상자는 불안정하기 때문에 같은 동작을 반복하게 된다. 이러한 증상은 뇌에 산소공급이 부족하고 신진대사가 변화하여 생긴다. 이때 요양보호사는 움직이지 못하게 억제하는 것은 좋지 않다. 대상자의 이마를 가볍게 문질러 주거나 책을 읽어주며, 혹은 진정시킬 수 있는 음악을 들려주면 차분해지기도 한다.

022　　　　　정답 ①

응급처치는 병원에서 전문적인 치료를 받기 전까지 행해지는 즉각적이고 임시적인 처치로서 인명구조, 고통 경감, 상처나 질병의 악화 방지, 심리적 안정을 목적으로 한다.

023　　　　　정답 ④

이식증은 음식이 아닌 대변, 흙 등 다른 것을 먹는 증상을 말한다.

024　　　　　정답 ①

② 욕조 내에 적당량의 물을 받아 둔다.
③ 요양보호사가 미리 목욕물의 온도를 확인한다.
④ 미끄럽지 않도록 욕실 바닥에는 매트를 깔아준다.
⑤ 샤워보다 욕조에서 목욕을 돕는다.

025　　　　　정답 ③

① 속옷부터 입는 순서대로 옷을 정리해 놓아준다.
② 자신의 옷이 아니라고 하면 옷 라벨에 이름을 써 둔다.
④ 다투지 말고 기다린 뒤 다시 시도한다.
⑤ 옷 입는 것이 지체되더라도 혼자 입도록 격려한다.

026　　　　　정답 ④

①, ③ 대상자가 즐길 수 있는 운동을 선택한다.
② 선 상태에서 운동을 시킨다.
⑤ 스스로 기억을 하여 시행하도록 유도한다.

027　　　　　정답 ②

① 음식물 쓰레기는 대상자가 먹을 수 있으므로 부엌 안에 두지 않는다.
③ 화장실 전등은 밤에도 켜둔다.
④ 거울이나 비치는 물건은 없애거나 덮개를 씌운다.
⑤ 냉장고에 자석을 부착하지 않는다.

028　　　　　정답 ②

먹고 난 식기를 그대로 두거나 매 식사 후 먹은 횟수를 달력에 표시하도록 한다.

029　　　　　정답 ④

① 적정 침실온도 20~22℃를 유지한다.
② 적절한 운동시간을 제공한다.
③ 오후와 저녁에는 카페인이나 알코올이 든 음료를 주지 않는다.
⑤ 수면상태를 우선적으로 관찰한다.

정답 및
해설

030   정답 ④

미리 동일한 물건을 준비해 두었다가 대상자가 물건을 잃어 버렸다고 할 때 물건을 찾도록 도와준다.

031   정답 ②

석양증후군 증상을 보이는 경우 대상자가 좋아하는 소일거리를 주거나 애완동물과 함께 즐거운 시간을 갖게 한다.

> **석양증후군을 보이는 치매대상자를 돕는 방법**
> - 인형, 애완동물, 익숙한 소리를 듣거나 대상자가 좋아하는 일을 하는 것에서 위안을 받을 수 있으므로 이를 돕는다.
> - 대상자를 관찰할 수 있는 곳에서 활동하게 하고 친구가 되어 준다.
> - 대상자를 밖으로 데려가 산책을 한다.
> - 따뜻한 음료수, 등 마사지, 음악듣기 등이 잠드는 데 도움이 된다.
> - 텔레비전을 켜놓거나 조명을 밝게 한다.

032   정답 ①

②, ⑤ 한 번에 한 가지씩 일을 하도록 요구한다.
③ 과거를 회상하게 유도한다.
④ 대상자에게 친숙한 물건을 활용한다.

033   정답 ①

② 혈압이 떨어진다.
③ 감각이 둔감해진다.
④ 피부색이 파랗게 변한다.
⑤ 잠자는 시간이 많아진다.

034   정답 ①

대상자가 혼수상태인 경우에도 청각은 마지막까지 남아 있으므로 임종 요양보호 시에는 평상시와 같이 보고 듣는 것이 가능하다고 생각하면서 대상자를 보조해야 한다.

035   정답 ⑤

① 장지나 장례식에 가는 일에는 참석하지 않는다.
② 가족이 슬픔을 억제하지 않고 표현하도록 돕는다.
③ 가족에게 장례업체를 알선하지 않는다.
④ 가족의 태도와 행동을 판단하지 않고 중립의 자세를 유지한다.

036   정답 ⑤

대상자에게 손상을 입힌 약물, 구토물을 병원으로 함께 가져간다.

037   정답 ①

② 양팔의 팔꿈치를 곧게 펴서 어깨와 일직선을 이룬다.
③, ④ 100~120회/분의 속도로 대상자의 가슴이 약 5cm 눌릴 수 있게 한다.
⑤ 가슴 압박 30번과 인공호흡 2번을 번갈아 가면서 실시한다.

038   정답 ⑤

의치가 느슨하면 음식을 삼킬 때 식도로 넘어가거나 기도로 들어가 질식될 우려가 있으므로 주의해야 한다.

039   정답 ②

임종 적응 단계: 부정 – 분노 – 타협 – 우울 – 수용

040   정답 ③

중증 인지기능 장애 대상자의 인지 자극 훈련은 중증 인지기능 장애로 인한 일상생활능력 장애를 개선하여 더 자립할 수 있게 돕는 것을 목적으로 한다. 인지자극 훈련으로 신체기능 장애를 개선하는 것은 아니다.

041   정답 ②

① 어두워지자마자 희미한 불을 켜둔다.
③ 지나친 자극을 피하기 위하여 환경을 단순화한다.
④ 화장실은 방에서 가까이 위치하도록 한다.
⑤ 빨간색으로 표시한다.

042 정답 ⑤

방을 밝게 하고 따뜻하게 만들어 최대한 치매 대상자를 진정시키며, 만약 야간섬망 증상이 심각한 수준이면 전문가의 진료를 받도록 한다.

043 정답 ⑤

배회하는 대상자를 돕기 위해서는 집 안에서 배회코스를 만들어 주며 배회 예방을 위해 현관이나 출입문에 벨을 달아 대상자가 출입하는 것을 관찰한다.

044 정답 ②

치매 대상자가 난폭한 행동과 파괴적 행동을 보일 때 돕는 방법은 다음과 같다.

- 자극을 주지 말고 조용한 장소에서 쉬게 한다.
- 온화하게 이야기하고, 대상자가 당황하고 흥분되어 있음을 이해한다는 표현을 한다.
- 갑자기 움직여 대상자가 놀라지 않도록 천천히 안정된 태도로 움직인다.
- 자상하게 반복하여 설명하고 신체적인 요양보호기술을 적용할 때마다 도와주는 행동을 말로 표현한다.

045 정답 ④

치매 대상자가 옷을 벗거나 신체 일부를 노출할 때 당황하지 말고 옷을 입혀준다. 만약 심한 경우에는 시설장이나 간호사에게 알리고 상의한다.

046 정답 ④

① 질문하거나 이상행동에 대해 상기시키지 않는다.
② 대상자가 반응하지 않을 경우 한 번 더 반복하여 질문한다.
③ 낮은 톤으로 말한다.
⑤ 쉬운 단어와 짧은 문장을 사용한다.

047 정답 ③

①, ② 대상자의 소유물을 깨끗하게 정리하여 목록을 만든다.
④ 대상자의 의치를 그대로 둘지, 빼내어 의치용기에 보관할

것인지를 대상자의 가족에게 확인한다.
⑤ 조명을 차분하게 조절한다.

048 정답 ④

침상머리를 높이고 대상자의 머리를 옆으로 돌려 침 등의 분비물 배출을 용이하게 하여 질식을 예방한다.

049 정답 ②

대상자의 몸 뒤에 서서 대상자의 배꼽과 명치 중간에 주먹을 쥔 한쪽 손을 위치시키고 다른 한쪽 손으로는 주먹 쥔 손을 감싼 다음 양손으로 복부의 윗부분을 후상방으로 힘차게 밀어 올린다. 한 번으로 이물질이 빠지지 않으면 반복하여 시행한다. (하임리히법)

050 정답 ⑤

화상을 입은 즉시 화상 부위의 통증이 없어질 때까지 15분 이상 찬물(5~12℃)에 담가 화상면의 확대와 염증을 억제하고 통증을 줄여 준다.

051 정답 ④

혈액순환을 확인하려면 검지와 중지로 맥박을 만져 보는데, 손목의 엄지손가락 쪽을 짚어 보거나 경동맥, 대퇴동맥을 짚어본다.

052 정답 ⑤

대상자의 양쪽 어깨를 가볍게 두드리면서 "괜찮으세요?"라고 질문하며 반응을 확인한다.

053 정답 ④

가슴압박소생술은 손으로만 하는 심폐소생술을 말하며 가슴압박만이라도 시행하는 것이 심폐소생술 대상자의 생존율을 높인다.
① 인공호흡은 하지 않고 가슴압박만을 시행하는 심폐소생술이다.
② 보건의료인이 아닌 일반인이 실시한다.

③, ④ 목격자가 아무것도 하지 않는 것보다 가슴압박만이라
도 시행하는 것이 심폐소생술 대상자의 생존율을 높인다.
⑤ 심폐소생술을 교육받지 않았거나 숙련되지 않은 일반인도
가슴압박만 시행하는 심폐소생술을 할 수 있다.

054　　　　　　　　　　　　　정답 ③

치매대상자가 옷 입기를 꺼려할 때는 요양보호사로서 시간이
걸리더라도 혼자 스스로 입도록 격려한다.

> **치매대상자의 옷 입기 돕기 기본원칙**
> - 깨끗하고 계절에 맞는 옷을 제공한다.
> - 몸에 꼭 끼지 않고 빨래하기 쉬운 옷을 제공한다.
> - 색깔이 요란하지 않고 장식이 없는 옷을 선택한다.
> - 시간이 걸려도 혼자 입도록 격려한다.
> - 안전을 위해 옆에서 지켜보고 앉아서 입게 한다.

055　　　　　　　　　　　　　정답 ③

대부분 누워 있게 되며 음식 및 음료섭취에 무관심해진다.

> **임종 징후**
> - 대부분 누워 있게 되며 음식 및 음료섭취에 무관심해
>   진다.
> - 의식이 점차 흐려지고 혼수상태에 빠진다.
> - 맥박이 약해지고 혈압이 떨어진다.
> - 숨을 가쁘고 깊게 몰아쉬며 가래가 끓다가 점차 숨을
>   깊고 천천히 쉬게 된다.
> - 손발이 차가워지고 식은땀을 흘리며 점차 피부색이
>   파랗게 변한다.
> - 대소변을 의식하지 못하고 실금하게 되며 항문이 열
>   린다.

056　　　　　　　　　　　　　정답 ③

입 안에 상처가 있는지 등 대상자의 상태를 우선적으로 점검
하도록 한다.

057　　　　　　　　　　　　　정답 ②

> 치매 대상자의 반복적 질문이나 행동을 할 때 올바른 대
> 처 방법
> - 대상자의 주의를 환기한다.
> - 반복적인 행동이 해가 되지 않으면 무리하게 중단시키
>   지 말고 놔둔다.
> - 대상자가 심리적인 안정과 자신감을 갖게 도와준다.
> - 질문에 대한 답보다 대상자를 다독거리며 안심시키는
>   것이 중요하다.
> - 반복되는 행동을 억지로 고치려 하지 않는다.

058　　　　　　　　　　　　　정답 ⑤

배회의 관심을 다른 곳으로 돌린다.

059　　　　　　　　　　　　　정답 ⑤

① 치매 대상자의 난폭한 행동은 질병 초기에 나타나서 수개
월 내에 사라진다.
② 치매 대상자 모두에게 나타나는 증상은 아니다.
③ 자주 일어나지 않는다.
④ 주위사람들에게도 보인다.

060　　　　　　　　　　　　　정답 ④

'가'는 '난폭한 행동이 오래 지속되지 않으며 난폭한 행동이
자주 일어나 않는다.'로, '나'는 '파괴력 행동은 치매에 의한
증상임을 이해한다.'로 고쳐야 올바르다.

061　　　　　　　　　　　　　정답 ②

다음 제시문은 배회의 특성에 대한 설명이다.

062　　　　　　　　　　　　　정답 ③

금방 식사한 것을 알 수 있도록 먹고 난 식기를 그대로 두거
나 식사 후 달력에 표시하게 한다.

063 정답 ①

망상이 나타나면 규칙적으로 시간과 장소를 알려주어 현실감을 유지하며 다른 곳에 신경을 쓰도록 유도한다.

064 정답 ⑤

① 일상적인 어휘를 사용한다.
② 어린아이 대하듯 하지 않는다.
③ 대상자와 논쟁하지 않는다.
④ 낮은 톤으로 천천히 말한다.

065 정답 ①

② 낮은 톤으로 차분하게 말한다.
③ 대화가 끝난 뒤에는 항상 마무리 인사를 한다.
④ 방 안에 아무도 없는 것처럼 이야기하지 않는다.
⑤ 대상자를 마주보며 이야기한다.

066 정답 ③

① 대화 내용을 요약해서 표현한다.
② 간략화된 단어는 사용하지 않는다.
④ 대화 내용을 요약 정리하고 중요한 내용은 반복한다.
⑤ 외래어나 약어로 된 단어는 사용하지 않는다.

067 정답 ③

①, ② 치매 중기 단계에서 나타나는 의사소통 문제이다.
④, ⑤ 치매 말기 단계에서 나타나는 의사소통 문제이다.

068 정답 ⑤

①, ③, ④ 치매 말기 단계에서 나타나는 의사소통 문제이다.
② 치매 초기 단계에서 나타나는 의사소통 문제이다.

069 정답 ②

①, ③ 치매 중기 단계에서 나타나는 의사소통 문제이다.
④, ⑤ 치매 초기 단계에서 나타나는 의사소통 문제이다.

070 정답 ①

치매대상자가 흥분하고 있을 시 관심을 다른 곳으로 돌리는 방법
- 좋아하는 노래를 함께 부른다.
- 크게 손뼉을 쳐서 관심을 바꾸는 소음을 낸다.
- 치매 대상자가 좋아하는 음식을 제공한다.

071 정답 ⑤

치매 대상자는 의사표현을 적절히 할 수 없으므로 목이 마르거나 배가 고픈 자신의 상황을 제대로 상대방에게 전달하지 못한다. 배가 고픈 것을 배가 아프다고 말하기도 하므로 상황을 주의하여 관찰하고 필요할 때 적절하게 도와주어야 한다.

072 정답 ③

오후와 저녁에는 커피나 술과 같은 음료를 주지 않는다.

073 정답 ⑤

치매 대상자는 2~3일 동안 잠을 안 자다가 2~3일을 한 번에 몰아서 자는 수면 장애를 겪기도 한다.

074 정답 ④

① 마비된 쪽 팔을 낀다.
② 대상자를 건강한 쪽으로 돌아눕게 한다.
③ 등 뒤에 상의 소매부분을 계단식으로 접어놓는다.
⑤ 건강한 쪽 팔을 끼우고 단추를 잠근다.

075 정답 ②

체온이 떨어지지 않도록 목욕 중 자주 따뜻한 물을 뿌려준다.

076 정답 ②

분노 단계에서 대상자는 자신의 감정을 반항과 분노로 표출하며 목소리를 높여 불평을 하면서 주위로부터 관심을 끌려고 한다.

정답 및
해설

077 정답 ④

우울 단계에서는 자신이 더 이상 회복 가능성이 없다고 느끼면서 침울해진다. 이때에는 대상자가 자신의 감정을 표현하도록 그냥 두어야 한다.

078 정답 ①

죽음이 임박했을 때의 징후
- 점차적으로 숨을 깊고 천천히 쉰다.
- 손발이 차가워지고 식은땀을 흘린다.
- 피부색이 점차 파랗게 변한다.
- 대소변을 의식하지 못한다.
- 실금하게 되며 항문이 열린다.
- 맥박이 약해지고 혈압이 떨어진다.
- 의식이 점차 흐려지고 혼수상태에 빠진다.

079 정답 ④

① 명확한 어조로 말한다.
② 부드러운 어조로 말한다.
③ 대상자가 혼동하는 이유는 신진대사의 변화로 인함을 인지한다.
⑤ 되묻는 질문은 하지 않는다.

080 정답 ②

돕는 방법: 대상자의 고개를 옆으로 부드럽게 돌려주어 배액이 잘 되도록 해주고, 젖은 헝겊으로 입안을 닦아준다. 분비물 배출을 위해 옆에 가습기를 켜둔다.

081 정답 ④

사후 강직은 사망 2~4시간 후부터 시작되어 약 96시간 지속되므로 사후 강직이 시작되기 전에 바른 자세를 취하게 한다.

082 정답 ④

대상자를 바로 눕히고, 베개를 이용하여 어깨와 머리를 올려혈액 정체로 인한 얼굴색의 변화를 방지하고 입이 벌어지는 것을 예방한다.
① 침상머리를 높이고 대상자의 머리를 옆으로 돌려주는 것

은 임종이 가까운 대상자를 요양보호할 시 분비물 배출을 용이하게 하여 질식을 예방하기 위해서이다.

083 정답 ①

② 소변량이 줄어든다.
③ 점차 피부색이 파랗게 변한다.
④ 혈압이 떨어지고 맥박이 약해진다.
⑤ 음식 및 음료섭취에 무관심해진다.

084 정답 ④

사전연명의료의향서: 말기환자나 임종과정 전에 19세 이상이면 누구나 작성할 수 있으며, 직접 결정할 수 없는 상황이 발생할 것을 대비해 작성·등록할 수 있다.

085 정답 ②

① 장지에 가는 일이나 장례식에는 참석하지 않는다.
③ 가족의 태도와 행동을 판단하지 말고 중립적 자세를 유지한다.
④ 가족들과 관계를 형성하면서 함께 있는다.
⑤ 안아 주거나 손을 잡는 등 적절한 신체접촉, 감정에 초점을 맞춘 경청으로 정서적 지지를 한다.

086 정답 ①

④ 대상자가 반응은 없으나 정상적인 호흡과 효과적인 순환을 보이면 시행한다.
⑤ 대상자의 몸 앞쪽으로 한쪽 팔을 바닥에 대고 다른 쪽 팔과 다리를 구부린 채로 대상자를 옆으로 돌려 눕힌다.

087 정답 ②

심폐소생술은 갑작스러운 심장마비, 질식, 사고로 인하여 폐와 심장의 활동이 멈추게 되는 경우 호흡과 혈액순환을 유지함으로써 심장, 뇌, 그 외의 주요 장기에 산소를 공급하여 대상자의 생명을 구하는 데 그 목적이 있다.

088   정답 ③

① 대상자의 가슴이 약 5cm 눌릴 수 있게 체중을 실어 깊고, 강하게 압박하며 매 압박 시 압박위치가 바뀌지 않게 한다.
② 양팔의 팔꿈치를 곧게 펴서 어깨와 일직선을 이루게 하고 구조자의 어깨와 대상자의 가슴이 수직이 되게 한다.
④ 1분당 100~120회 속도로 압박한다.
⑤ 손가락이 가슴에 닿지 않게 압박한다.

089   정답 ④

회복자세는 혀나 구토물로 인해 기도가 막히는 것을 예방하고 흡인의 위험성을 줄이기 위한 방법이다. 대상자가 반응은 없으나 정상적인 호흡과 효과적인 순환을 보이면 시행한다. 대상자의 몸 앞쪽으로 한쪽 팔을 바닥에 대고 다른 쪽 팔과 다리를 구부린 채로 대상자를 옆으로 돌려 눕힌다.

090   정답 ③

① 대상자를 억지로 경련을 멈추게 하지 말고 주의 깊게 관찰한다.
② 119에 신고 후 전화기를 스피커폰으로 하여 조언에 따른다.
④ 의료진이 올 때까지 맥박과 호흡을 확인한다.
⑤ 위험한 곳이 아니라면 가능한 이동하지 않는다.

091   정답 ③

경련은 근육이 별다른 이유없이 갑자기 수축하거나 떨게 되는 현상으로 호흡곤란을 일으키고 신체가 뻣뻣해진다. 뿐만 아니라 대소변이 조금씩 새어나오기도 한다.

092   정답 ⑤

설압자는 호흡곤란을 일으키거나 입안에 상처를 낼 수 있다. 경련성 질환이 없던 대상자가 경련을 일으키거나 5분 이상 경련이 지속될 때는 즉시 119에 신고하고 시설장, 간호사 등에게 보고한다.

093   정답 ④

① 대상자의 증거물이나 소지품을 보존한다.
② 요양보호사는 의약품을 사용할 수 없다. 다만 외용약품 또는 대상자가 평소에 사용하는 상비약품의 경우에만 줄 수 있다.
③ 대상자에게 손상을 입힌 화학약품, 약물, 잘못 먹은 음식뿐만 아니라 구토물 등도 병원으로 함께 가져간다.
⑤ 대상자에게 처치를 하고자 시간을 소비해서는 안 된다.

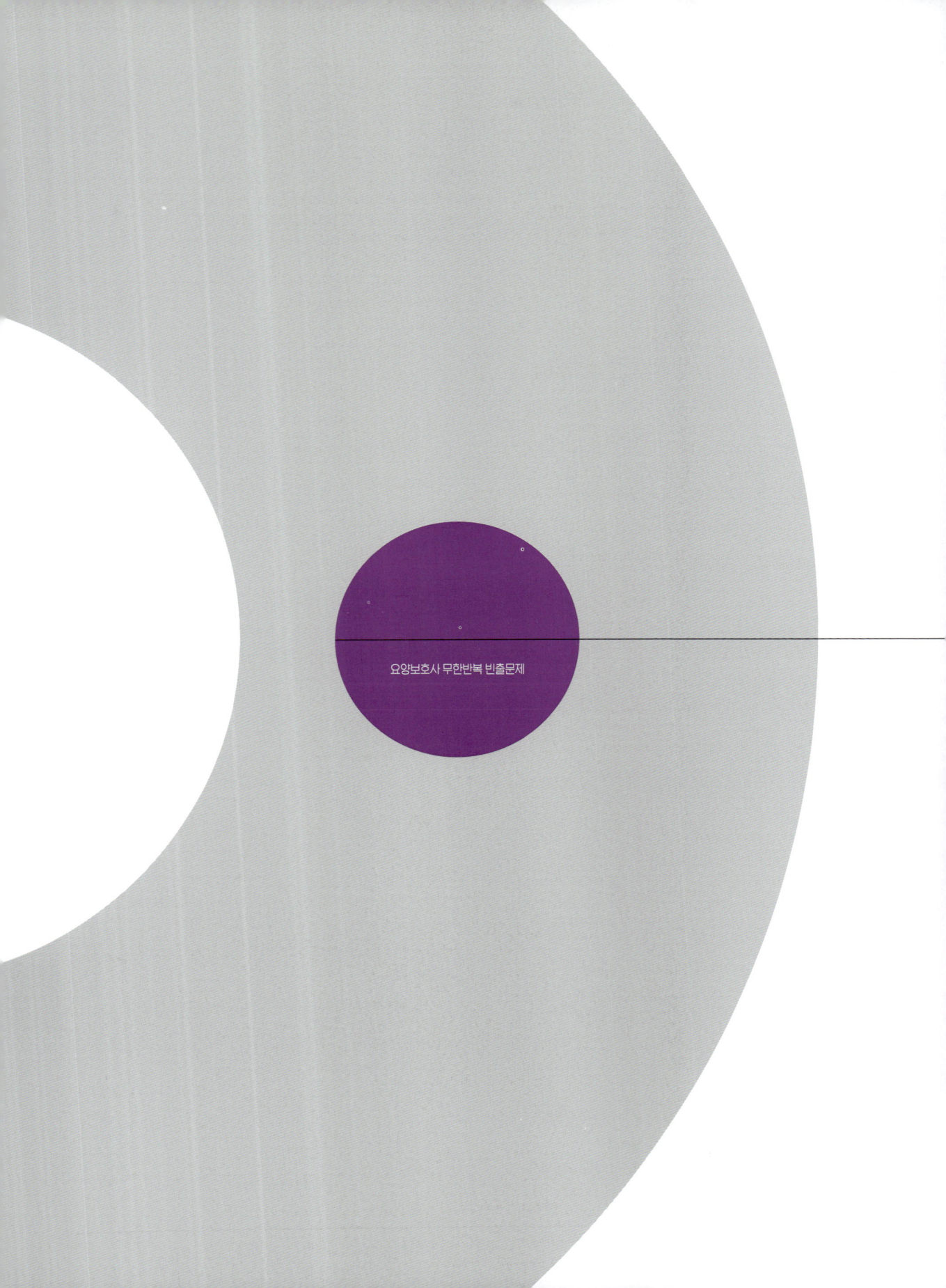

요양보호사 무한반복 빈출문제

PART 2

실전모의고사
정답 및 해설

CARE WORKER

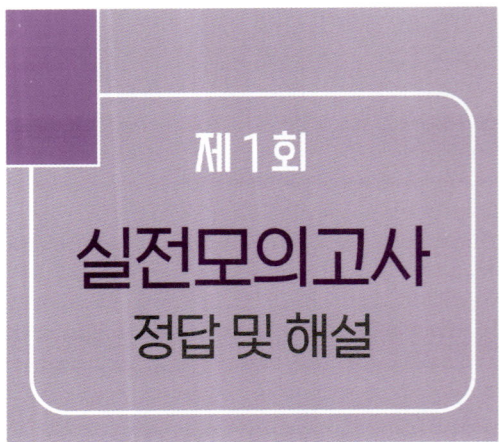

제1회
실전모의고사
정답 및 해설

▌ 1교시 필기시험

01	②	02	③	03	④	04	⑤	05	②
06	②	07	⑤	08	①	09	⑤	10	⑤
11	②	12	③	13	④	14	④	15	④
16	②	17	③	18	④	19	④	20	④
21	③	22	⑤	23	⑤	24	①	25	④
26	④	27	③	28	④	29	⑤	30	②
31	③	32	④	33	④	34	④	35	③

▌ 2교시 실기시험

01	④	02	②	03	⑤	04	④	05	④
06	③	07	④	08	⑤	09	⑤	10	⑤
11	④	12	④	13	⑤	14	⑤	15	④
16	①	17	②	18	③	19	②	20	③
21	②	22	③	23	④	24	①	25	①
26	④	27	①	28	④	29	③	30	④
31	①	32	⑤	33	④	34	⑤	35	⑤
36	④	37	③	38	①	39	①	40	③
41	④	42	③	43	③	44	④	45	③

01   정답 ②

사회보험은 국민에게 발생할 수 있는 질병, 실업, 장애, 사망, 소득 상실 등의 사회적 위험을 보험의 방식으로 대처하는 제도이다. 제시된 〈보기〉는 노인장기요양보험에 대한 설명이다.

사회보험
- **국민건강보험**: 국민의 질병, 부상에 대한 예방, 진단, 치료, 재활과 출산, 사망 및 건강 증진에 대하여 보험 급여를 제공함으로써 국민보건 향상과 사회보장 증진에 기여한다.
- **국민연금보험**: 국민의 노령, 장애 또는 사망에 대하여 연금 급여를 함으로써 국민의 생활 안전과 복지 증진에 기여한다.
- **고용보험**: 실업의 예방, 고용의 촉진 및 근로자의 직업 능력의 개발과 향상을 꾀하고 국가의 직업지도와 직업소개 기능을 강화하며, 근로자가 실업한 경우에 생활에 필요한 급여를 하여 근로자의 생활 안정과 구직 활동을 촉진한다.
- **산업재해보상보험**: 근로자의 업무상 재해를 신속하고 공정하게 보상하며, 재해근로자의 재활 및 사회복귀를 촉진한다.
- **노인장기요양보험**: 고령이나 노인성 질병 등의 사유로 일상생활을 혼자서 수행하기 어려운 노인 등에게 제공하는 신체 활동 또는 가사 활동 지원 등의 장기요양 급여에 관한 사항을 규정하여 노후의 건강 증진 및 생활 안정을 도모하고 그 가족의 부담을 덜어줌으로써 국민의 삶의 질을 향상하도록 함을 목적으로 한다.

02   정답 ③

초고령 사회는 전체 인구 대비 65세 이상 노인인구가 20 % 이상인 경우이다. 고령화 사회 단계는 아래와 같다.

고령화 사회 단계
- **고령화 사회**: 전체 인구 대비 65세 이상 노인인구가 7 % 이상 14 % 미만
- **고령 사회**: 전체 인구 대비 65세 이상 노인인구가 14 % 이상 20 % 미만
- **초고령 사회**: 전체 인구 대비 65세 이상 노인인구가 20 % 이상

03 　　　　　　　　　　　　　　　　정답 ④

뇌졸중으로 일상생활이 힘든 55세 남성의 경우 65세 미만의 노인성 질병을 가진 자로서 거동이 현저히 불편하므로 장기요양급여 대상자가 된다.

> **장기요양급여 대상자**
> 65세 이상 노인 또는 65세 미만의 노인성 질병을 가진 자로서 거동이 현저히 불편하거나 치매 등으로 인지가 저하되어 장기요양이 필요한 자에 해당한다.

04 　　　　　　　　　　　　　　　　정답 ⑤

자아실현의 욕구 충족에 따라 기본적인 사회적 욕구의 충족뿐 아니라 성장에 대한 욕구 충족을 지원하여 다양한 노인문제를 미연에 예방하고 해결하는 것이다. 노인복지의 목적은 아래와 같다.

> **노인복지의 목적**
> • **노인의 안정된 생활유지**: 최저 수준의 생활이 아니라 최적 수준의 생활을 보장하는 것이다.
> • **자아실현의 욕구 충족**: 기본적인 사회적 욕구의 충족뿐 아니라 성장에 대한 욕구충족을 지원하여 다양한 노인문제를 미연에 예방하고 해결하는 것이다.
> • **사회통합의 유지**: 노년기에도 사회활동에 적극적으로 참여하고 평생 동안 쌓아온 지혜와 경험을 바탕으로 국가의 사회적 발전에 기여할 수 있는 기회가 제공되어야 한다.

05 　　　　　　　　　　　　　　　　정답 ②

노인일자리지원기관은 지역사회 등에서 노인일자리의 개발 · 지원, 창업 · 육성 및 노인에 의한 재화의 생산 · 판매 등을 직접 담당한다.
① **노인취업알선기관**: 노인에게 취업 상담 및 정보를 제공하거나 노인일자리를 알선하는 기관
③ **노인인력개발기관**: 노인일자리개발 · 보급사업, 조사사업, 교육 · 홍보 및 협력사업, 프로그램인증 · 평가사업 등을 지원하는 기관
⑤ **노인복지관**: 노인의 교양 · 취미생활 및 사회참여활동 등에 대한 각종 정보와 서비스를 제공하고, 건강증진 및 질병예방과 소득보장 · 재가복지, 그 밖에 노인의 복지증진에 필요한 서비스를 제공

06 　　　　　　　　　　　　　　　　정답 ②

심신의 기능 상태 장애로 일상생활에서 상당 부분 다른 사람의 도움이 필요한 자는 장기요양 2등급에 해당한다.

> **장기요양등급 판정 기준**
> • **장기요양 1등급**: 심신의 기능 상태 장애로 일상생활에서 전적으로 다른 사람의 도움이 필요한 자(95점 이상)
> • **장기요양 2등급**: 심신의 기능 상태 장애로 일상생활에서 상당 부분 다른 사람의 도움이 필요한 자(75점 이상 95점 미만)
> • **장기요양 3등급**: 심신의 기능 상태 장애로 일상생활에서 부분적으로 다른 사람의 도움이 필요한 자(60점 이상 75점 미만)
> • **장기요양 4등급**: 심신의 기능 상태 장애로 일상생활에서 일정 부분 다른 사람의 도움이 필요한 자(51점 이상 60점 미만)
> • **장기요양 5등급**: 치매대상자(45점 이상 51점 미만)
> • **인지지원 등급**: 치매대상자(45점 미만)

07 　　　　　　　　　　　　　　　　정답 ⑤

장기요양요원은 방문간호에 관한 업무를 수행하는 자를 말한다. 기간은 다음과 같다.

> • 간호사로서 2년 이상의 간호 업무 경력이 있는 자
> • 간호조무사 중 3년 이상의 간호보조 업무 경력이 있는 자로서 보건복지부장관이 지정한 교육기관

08 　　　　　　　　　　　　　　　　정답 ①

목욕서비스를 제공하기 위한 목욕시설은 노인복지관이나 사회복지관 등에 설치되어 있다.

09 　　　　　　　　　　　　　　　　정답 ⑤

보호의 원칙은 보살핌과 보호를 받아야하는 것을 말한다.
① 참여의 원칙 – 사회활동에 참여
② 존엄의 원칙 – 공정한 대우와 평가
③ 자아실현의 원칙 – 잠재력 계발
④ 독립의 원칙 – 자립적 생활

보호의 원칙 세부설명은 다음과 같다.

> **보호의 원칙**
> • 사회의 문화적 가치체계에 따라 가족과 지역사회의 보살핌과 보호를 받아야 한다.
> • 최적의 신체적, 정신적, 정서적 안녕을 유지하거나 되찾도록 도움을 받고, 질병을 예방하거나 지연하는 건강보호 서비스를 이용할 수 있어야 한다.
> • 노인의 자율과 보호를 높이는 사회적, 법률적인 서비스를 이용할 수 있어야 한다.
> • 시설에서는 인간적이고 안전한 환경에서 보호, 재활, 사회적 · 정신적 격려 서비스를 제공 받아야 한다.
> • 보호 및 치료 시설에 거주할 때도 기본적 인권과 자유를 누릴 수 있어야 한다.

10 　　　　　　　　　　정답 ⑤

노인의 경우, 조직의 예비능력이 저하되면서 일상생활이 적응력이 떨어져 힘든 상황이 발생할 수 있다.

11 　　　　　　　　　　정답 ②

청장년기에는 심적 에너지가 바깥 사회생활로 향해 있다가 노년기에 접어들면서 내면으로 향하기 때문에 내향성이 나타난다. 사회적 활동이 감소하고 타인과 만나는 것을 기피할 뿐만 아니라 내향적인 성격이 되어간다. 따라서 수동성이 증가한다.

12 　　　　　　　　　　정답 ③

현대사회에서의 고부갈등도 나타난다. 부부 간의 갈등과 붕괴 및 가족기능의 상실을 초래한다.
① **빈둥지증후군**: 자녀가 독립하여 집을 떠난 뒤에 부모가 경험하게 되는 슬픔과 외로움과 상실감
⑤ **수정확대가족**: 노인 부모가 자녀와 근거리에 살면서 자녀의 보살핌을 받는 가족 형태

13 　　　　　　　　　　정답 ④

① 눈부심의 증가
② 눈물의 양 감소
③ 각막반사 저하
⑤ 빛 순응 감소

14 　　　　　　　　　　정답 ④

친구 또는 배우자의 사별은 막연히 느끼던 죽음이 현실화되면서 심한 절망감, 허무감을 갖는다.

15 　　　　　　　　　　정답 ④

다음 사례는 자기방임에 해당한다. 자기방임은 노인 스스로 의식주 제공 및 의료 처치 등의 최소한의 자기 보호관련 행위를 의도적으로 포기하거나 비의도적으로 관리하지 않아 심신이 위험한 상황 또는 사망에 이르게 되는 경우를 말한다.

16 　　　　　　　　　　정답 ②

다음 사례에서 요양보호사는 정보 전달자로서 역할을 한다. 대상자의 신체, 심리에 관한 정보를 가족, 시설장 또는 관리책임자, 간호사, 의료기관의 의료진에게 전달하며 필요시 이들의 지시 사항을 대상자와 그의 가족에게 전달한다.

17 　　　　　　　　　　정답 ⑤

다음 제시문은 질 높은 서비스를 받을 권리에 대한 설명이다.

18 　　　　　　　　　　정답 ④

기록은 종류와 방법이 다양하지만 각 사례를 위한 서비스를 계획, 실행하고 평가하는데 사용된다. 서비스의 지속성과 연속성을 유지하고자 업무기록을 한다.

19 　　　　　　　　　　정답 ②

① 대상자의 종교를 존중한다.
③ 경제적 지위를 이유로 대상자를 차별 대우하지 않는다.
④ 업무수행 과정은 기록하여 시설장, 간호사 등에게 보고한다.
⑤ 대상자의 눈높이에 자신의 시선을 맞춘다.

20 　　　　　　　　　　정답 ④

만성기관지염을 치료 및 예방하기 위해서는 지나치게 뜨겁거나 차가운 음식 및 자극적인 음식을 금지해야 한다.

만성기관지염 치료 및 예방
- 심호흡과 기침을 하여 기관지 내 가래 배출
- 거담제와 기관지확장제를 사용하여 가래를 묽게 하고 좁아진 기도 확장
- 지나치게 뜨겁거나 차가운 음식 및 자극적인 음식 금지
- 소화가 잘 되는 음식으로 여러 번 나누어 식사
- 금연
- 오염된 공기에 노출 금지 및 공기청정기 설치
- 갑작스러운 온도 변화, 차가운 기후 및 습기 많은 기후에 노출 금지

- 3개월 이상 부신피질 호르몬 요법을 받았거나 장기적인 혈전 예방 약물(아스피린, 헤파린 등) 복용
- 흡연, 음주, 카페인의 과다 섭취
- 젊었을 때 본인 체중 10% 이상의 무리한 다이어트
- 유전적인 요소

21 정답 ③

혈압은 심장에서 뿜어내는 혈액이 혈관의 벽에 미치는 압력을 말하며 혈관이 좁아지거나 심장이 한 번에 내보내는 혈액의 양이 늘어나면 혈압이 높아지게 된다.
① 혈압은 음식 섭취, 음주, 통증, 혈압 측정 시간, 몸의 자세, 정신적인 긴장, 신체활동, 감정, 계절에 따라 변화한다.
② 가장 이상적인 혈압은 120/80mmHg이다.
④ 전체 고혈압의 90% 이상이 일차성 고혈압이다.
⑤ 일반적으로 고혈압이란 성인의 최고 혈압이 140mmHg이고 최저 혈압이 90mmHg 이상인 경우이다.

22 정답 ⑤

골다공증은 뼈세포가 상실되고 골밀도가 낮아져 골절이 발생하기 쉬운 상태를 말하며 영양 흡수장애 및 칼슘 섭취 부족이 원인이 될 수 있다.
① 유전적 요소로 인해 발생 가능하다.
② 젊었을 때 본인 체중 10% 이상의 무리한 다이어트를 할 경우에 발생 가능하다.
③ 3개월 이상 부신피질 호르몬 요법을 받았거나 장기적인 혈전 예방 약물(아스피린, 헤파린 등)을 복용할 경우가 있다.
④ 운동 부족으로 인해 발생 가능하다.

골다공증의 원인
- 폐경, 여성 호르몬 부족
- 골격이 약하고 저체중
- 운동 부족
- 갑상선 및 부갑상선 질환
- 척추골절 등 40세 이후 골절 경험
- 영양 흡수장애 및 칼슘 섭취 부족

23 정답 ⑤

① 일상생활 수행이 어렵다.
② 공격적이거나 초조한 심리를 보인다.
③ 밥 먹기, 배변하기 등의 단순한 행위 수행도 하지 못한다.
④ 과거에는 능숙하게 잘 해 온 활동을 제대로 수행하지 못하게 된다.

24 정답 ①

② 치매는 경험한 사건 전체나 중요한 일도 잊는다.
③ 건망증은 경험의 일부 중 사소하고 덜 중요한 일을 잊는다.
④ 건망증은 힌트를 주거나 시간이 지나 곰곰이 생각하면 기억이 난다.
⑤ 치매는 일상생활에 지장이 있고 건망증은 지장이 없다.

25 정답 ④

동물성 단백질은 체중 1kg당 0.5~0.6g 만으로 충분하고 적어도 1일 단백질의 1/3~1/4은 동물성 단백질로 공급하도록 한다. (1일 단백질 필요량은 체중 1kg 당 1g)

26 정답 ④

노인이 복용 중인 질병 치료제가 정상적인 성 활동을 방해한다.
① 강심제, 이뇨제, 항고혈압제, 신경안정제, 항진정제 등은 남성과 여성 모두에게 성 문제를 유발한다.
② 과도한 알코올 섭취는 여성의 오르가슴을 지연한다.
③ 관절염 대상자의 통증 완화를 위한 항염증성 약물은 성적 욕구를 감소시킨다.
⑤ 배우자 중 한 사람이나 부부 모두가 질병이 있을 때 성기능이 감소한다.

정답 및 해설

27   정답 ③

67세 할머니는 요양원 입소 시, 대상포진을 접종해야 한다. 65세 이상 노인은 반드시 대상포진, 인플루엔자, 폐렴구균, 파상풍, 디프테리아 예방 접종을 하도록 권장한다.

노인대상 예방접종 종류
- **인플루엔자**: 모든 성인(매년 1회 접종)
- **파상풍/디프테리아/백일해**: 1차 기본 접종은 디프테리아, 파상풍, 백일해를 접종하고 이후 10년마다 파상풍과 디프테리아를 추가 접종
- **폐렴구균**: 50~64세의 경우 위험군에 대해 1~2회 접종, 65세 이상 성인의 경우 1회 접종
- **대상포진**: 50~64세의 경우 1회 접종, 65세 이상 성인 경우에도 1회 접종

28   정답 ④

나머지는 욕창 발생 위험 요소가 적다.

29   정답 ⑤

뇌졸중이란 뇌에 혈관을 공급하는 혈관이 막히거나 터져서 뇌손상으로 신체장애가 발생하는 질환을 의미한다. 뇌졸중에 걸린 대상자의 경우 언어장애 증상을 보이며 왼쪽 팔과 다리를 가누지 못하기도 한다.

뇌졸중 증상
- 반신마비
- 전신마비
- 반신감각장애(감각이상 · 감각소실)
- 언어장애
- 두통 및 구토
- 의식장애
- 어지럼증
- 운동 실조증
- 시력장애
- 삼킴(연하) 장애
- 치매

30   정답 ②

신체기능 저하는 주요지표에 해당한다.

영양결핍의 위험 요인과 주요 지표
- **위험 요인**: 부적절한 음식섭취, 빈곤, 사회적 고립, 의존/불능, 급성/만성질환, 장기간의 약물 사용, 80세 이상의 고령, 우울, 알코올 중독, 인지장애, 식욕부진, 오심(토할 것 같은 느낌), 연하곤란 등
- **주요 지표**: 체중감소, 마르고 약해보임, 신체기능 저하, 부적절한 식이, 배변양상 변화, 피로, 무감동, 상처 회복 지연, 탈수

31   정답 ③

체위변경은 관절의 움직임을 돕고 변형을 방지한다.

32   정답 ②

① 메시지를 천천히, 조용히 반복한다.
③ 불쾌감을 주는 언어를 쓰거나 아이처럼 취급하여 반말을 하지 않는다.
④ 사물의 위치를 시계방향으로 설명한다.
⑤ 대상자의 주체성 강화 훈련을 위하여 이름과 존칭을 함께 사용한다.

33   정답 ④

사교오락 활동에는 영화, 연극, 음악회, 전시회 등이 있다. 여가활동의 유형은 다음과 같다.

여가활동의 유형
- **자기계발 활동**: 책 읽기, 독서교실, 그림 그리기, 서예교실, 시낭송, 악기연주, 백일장, 민요교실, 창작활동
- **가족중심 활동**: 가족 소풍, 가족과의 대화, 외식 나들이
- **종교참여 활동**: 교회, 사찰, 성당 가기
- **사교오락 활동**: 영화, 연극, 음악회, 전시회
- **운동 활동**: 체조, 가벼운 산책
- **소일 활동**: 텃밭 야채 가꾸기, 식물 가꾸기, 신문 보기, 텔레비전 시청, 종이접기, 퍼즐놀이

34   정답 ④

장기요양 유효기간은 장기요양인정서에 기재한다.

35　　　　　　　　　　　　　　정답 ③

임종 적응 단계 중 부정의 경우, 대상자는 자신의 병을 의식하면서도 이러한 사실에 대해 충격적으로 반응하며 사실로 받아들이려 하지 않는다.

2교시 실기시험

01　　　　　　　　　　　　　　정답 ④

① 동물성 식품의 섭취를 줄이고, 식물성 지방을 섭취한다.
② 하루에 6~8잔 생수를 마신다.
③ 통곡식, 생채소, 생과일을 많이 섭취한다.
⑤ 영양소가 골고루 들어있는 식품을 소량씩 규칙적으로 섭취한다.

02　　　　　　　　　　　　　　정답 ②

육류보다는 고섬유질 음식 섭취, 단 음식과 술의 섭취를 제한한다.

03　　　　　　　　　　　　　　정답 ⑤

〈보기〉는 착각 및 환각 관리와 관련된 설명이다. 섬망의 치료 및 예방에는 지남력의 유지, 신체통합성 유지, 개인의 정체성 유지, 초조의 관리, 착각 및 환각 관리, 야간의 혼돈 방지가 있다.

04　　　　　　　　　　　　　　정답 ④

① 치매 대상자가 할 수 있는 일은 스스로 하도록 한다.
② 치매 대상자가 반복적으로 해오던 일들을 하게 한다.
③ 치매 대상자의 생활 자체를 소중하게 여겨 환경을 바꾸지 않는다.
⑤ 규칙적인 생활로 정신적 혼란을 줄인다.

05　　　　　　　　　　　　　　정답 ④

① 물을 마시는 양보다 마시는 방법이 중요하다.
② 질환에 따라 물 마시는 방법을 달리해야 한다.
③ 마시는 양은 자신의 체중에 30~33㎖를 곱한다.

⑤ 녹차 · 커피 · 맥주는 탈수를 유발하지만 주스는 수분을 보충할 수 있다.

수분 섭취 방법	
마시는 양	자신의 체중×30~33㎖
마시는 간격	한 시간에 한 잔(200㎖)
마시는 방법	한 번에 500㎖이상 마시지 말고, 한두 모금씩 천천히 마신다.
물 이외 음료수	주스는 수분 보충 가능, 녹차 · 커피 · 맥주는 탈수 유발

06　　　　　　　　　　　　　　정답 ③

① 건강기능식품은 의약품이 아니지만 의사, 약사와 충분히 상의한 후 복용한다.
② 철분제는 오렌지주스와 함께 복용하면 흡수가 잘 된다.
④ 진료 후 이전 처방약을 이어서 복용하지 않는다.
⑤ 약 복용시간을 준수해야 한다.

07　　　　　　　　　　　　　　정답 ④

폭염으로 인해 현기증, 메스꺼움, 두통, 근육 경련 등이 있을 때에는 시원한 물이나 음료를 천천히 마셔야 한다.

08　　　　　　　　　　　　　　정답 ⑤

① 탄 음식은 피한다.
② 짠 음식을 덜 먹는다.
③ 채소와 과일을 충분히 섭취한다.
④ 균형 잡힌 식사를 위해 매끼 여섯 가지 식품군을 골고루 섭취한다.

09　　　　　　　　　　　　　　정답 ⑤

① 신체에 꽉 끼는 옷은 피한다.
② 피부에 화상을 입을 수 있으므로 뜨거운 물주머니는 조심한다.
③ 도넛모양의 베개 사용을 삼간다.
④ 2시간마다 체위변경을 해준다.

10 정답 ⑤

① 야간에 수분 섭취를 제한한다.
② 수분 섭취량을 적당량 유지한다.
③ 4시간 간격으로 배뇨하도록 한다.
④ 그대로 두는 것이 아니라 배뇨 후 치골상부를 눌러주도록 한다.

11 정답 ④

단추 대신 부착용접착천으로 여미는 옷을 이용하는 것이 적합하다.

12 정답 ⑤

질식이 유발되면 하임리히법을 실시한다. 하임리히법은 음식물 따위가 기도로 들어갔을 때 이를 빼내기 위한 응급 처치 방법이다.

13 정답 ⑤

① 치약, 핸드크림, 간장, 기름, 된장 등을 절대 바르면 안 된다.
② 수압에 의한 화상 입은 피부가 손상을 입으므로 위험하다.
③ 어떠한 물집도 터뜨리면 안 된다.
④ 환부를 즉시 찬물에 담근다.

14 정답 ②

① 꽉 붙잡거나 억지로 경련을 멈추게 하지 않는다.
③ 대상자의 머리 아래에 부드러운 것을 대주고 위험한 물건을 치운다.
④ 입에 이물질을 넣지 않는다.
⑤ 넥타이를 풀어 편하게 호흡하도록 한다.

15 정답 ③

폐와 혈관 내에는 심폐기능이 멈춘 후 약 6분 정도까지 생명을 유지할 수 있는 산소의 여분이 있으나 4~6분 이상 혈액순환이 되지 않는 경우 뇌 손상이 온다.

16 정답 ①

자동심장충격기는 반응과 정상적인 호흡이 없는 심정지 대상자에게만 사용한다.
② 오른쪽 패드는 오른쪽 빗장뼈 밑에 붙이며 왼쪽 패드는 왼쪽 중간 겨드랑선에 붙인다.
③ 제세동 실시 전 다른 사람이 환자로부터 떨어져 있는지 확인한다.
④ 분석중이라는 음성지시가 나오면 심폐소생술을 멈추고 대상자에게서 손을 뗀다.
⑤ 제세동 시행 후 30 : 2 비율로 가슴압박과 인공호흡을 반복한다.

17 정답 ②

대상자를 존중하고 요구를 최대한 반영한다.

18 정답 ③

① 휠체어에 앉을 때도 휠체어를 식탁에 가까이 붙이고 팔을 올렸을 때 편해야 한다.
② 팔받침, 등받이가 있는 의자는 안전하고 좌우 균형을 잡는 데 도움이 된다.
④ 의자의 높이는 발바닥이 바닥에 닿을 수 있는 정도이어야 안전하다.
⑤ 식탁의 높이는 의자에 앉았을 때 식탁의 윗부분이 대상자의 배꼽 높이에 오는 것이 가장 좋다.

19 정답 ②

비위관을 통해 영양 주입 시 비위관이 빠졌을 경우 즉시 시설장, 간호사에게 보고한다.

20 정답 ③

약을 따르기 전에 약물을 흔들어 섞고, 색이 변하거나 혼탁한 약물은 버린다.

21 정답 ②

주사 주입은 의료인의 영역이므로 요양보호사는 주사 주입을 하면 안 된다.

22 정답 ③

대상자의 요로감염을 예방하고자 소변주머니를 아랫배보다 낮게 들도록 한다.

23 정답 ③

① **의치 빼기**: 윗니를 먼저 빼며, 아래 의치는 왼쪽을 오른쪽보다 낮게 하면서 돌려 뺀다.
② **의치 세척 법**: 흐르는 미온수에 칫솔을 이용하여 깨끗이 닦는다.
④ **의치 끼우기**: 윗니를 끼울 때는 엄지와 검지로 잡아 엄지가 입안으로 들어가게 하여 한 번에 끼운다.
⑤ **의치 끼우기**: 아랫니는 검지가 입안으로 향하게 하여 아래쪽으로 밀어 넣는다.

24 정답 ①

세수 돕기 순서: 눈 밑 → 코 → 뺨 → 입 주위 → 이마(머리쪽) → 귀의 뒷면 → 귓바퀴 → 목

25 정답 ①

② 욕조에 들어갈 때 우측 다리(건강한 다리)부터 들어간다.
③ 식사 직전 또는 식사 직후는 피한다.
④ '다리 → 팔 → 몸통'의 순서로 물로 헹구고 회음부를 닦는다.
⑤ 목욕은 20~30분 이내로 끝낸다.

26 정답 ④

① 바닥에 왁스칠은 하지 않는다.
② 자연 채광이 들어오게 한다.
③ 대상자 방의 불을 켜놓는다.
⑤ 창가에 물건을 두어 햇빛을 차단하지 않는다.

27 정답 ①

섬유소 섭취를 위해 과일, 채소, 현미, 해조류 등을 섭취한다.

28 정답 ①

② 대상자의 습관에 맞추어 정리 정돈한다.
③ 손이 닿는 높이로 정리한다.
④ 침상 주변은 깨끗하게 정리 정돈한다.
⑤ 정리 후에 물건은 제자리에 놓는다.

29 정답 ③

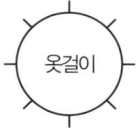

위 그림은 햇볕에 건조, 옷걸이에 걸어서 건조와 관련된 건조 표시기호이다.

30 정답 ⑤

① 다른 용기에 담아 냉장보관하고 빨리 섭취한다.
② 식초물에 담가 냉장실에 보관한다.
③ 반드시 대상자에게 설명한 후 폐기한다.
④ 조개류는 신문지에 싸서 냉동 보관한다.

31 정답 ①

나머지는 잘 듣는 것을 방해하는 태도이다.

32 정답 ⑤

제시된 대화에서 요양보호사는 대상자의 말에 잘 공감하고 있다.

> **공감**
> • 상대방이 하는 말을 상대방의 관점에서 이해하고, 감정을 함께 느끼며, 자신이 느낀 바를 전달하는 것
> • 공감능력은 다른 사람의 상황이나 기분을 같이 느낄 수 있는 능력
> • 바람직한 공감은 상대방의 말에 충분히 귀를 기울이고 그 말을 자신의 말로 요약해서 다시 반복해주는 것

33 　　　　　　　　　　정답 ④

① 서비스의 과정과 결과를 정확하게 기록한다.
② 간단명료하게 그리고 애매한 표현은 피하고 구체적으로 기록한다.
③ 객관적인 사실을 토대로 기록한다.
⑤ 중요한 내용은 대상자의 동의를 구한 후 기록한다.

> **요양보호 기록의 원칙**
> • 사실을 있는 그대로 기록한다.
> • 육하원칙을 바탕으로 기록한다.
> • 서비스의 과정과 결과를 정확하게 기록한다.
> • 기록을 미루지 않고, 그때그때 신속하게 작성한다.
> • 공식화된 용어를 사용한다.
> • 간단명료하게 기록한다.
> • 기록자를 명확하게 한다.
> • 애매한 표현은 피하고 구체적으로 기록한다.

34 　　　　　　　　　　정답 ⑤

불편한 쪽 다리와 보행기를 함께 앞으로 한 걸음 정도 옮기고 건강한 다리를 앞으로 옮긴다.

35 　　　　　　　　　　정답 ⑤

① 대상자의 말하는 속도에 맞춘다.
② 명확하고 이해하기 쉬운 언어를 사용한다.
③ 너무 작거나 크게 말하지 않는다.
④ 대상자는 이름으로 호칭하는 것이 원칙이나 대상자의 동의 하에 어르신 등으로 부른다.

36 　　　　　　　　　　정답 ④

① 춥지 않을 때에는 30분 정도 햇볕을 쪼인다.
② 미지근한 바람으로 건조시킨다.
③ 약간 미지근한 물수건으로 찜질한다.
⑤ 파스는 붙이지 않는다.

37 　　　　　　　　　　정답 ③

① 음식 섭취량은 적절히 유지한다.
② 방을 화장실에서 가까운 곳에 배정한다.
④ 비난하거나 화를 내지 않는다.
⑤ 기저귀는 가능하면 착용하지 않도록 한다.

38 　　　　　　　　　　정답 ①

② 위험한 물건은 대상자가 발견할 수 없는 곳에 보관한다.
③ 문은 방 안에서 잠그지 못하는 문으로 설치한다.
④ 유리로 된 탁자는 놓아두지 않는다.
⑤ 방은 2층보다는 1층이 좋다.

39 　　　　　　　　　　정답 ①

② 산책과 같은 옥외활동을 시킨다.
③ 규칙적인 취침시간을 갖도록 한다.
④ 외출을 하려고 하면 요양보호사가 함께 동행한다.
⑤ 적정 침실온도 20~22℃를 유지한다.

40 　　　　　　　　　　정답 ③

반복적 질문이나 행동을 돕는 방법으로는 좋아하는 노래를 함께 부르는 것이 있다. 치매 대상자의 반복적 질문이나 행동을 돕는 방법은 다음과 같다.

> • 크게 손뼉을 치는 등 관심을 바꾸는 소음을 낸다.
> • 대상자가 좋아하는 음식을 준다.
> • 좋아하는 노래를 함께 부른다.
> • 과거의 경험 또는 고향과 관련된 이야기를 나눈다.
> • 콩 고르기, 나물 다듬기, 빨래 개기 등 단순하게 할 수 있는 일거리를 제공한다.

41 　　　　　　　　　　정답 ④

비협조적인 행동을 할 경우 따뜻한 말로 존중하는 태도를 유지하면서 격려의 말을 해준다.

42   정답 ③

대상자가 만나고 싶은 사람을 만날 수 있도록 돕는다.

43   정답 ③

① **수면의 증가**: 옆에서 손을 잡아 흔들거나 부드럽고 자연스럽게 이야기한다.
② **섭취량 감소**: 작은 얼음 조각이나 주스 얼린 것을 입에 넣어 줘 입안을 상쾌하게 해준다.
④ **실금**: 기저귀를 채워준다.
⑤ **호흡의 불안정**: 상체와 머리를 높여주며 연하게 가습기를 켜둔다.

44   정답 ④

① 대상자의 이마를 뒤로 젖히고 턱을 들어 기도를 개방한다.
② 코를 막은 채 숨을 불어 넣는다.
③, ④ 구조자는 입을 크게 벌려 대상자의 입에 완전히 밀착시켜 공기가 새지 않게 하고 1초에 한 번씩, 가슴 팽창이 관찰될 정도로 숨을 두 번 크게 불어 넣는다.
⑤ 가슴 압박 30번과 인공호흡 2번을 번갈아 가면서 실시한다.

45   정답 ③

대상자를 바로 눕히고, 베개를 이용하여 어깨와 머리를 올려 혈액 정체로 인한 얼굴색의 변화를 방지하고 입이 벌어지는 것을 예방한다.

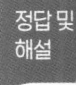

정답 및 해설

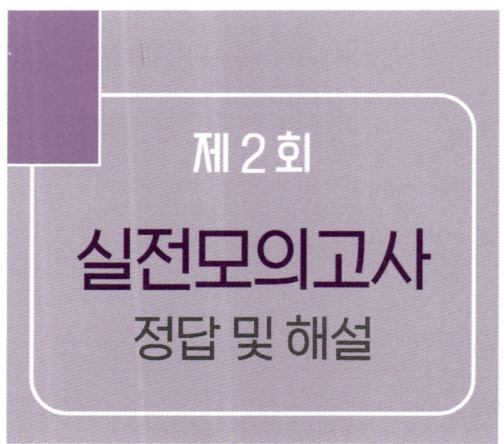

제 2 회

실전모의고사
정답 및 해설

▌ 1교시 필기시험

01	④	02	①	03	③	04	②	05	⑤
06	①	07	①	08	②	09	⑤	10	③
11	④	12	④	13	①	14	④	15	⑤
16	③	17	④	18	④	19	②	20	④
21	③	22	③	23	④	24	①	25	⑤
26	①	27	②	28	②	29	④	30	④
31	④	32	③	33	①	34	③	35	②

▌ 2교시 실기시험

01	④	02	②	03	④	04	①	05	⑤
06	②	07	⑤	08	②	09	⑤	10	②
11	④	12	①	13	①	14	④	15	③
16	①	17	③	18	③	19	①	20	③
21	②	22	①	23	④	24	⑤	25	②
26	⑤	27	①	28	⑤	29	③	30	②
31	④	32	②	33	③	34	⑤	35	④
36	④	37	③	38	②	39	②	40	②
41	⑤	42	②	43	②	44	②	45	④

1교시 필기시험

01 　　　　　　　　　　　　　　　　　　　정답 ④

① 단기보호서비스: 부득이한 사유로 가족의 보호를 받을 수 없어 일시적으로 보호가 필요한 심신이 허약한 노인과 장애노인을 보호시설에 단기간 입소시켜 보호함으로써 노인 및 노인가정의 복지증진을 도모하기 위한 서비스
② 주·야간 보호 서비스: 부득이한 사유로 가족의 보호를 받을 수 없는 심신이 허약한 노인과 장애노인을 주간 또는 야간 동안 보호시설에 입소시켜 필요한 각종 편의를 제공하여 이들의 생활안정과 심신기능의 유지·향상을 도모하고, 그 가족의 신체적·정신적 부담을 덜어주기 위한 서비스
③ 노인보호전문기관: 노인학대행위자에 대한 상담 및 교육, 학대받은 노인의 발견·상담·보호, 노인학대 예방 및 방지를 위한 홍보를 담당하는 기관으로 중앙노인보호전문기관과 지역노인보호전문기관이 있다.
⑤ 방문목욕서비스: 목욕장비를 갖추고 재가노인을 방문하여 목욕을 제공하는 서비스

02 　　　　　　　　　　　　　　　　　　　정답 ①

장기요양인정 신청 및 판정 절차
장기요양 인정신청 → 장기요양인정조사표 → 1차 판정 → 최종판정 → 장기요양인정자 / 등급 외

03 　　　　　　　　　　　　　　　　　　　정답 ③

2020.7.14. 노인장기요양보험법 시행령 개정에 따라 장기요양인정유효기간이 1년 → 2년으로 연장되었다.

4 　　　　　　　　　　　　　　　　　　　정답 ②

노인복지시설 노인의 인권보호 윤리강령에 결정권 위임의 권리는 포함되어 있지 않다.

시설생활노인 권리보호를 위한 윤리강령
• 존엄한 존재로 대우받을 권리
• 질 높은 서비스를 받을 권리
• 안락하고 안전한 생활환경을 제공받을 권리
• 신체구속을 받지 않을 권리
• 사생활과 비밀 보장에 관한 권리
• 차별 및 노인학대를 받지 않을 권리

- 정치, 문화, 종교적 신념의 자유에 대한 권리
- 자신의 재산과 소유물을 스스로 관리할 권리
- 자신의 견해와 불평을 표현하고 해결을 요구할 권리
- 시설 정보에 대한 접근성을 보장받을 권리
- 충분한 정보를 제공받을 권리
- 스스로 입소를 결정하고 계약할 권리
- 개별화된 서비스를 제공받고 선택할 권리
- 이성교제, 성생활, 기호품 사용에 관한 자기 결정의 권리
- 노인 스스로 퇴소를 결정하고 거주지를 선택할 권리

05   정답 ⑤

개인의 생활방식(의복, 머리모양 등)을 선택하거나 결정할 수 있는 권리를 보장한다.

06   정답 ①

②, ④ 언어적 성희롱에 해당한다.
③, ⑤ 육체적 성희롱에 해당한다.

07   정답 ①

노인의 청각은 노화로 인한 노인성 난청이 50세 이후에 두드러지며 여성보다는 남성에게 많다.

08   정답 ②

① 세포의 노화: 뼈와 근육이 위축되어 등이 굽고 키가 줄어들며, 피하지방이 감소하여 전신이 마르고 주름이 많아진다.
③ 잔존능력의 저하: 신체 조직의 잔존능력이 저하되고 적응력이 떨어져 일상생활에서 어려운 상황이 발생할 수 있다.
④ 회복능력의 저하: 만성질환이 있는 노인은 다른 합병증이 쉽게 올 수 있어 사소한 원인으로도 중증에 이를 수 있다.
⑤ 비가역적 진행: 노화는 점진적으로 일어나는 진행성 과정이며 인간의 노력으로 노화의 진행을 막을 수 없다.

09   정답 ⑤

수술 후 5년간은 병원에서 재발 확인 여부를 위한 정기적인 검진을 받는다.

10   정답 ③

노인 부모가 자녀와 근거리에 살면서 자녀의 보살핌을 받는 가족 형태를 수정확대가족이라고 한다.

11   정답 ④

가족의 부양부담이 증가함에 따라 노인복지시설이 필요해졌다. 노인복지시설의 필요성에는 '노인인구의 증가와 고령화, 가족의 부양부담 증가, 핵가족화, 노인가구의 증가, 노인부양 의식의 변화, 국가와 사회의 책임 강조'가 있다.

12   정답 ④

〈보기〉는 노인돌봄종합서비스에 대한 설명이다. 노인돌봄 및 지원서비스에는 독거노인 보호 사업, 독거노인 공동생활홈 서비스, 노인돌봄종합서비스, 노인보호전문기관, 학대피해노인 전용쉼터, 결식 우려 노인 무료급식 지원 등이 있다.
① 독거노인 공동생활홈 서비스: 공동생활공간 운영을 통한 독거노인 고독사 · 자살 예방 및 공동체 형성을 목적으로 하는 사업
② 노인보호전문기관: 노인학대에 전문적이고 체계적으로 대처하여 노인권익을 보호하는 한편, 노인학대 예방 및 노인 인식 대선 등을 통해 노인의 삶의 질 향상을 도모하기 위한 사업
③ 학대피해노인 전용쉼터: 학대피해노인에 대한 일정기간 보호조치 및 심신 치유 프로그램을 제공하는 사업
⑤ 독거노인 보호 사업: 독거노인의 생활 실태 및 복지 욕구 파악, 정기적인 안전 확인, 보건 · 복지서비스 연계 및 조정, 생활교육 등을 통해 독거노인에 대한 종합적인 사회안전망을 구축하는 것을 목적으로 하는 사업

13   정답 ①

② 운동실조증: 소뇌에 뇌졸중이 발생하여 나타난다.
③ 치매: 혈관성 치매로 산소와 영양공급 차단으로 뇌세포가 손상하여 나타난다.
④ 복시: 한 개의 물체가 둘로 보이거나 그림자가 생겨 이중으로 보이는 현상이다.
⑤ 반신마비: 손상된 뇌의 반대쪽 팔다리가 마비되어 발생한다.

14 　　　　　　　　　　　　정답 ④

언어 장애 대상자는 알아듣기는 하나 말을 할 수 없는 경우와 말을 잊어버린 경우가 있다. 문제에 제시된 대화방법 이외에는 다음과 같은 것이 있다.

언어 장애 대상자와의 의사소통 방법
- 대화에 주의를 기울여야 하며 소음이 있는 곳을 피하며 면담을 할 때는 앉아서 하고, 질문에 대한 답변이 끝나기 전에는 다음 질문을 하지 않는다.
- 더불어 눈을 깜빡이거나 손짓, 손에 힘을 주거나 고개를 끄덕이는 등으로 표현해야 한다.

15 　　　　　　　　　　　　정답 ⑤

자기계발 활동에는 책 읽기, 독서교실, 창작활동, 그림 그리기, 서예교실, 시낭송, 백일장, 민요교실 등이 있다.

16 　　　　　　　　　　　　정답 ③

장기요양급여 제공기록지: 대상자에게 제공한 서비스의 내용과 시간, 특이사항을 기입한 것이다. 장기요양급여 제공기록지는 수기로 작성하는 방법과 무선주파수 인식 기술(RFID)을 이용한 재가급여전자관리시스템을 이용하는 방법이 있다.

17 　　　　　　　　　　　　정답 ④

월례회의는 월 단위로 이루어지며 간담회라는 명칭으로 불리기도 한다.

18 　　　　　　　　　　　　정답 ⑤

신맛이 강한 과일은 침이 많이 나오게 하여 사레가 들일 수 있으니 주의한다.

사레 예방을 위한 식사 돕기
- 가능하면 앉아서 상체를 약간 앞으로 숙이고 턱을 당기는 자세로 식사한다.
- 의자에 앉을 수 없는 대상자는 몸의 윗부분을 높게 해주고 턱을 당긴 자세를 취하게 한다.
- 배 부위와 가슴을 압박하지 않는 옷을 입힌다.
- 음식을 삼키기 쉽게 국이나 물, 차 등으로 먼저 목을 축이고 음식을 먹게 한다.

- 대상자가 충분히 삼킬 수 있을 정도의 적은 양을 입에 넣어준다.
- 완전히 삼켰는지 확인한 다음에 음식을 입에 넣어 준다.
- 음식을 먹고 있는 도중에는 대상자에게 질문을 하지 않는다.
- 수분이 적은 음식은 삼키기 어렵고 신맛이 강한 음식은 침을 많이 나오게 하여 사레가 들릴 수 있으므로 주의한다.

19 　　　　　　　　　　　　정답 ②

복위는 엎드린 자세로 등에 상처가 있거나 등 근육을 쉬게 해줄 때 적합한 자세이다.
③ **앙와위**: 휴식하거나 잠을 잘 때 자세
⑤ **측위**: 둔부의 압력을 피하거나 관장할 때 자세

20 　　　　　　　　　　　　정답 ④

분비물의 축적으로 호흡음이 있는 대상자에 대하여 흡인기에 연결된 관을 통하여 분비물을 제거하는 것으로 의료인이 실시한다.

21 　　　　　　　　　　　　정답 ③

타이어 공기압은 잠금장치 작동과 밀접한 관계가 있으므로 항상 적당한 공기압을 유지해야 한다.

22 　　　　　　　　　　　　정답 ③

억제대는 하지 않는다.

23 　　　　　　　　　　　　정답 ④

유동식은 수분이 많은 미음 형태의 삼키기 쉬운 음식을 말하며, 여기에는 경구 유동식과 경관 유동식이 있다. 경구 유동식은 입으로 먹는 미음 형태의 액체형 음식을 말하며, 경관 유동식은 대상자가 연하 능력이 없고 의식장애가 있을 때 비위관을 통해 코에서 위로 넣어 제공하는 액체형 음식을 말한다.

24 　　　　　　　　　　정답 ①

대상자가 할 수 있는 부분은 스스로 하게 하는 것이 대상자
의 자존감을 높여주고 자립심을 키워줄 수 있다.

25 　　　　　　　　　　정답 ⑤

회음부 청결을 통해 요로 감염을 예방할 수 있다.

26 　　　　　　　　　　정답 ①

일차성 고혈압은 본태성 고혈압이라고도 한다.
②, ③, ④, ⑤는 이차성(속발성) 고혈압에 해당한다.

27 　　　　　　　　　　정답 ②

피부계 질환은 욕창, 건조증, 대상포진 등이 있다.

28 　　　　　　　　　　정답 ②

①, ③은 치매의 초기(경도)에 나타나는 증상이며 ④, ⑤는 치
매의 말기(중증)에 나타나는 증상이다.

29 　　　　　　　　　　정답 ④

	우울증	치매
①	급격히 발병한다.	서서히 발생한다.
②	인지기능 저하 정도의 편차가 심하다.	일관된 인지기능의 저하가 나타난다.
③	모른다고 대답하는 경우가 많다.	근사치의 대답을 한다.
④	기억력 장애를 호소한다.	기억력에 문제가 없다고 주장하는 경우가 많다.
⑤	정신과적 병력이 있다.	과거 정신과적 병력이 없다.

30 　　　　　　　　　　정답 ④

일기장에 해당하는 활동 내용으로는 하루 계획, 일상의 정리
등이 있다. 사진, 소리, 물품을 통한 회상은 회상 활동에 포함
된다.

31 　　　　　　　　　　정답 ④

① 동공이 확대된다.
② 혈압이 떨어진다.
③ 소변량이 감소한다.
⑤ 감각이 둔감해진다.

32 　　　　　　　　　　정답 ③

수용 단계에서 대상자는 죽는다는 사실을 체념하고 받아들인
다. 대상자에게는 머나먼 여정을 떠나지 전에 갖는 마지막 정
리의 시간이 된다.

33 　　　　　　　　　　정답 ①

사전연명의료의향서에 '연명의료를 중단하다'는 의향을 명시
해도 통증완화를 위한 의료행위와 영양분 공급, 물 공급, 산
소의 단순 공급은 보류하거나 중단할 수 없다.

> **사전연명의료의향서 작성**
> • **누가**: 말기환자 또는 19세 이상 성인 본인이 스스로
> • **무엇을**: '임종과정에 있는 환자에게 하는 심폐소생술,
>   혈액 투석, 항암제 투여, 인공호흡기 착용 등 치료효과
>   없이 임종과정의 기간만을 연장하는 의학적 시술'에
>   대한 의향
> • **작성 후 등록**: 사전연명의료의향서 등록기관
> • **근거법**: 호스피스 · 완화의료 및 임종과정에 있는 환자
>   의 연명의료결정에 관한 법률(약칭 연명의료결정법)
> • **주의사항**: 호스피스전문기관에서는 호스피스를 이용
>   하는 말기환자가 임종과정에 있는지 여부에 대한 판
>   단은 담당의사의 판단으로 갈음할 수 있다. 또한 사전
>   연명의료의향서를 등록했다고 해도 의료기관에 연동
>   되는 것은 아니다.
>
> *연명의료: 임종과정에 있는 환자에게 하는 심폐소생술, 혈액 투
>   석, 항암제 투여, 인공호흡기 착용 등 치료효과 없이 임종과정
>   의 기간만을 연장하는 의학적 시술

34 　　　　　　　　　　정답 ③

응급처치는 응급환자에게 행해지는 기도의 확보, 심장박동의
회복, 기타 생명의 위험이나 증상의 현저한 악화를 방지하는
데 긴급히 필요한 처치를 말한다. 전문적인 치료행위는 아니
며 응급의료 행위에 해당한다.

35 정답 ②

① 말벗하기가 아닌 옹호자에 대한 설명이다.
③ 과도한 의존관계를 형성하지 않도록 해야 한다.
④ 친밀하다는 이유로 반말 또는 유아어, 명령어를 사용하지 않도록 주의해야 한다.
⑤ 대상자의 삶을 옳고 그름으로 판단하지 않고 다양성과 차이로 이해하는 폭넓은 마음자세가 요구된다.

2교시 실기시험

01 정답 ④

공감적인 반응은 상대방이 하는 말을 상대방의 관점에서 이해하고 상대방의 감정을 함께 느끼며 자신의 느낀 바를 상대방에 전달한다.

02 정답 ②

입 모양으로 이야기를 알 수 있도록 입을 크게 벌리며 정확하게 말한다.

03 정답 ④

'나 – 전달법'을 사용할 때는 나의 생각이나 감정을 전달할 때 '나'를 주어로 놓고 말한다. 더불어 그 상황에 대해 내가 느끼는 바를 진솔하게 말하고 원하는 바를 구체적으로 말한다.

04 정답 ①

② 가능한한 집 안 환경을 바꾸지 않는다.
③ 창문과 현관문은 잠그고 수시로 잠겨 있는지 확인한다.
④ TV는 크게 틀어 놓지 않는다.
⑤ 단순한 일거리를 주어 증상이 완화되도록 한다.

05 정답 ⑤

① 개인의 능력에 맞는 운동프로그램을 실시한다.
② 빠르게 방향을 바꿔야 하는 운동이나 동작은 금지한다.
③ 운동의 강도, 기간, 빈도를 서서히 증가시킨다.
④ 시원하고 바람이 잘 통하고 땀을 흡수하는 옷을 입고 운동을 한다.

06 정답 ②

① 다른 사람에게 처방된 약은 절대로 복용해서는 안 된다.
③ 복용하는 약물 효과를 알아야 한다.
④ 약물 알레르기 반응에 대한 최근 기록을 휴대한다.
⑤ 비처방약도 복용하기 전에 의사와 상담해야 한다.

07 정답 ⑤

① 고혈압 등 뇌졸중의 선행 질환을 철저히 관리한다.
② 새벽 보다는 낮 시간에 운동한다.
③ 술을 많이 마신 다음 날 아침에는 가급적 외출을 삼간다.
④ 실외 운동을 삼가고 실내 운동을 하는 것이 좋다.

08 정답 ③

콜레스테롤이 많은 음식은 피한다.

09 정답 ⑤

변비가 있는 대상자에게는 충분한 섬유소와 수분의 섭취를 권장하며 복부 마사지를 해준다.
① 변의가 있으면 즉시 배변시킨다.
② 지사제: 설사를 멈추게 하는 약

10 정답 ②

대장암 대상자는 생채소, 생과일, 통곡식을 많이 섭취하면 좋다.

11 정답 ④

천식을 앓고 있는 대상자를 돕기 위해서는 침구류는 먼지나 진드기를 없애기 위해 뜨거운 물로 세탁해야 한다. 천식의 치료 및 예방은 다음과 같다.

천식의 치료 및 예방
- 호흡곤란이 심한 경우 운동을 할 때 30분 전에 기관지 확장제를 투여하면 호흡곤란 예방
- 처방받은 약물만 정확하게 투여
- 담배, 벽난로, 먼지, 곰팡이 피하기
- 갑작스러운 온도변화 피하기
- 적당한 휴식과 수면
- 스트레스와 불안 줄이기

- 스트레스와 불안 줄이기
- 침구류는 먼지나 진드기를 없애기 위해 뜨거운 물로 세탁
- 매년 1회 인플루엔자 백신(65세 이후에는 1회 폐렴구균 백신) 예방접종

12 정답 ③

저지방식이와 저염식이를 섭취하는 것이 적절하다.

13 정답 ④

비타민 D는 칼슘 흡수에 도움을 주며 자외선에 의해 피부에서 합성되므로 햇볕을 쪼여서 비타민 D의 결핍을 예방한다.

14 정답 ④

① 4단계 증상이다.
② 2단계 증상이다.
③, ⑤ 1단계 증상이다.

욕창의 단계별 증상
- 1단계: 피부가 분홍색이나 푸른색을 띠고 누르면 색깔이 일시적으로 없어져 하얗게 보이고 열감이 있다.
- 2단계: 피부가 벗겨지고 물집이 생기고 조직이 상한다.
- 3단계: 깊은 욕창이 생기고 괴사조직이 발생한다.
- 4단계: 뼈와 근육까지 괴사가 진행된다.

15 정답 ③

오심(토할 것 같은 느낌)은 위험 요인에 해당한다.

영양결핍의 위험 요인과 주요 지표
- 위험 요인: 부적절한 음식섭취, 빈곤, 사회적 고립, 의존/불능, 급성/만성질환, 장기간의 약물 사용, 80세 이상의 고령, 우울, 알코올 중독, 인지장애, 식욕부진, 오심(토할 것 같은 느낌), 연하곤란 등
- 주요 지표: 체중감소, 마르고 약해보임, 신체기능 저하, 부적절한 식이, 배변양상 변화, 피로, 무감동, 상처회복 지연, 탈수

16 정답 ①

② 대상자의 상태를 살피거나 서비스를 시작하기 전에 의향을 물을 때 '옳은 방법'으로 보아야 한다.
③ 쳐다보기만 하면 적대적으로 느낄 수 있으므로 눈을 맞추고 나서 2초 이내에 인사하거나 말을 건넨다.
④ 상대방과 가까운 거리의 정면에서 같은 눈높이로 한참 동안 바라보고, 힐끗 보지 않는다.
⑤ 대상자가 벽 쪽으로 돌아누워 시선을 피하면 침대와 벽 사이에 틈을 만들어서라도 눈을 맞추며 "제 눈을 봐주세요"라고 요청한다.

17 정답 ③

①, ③, ④ 편마비 대상자는 건강한 쪽을 밑으로 하여 약간 옆으로 누운 자세를 취한다.
②, ⑤ 마비된 쪽을 쿠션 또는 베개로 지지하고 안정된 자세를 취하게 한 후 음식을 제공한다.

18 정답 ③

대상자가 충분히 삼킬 수 있을 정도의 양을 입에 넣어주며, 완전히 삼켰는지 확인한 다음에 음식을 다시 입에 넣어 준다.

19 정답 ①

금식인 경우에도 혈압약 등 매일 투약해야 하는 약물은 반드시 투약해야 한다.

20 정답 ③

① 작은 솜을 15~20분 동안 이도에 느슨하게 끼워놓는다.
② 귀 입구를 부드럽게 눌러주고 5분간 누워 있게 한다.
④ 귓바퀴를 후상방으로 잡아당겨 이도가 일직선이 되게 한 후 측면을 따라 약물을 점적한다.
⑤ 면봉으로 대상자 귓바퀴와 외이도를 닦는다.

21 정답 ②

① 대상자를 확인하고 절차를 설명한 뒤 커튼이나 스크린으로 가린다.
③ 배설 시 소리가 나는 것에 부담을 느끼지 않도록 텔레비전을 켜거나 음악을 틀어놓는다.

④ 배설이 끝난 것을 확인한 후 화장지로 항문 부위를 닦는다. 대상자의 피부 손상이 없는지 확인한다.
⑤ 대상자의 손도 씻기도록 한다.

---

22 정답 ②

① 대상자를 확인하고 절차를 설명한다.
③ 침대와 이동식 좌변기를 높이가 같도록 맞춘다.
④ 안전을 위해 미끄럼 매트를 밑에 깔아준다.
⑤ 편마비의 경우 이동식 좌변기는 건강한 쪽으로 빈틈없이 붙이거나 30∼45° 각도로 놓는다.

---

23 정답 ④

유치도뇨관이 꼬이거나 막혀서 소변이 제대로 배출되지 않으면 방광에 소변이 차서 아프고 불편하다. 이를 요양보호사는 간호사나 시설장에게 보고한다.

---

24 정답 ⑤

뜨거운 물로 인한 화상 시 얼른 찬물에 담가 열로 인한 손상을 막아야 한다.

---

25 정답 ④

의치는 칫솔을 사용하여 닦아내며 너무 뜨거운 물이나 표백제를 사용하면 금이 가거나 모양이 변하므로 헹굴 때는 찬물을 사용한다.

---

26 정답 ⑤

① 머리감기 때에는 머리를 감기 전에 대소변을 먼저 보게 한다.
② 머리 손질은 매일 빗질을 통해 관리하는 것이 좋다.
③ 머리 손질은 마비인 대상자의 경우 머리를 짧게 하는 것이 손질하기 쉽고 두피 관리에 좋으나 대상자의 기호나 의견을 물어서 한다.
④ 회음부 청결을 도울 때 여성의 경우 앞쪽에서 뒤쪽(요도 – 질 – 항문 순서)으로 닦는다.

---

27 정답 ①

되도록 전기면도기를 사용하는 것이 안전하다.

---

28 정답 ⑤

① 양쪽 상지: 손끝에서 겨드랑이 쪽(말초에서 중심으로)
② 복부: 배꼽 중심에서 시계 방향
③ 양쪽 하지: 발 끝에서 허벅지 쪽으로
④ 등과 둔부: 옆으로 눕게 하여 목 뒤에서 둔부까지 닦기

---

29 정답 ③

미끄럼 방지를 위한 매트를 욕조와 샤워 장소에 설치한다.

---

30 정답 ②

① 대상자의 두 다리를 모아 무릎을 세운다.
③ 마비된 쪽 발은 요양보호사의 무릎으로 살짝 지지해준다.
④ 허리, 엉덩이, 허벅지 순으로 바지를 내린다.
⑤ 바지를 발목까지 내려놓고, 건강한 쪽을 먼저 벗긴다.

---

31 정답 ④

치약을 묻힌 칫솔을 45° 각도로 치아에 대고 잇몸에서 치아 쪽으로 3분간 세심하게 닦는다.

---

32 정답 ②

① 제 3단계
③ 제 1단계
④ 제 4단계
⑤ 제 2단계

> **손 씻기 6단계 과정**
> • 제 1단계: 손바닥과 손바닥을 마주대고 문지른다.
> • 제 2단계: 손등과 손바닥을 마주대고 문지른다.
> • 제 3단계: 손바닥을 마주대고 손깍지를 끼고 문지른다.
> • 제 4단계: 손가락을 마주잡고 문지른다.
> • 제 5단계: 엄지손가락을 다른 편 손바닥으로 돌려주면서 문지른다.
> • 제 6단계: 손가락을 반대편 손바닥에 놓고 문지르며 손톱 밑을 깨끗하게 한다.

33 정답 ③

① 울퉁불퉁한 길: 앞바퀴는 들어 올리고 뒷바퀴만으로 이동한다.
② 엘리베이터 타고 내리는 법: 엘리베이터에 탈 때는 뒤로, 내릴 때는 앞으로 향한다.
④ 문턱 내려오는 법: 요양보호사가 뒤에 서서 뒷바퀴를 내려놓고 앞바퀴를 올리며 뒷바퀴를 천천히 뒤로 빼면서 앞바퀴를 조심히 내려놓는다.
⑤ 언덕 오르고 내리는 법: 휠체어가 항상 높은 쪽을 향하도록 하고 요양보호사가 뒤에서 휠체어를 지탱하면서 오르고 내린다. 경사도가 큰 경우 지그재그로 오르고 내려간다.

34 정답 ⑤

①, ② 건강한 쪽 무릎을 세워 천천히 일어난다.
③ 건강한 손으로 휠체어를 잡게 한다.
④ 무릎을 꿇고 엉덩이를 들어 허리를 편다.

> **바닥에서 휠체어로 옮기기 순서**
> 무릎을 지지하고 한 손으로 휠체어 지지하기 → 무릎을 꿇고 허리와 엉덩이 펴기 → 허리와 손을 잡고 어깨 지지하기 → 무릎을 세워 천천히 일어나기

35 정답 ④

오른쪽 편마비 환자는 지팡이를 짚고 평지를 걸을 때 '지팡이 → 오른쪽 다리 → 왼쪽 다리' 순서로 걷는다.

> **편마비 환자의 지팡이 보행**
> • 평지를 이동하거나 계단을 내려갈 때: 지팡이 → 마비된 쪽 다리 → 건강한 쪽 다리
> • 계단을 오를 때: 지팡이 → 건강한 쪽 다리 → 마비된 쪽 다리

36 정답 ④

① 화장실과 욕실: 문턱을 없애고 낮에는 환기한다.
② 부엌과 식당: 가스레인지는 대상자의 손이 닿게 하고 식탁보는 밝은 색으로 한다.
③ 대상자의 방: 얇은 커튼과 두꺼운 커튼을 병용하여 온도, 채광, 소음 등을 조절한다.
⑤ 현관: 신발을 신고 벗을 의자를 놓아두며 야간에는 조명을 켜둔다.

37 정답 ③

① 음악 듣기, 등 마사지, 따뜻한 음료수 등이 잠드는 데 도움이 된다.
② 대상자를 관찰할 수 있는 곳에서 활동하게 하고 친구가 되어 준다.
④, ⑤ 낮 시간 동안 움직이거나 활동하게 하여, 낮에 활동적인 프로그램에 참여시킨다.

38 정답 ②

① 대상자의 속도에 맞춘다.
③ 몸짓과 제스처를 함께 사용한다.
④ 어린아이 대하듯 하지 않는다.
⑤ 악수나 어깨동무 등 간단한 신체접촉을 시도해 볼 수 있다.

39 정답 ②

① 수액병은 심장보다 높게 유지한다.
③ 주사 주입은 의료인의 영역이므로 요양보호사는 주사 주입을 하면 안 된다.
④ 주입속도를 임의로 조절하지 않는다.
⑤ 조절기를 잠그고 간호사에게 간다.

40 정답 ②

임종 대상자의 행동이나 버릇을 흉내 내고, 임종 대상자의 과거 삶에 집착한다.

41 정답 ⑤

① 대상자의 증거물이나 소지품을 보존한다.
② 대상자를 가급적 옮기지 않는다.
③ 응급처치 교육을 가장 많이 받은 사람의 지시에 따른다.
④ 의료인에게 인계할 때까지 응급처치를 중단하지 않는다.

42 정답 ②

자동심장충격기는 2분 간격으로 심장리듬 분석을 자동 반복한다.

43   정답 ②

전기에 감전되었을 시에는 전원이 차단되었는지를 가장 먼저
확인해야 한다.

44   정답 ②

① 화재가 발생한 쪽 문을 닫는다.
③ 산소기구를 잠근다.
④ 낮은 자세로 기어 나온다.
⑤ 하던 행동을 멈추고 신속하게 상황을 파악한다.

45   정답 ④

① 튜브나 장치가 부착된 경우 간호사 등 의료인에게 제거해
   줄 것을 의뢰한다.
② 사후 강직은 사망 2~4시간 후부터 시작되어 약 96시간
   지속되므로 사후 강직이 시작되기 전에 바른 자세를 취하
   게 한다.
③ 대상자의 시트가 얼굴을 덮지 않도록 어깨까지 덮는다.
⑤ 대상자의 소유물을 모아 두고 목록을 만든다.

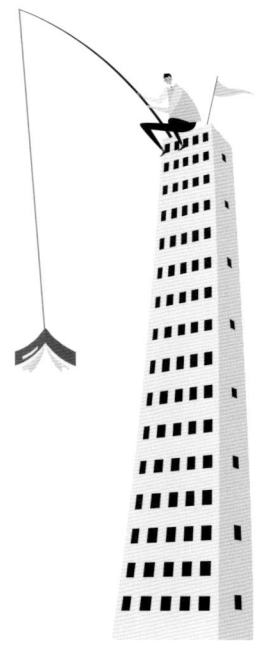

제3회
실전모의고사
정답 및 해설

1교시 필기시험

01	⑤	02	④	03	⑤	04	④	05	⑤
06	①	07	④	08	②	09	③	10	①
11	④	12	②	13	③	14	③	15	④
16	⑤	17	③	18	⑤	19	⑤	20	④
21	①	22	①	23	①	24	⑤	25	②
26	⑤	27	③	28	①	29	④	30	②
31	①	32	①	33	⑤	34	④	35	⑤

2교시 필기시험

01	③	02	⑤	03	③	04	②	05	②
06	⑤	07	①	08	④	09	④	10	①
11	③	12	②	13	④	14	④	15	③
16	②	17	③	18	③	19	④	20	⑤
21	③	22	⑤	23	④	24	①	25	④
26	①	27	④	28	②	29	④	30	③
31	②	32	①	33	③	34	③	35	③
36	④	37	⑤	38	③	39	⑤	40	④
41	①	42	②	43	②	44	③	45	①

1교시 필기시험

01　정답 ⑤

장기요양 급여에는 재가급여, 시설급여, 특별현금급여가 있다. 특별현금급여에는 가족요양비, 특례요양비, 요양병원간병비가 속한다.

> **장기요양 급여**
> • **재가급여**: 방문요양, 방문목욕, 방문간호, 주·야간보호, 단기보호, 기타재가급여
> • **시설급여**
> • **특별현금급여**: 가족요양비, 특례요양비, 요양병원간병비

02　정답 ④

매슬로(Maslow) 욕구 5단계는 생리적 욕구, 안전의 욕구, 사랑과 소속의 욕구, 존경의 욕구, 자아실현의 욕구이다.

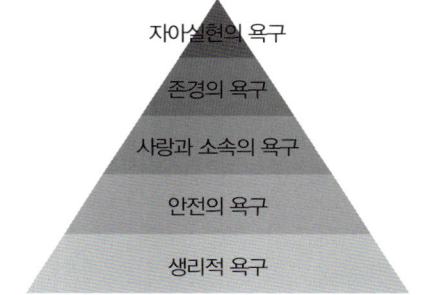

03　정답 ⑤

긍정적이고 수용적인 침묵은 가치 있는 치료적 도구로 작용하여 대상자로 하여금 말할 수 있는 용기를 준다. 요양보호사와 대상자 모두에게 생각을 정리할 시간을 준다.

04　정답 ④

장기요양인정, 장기요양등급, 장기요양급여, 부당이득, 장기요양급여비용 또는 장기요양보험료 등에 관한 공단의 처분에 이의가 있는 자는 국민건강보험공단에 이의신청을 할 수 있다.

05　　　　　　　　　　　정답 ⑤

노인장기요양보험 이용 시 국민기초생활 수급권자의 본인 부담은 무료이며 일반인은 시설급여 이용 시 20%, 재가급여 이용 시 15%이며, 차상위계층으로 경감대상자는 시설급여 이용 시 10%, 재가급여 이용 시 7.5%이다.

06　　　　　　　　　　　정답 ①

고용보험은 실업의 예방, 고용의 촉진 및 근로자의 직업능력의 개발과 향상을 꾀하고 국가의 직업지도와 직업소개 기능을 강화하며, 근로자가 실업한 경우에 생활에 필요한 급여를 하여 근로자의 생활 안전과 구직활동을 촉진한다.

07　　　　　　　　　　　정답 ④

①은 개인활동지원서비스, ②, ⑤는 일상생활지원서비스, ③은 기능회복훈련서비스에 해당한다.

08　　　　　　　　　　　정답 ②

노인성질환에는 치매, 뇌출혈, 파킨슨병, 중풍, 진전 등이 있다.

09　　　　　　　　　　　정답 ③

다음 사례는 정서적 학대에 해당한다. 정서적 학대는 비난, 모욕, 위협, 협박 등의 언어 및 비언어적 행위를 통하여 노인에게 정서적으로 고통을 주는 것을 말한다.

10　　　　　　　　　　　정답 ①

요양보호사는 업무와 관련하여 대상자의 가족, 의사, 간호사, 사회복지사 등과 적극적으로 협력해야 한다.

11　　　　　　　　　　　정답 ④

반복적으로 같은 동작을 하는 경우 일반적인 근골격계 위험요인이 된다.

12　　　　　　　　　　　정답 ②

〈보기〉는 방임에 해당한다.

- **방임**: 부양 의무자로서의 책임이나 의무를 의도적 혹은 비의도적으로 거부, 불이행하거나 포기하여 노인에게 의식주 및 의료를 적절하게 제공하지 않는 것
- **자기방임**: 노인 스스로 의식주 제공 및 의료 처치 등의 최소한의 자기 보호관련 행위를 의도적으로 포기하거나 비의도적으로 관리하지 않아 심신이 위험한 상황 또는 사망에 이르게 되는 경우

13　　　　　　　　　　　정답 ③

①, ② 시각적 성희롱에 해당한다.
④, ⑤ 언어적 성희롱에 해당한다.

14　　　　　　　　　　　정답 ③

① 주로 공기를 통해 전파된다.
②, ③ 2주~1개월 이후 반드시 X-ray 검진을 통해 감염여부를 확인한다.
④ 유전병이 아니다.
⑤ 오후에는 고열 증상이, 늦은 밤에는 식은땀과 함께 열이 내리는 증상이 있다.

15　　　　　　　　　　　정답 ④

①, ③, ⑤는 사회심리적 요인, ②은 작업자 요인에 해당한다.

작업 관련 근골격계 원인
- **작업 요인**: 반복적 동작, 무리한 힘의 사용, 부자연스러운 자세, 정적인 자세, 날카로운 면과의 접촉, 진동이나 추운 날씨 등 작업 환경
- **작업자 요인**: 과거병력, 성별 여성, 나이, 작업경력, 작업습관, 흡연, 비만, 피로, 운동 및 취미생활
- **사회심리적 요인**: 직업만족도, 근무조건 만족도, 직장 내 인간관계, 업무적 스트레스, 기타 정신 심리상태

16 　　　　　　　정답 ⑤

요양보호사는 대상자로부터 서비스에 대한 물질적 보상을 받지 않는다.

17 　　　　　　　정답 ③

노인복지의 원칙(UN, 1991)에는 독립의 원칙, 참여의 원칙, 보호의 원칙, 자아실현의 원칙, 존엄의 원칙이 있다.

18 　　　　　　　정답 ④

① 노인은 동시에 여러 질병을 가지고 있다.
② 비전형적으로 특정 질병과 관계없는 경우가 있다.
③ 원인이 불명확한 만성 퇴행성 질병이 대부분이다.
⑤ 질병 위험요인에 민감도가 높아 질병에 걸리기 쉽다.

19 　　　　　　　정답 ⑤

지적능력 저하로 인한 스트레스와 관련된 불안감과 불만족감을 사정한다.

20 　　　　　　　정답 ④

무릎 통증을 호소할 때는 무릎관절의 거동범위, 통증의 정도, 약화요인, 완화요인 및 방법 등을 사정한다.

21 　　　　　　　정답 ①

②, ③ 대장암의 원인에 해당한다.
④, ⑤ 설사의 원인에 해당한다.

> **위암의 원인**
> • 위축성 위염, 악성 빈혈 등의 관련 질병
> • 짠 음식, 염장식품 등의 섭취
> • 위암의 가족력
> • 음주, 흡연

22 　　　　　　　정답 ①

② 심장이 늘어나면서 피를 가득 담고 있을 때의 압력은 최저 혈압(이완기 혈압)에 해당한다.
③ 심장에서 피를 짤 때의 압력은 최고 혈압(수축기 혈압)에 해당한다.
④ 전체 고혈압의 5~10%가 속발성 고혈압에 해당한다.
⑤ 전체 고혈압의 90~95%가 본태성 고혈압에 해당한다.

23 　　　　　　　정답 ①

〈보기〉는 고관절 골절에 대한 설명이다.

24 　　　　　　　정답 ⑤

①, ②, ③는 치매의 중기에 나타나는 증상이며, ④는 치매의 초기(경도)에 나타나는 증상이다.

25 　　　　　　　정답 ②

편의점에서 구입 가능한 비상약으로 해열진통제, 감기약, 소화제, 파스 등이 있다.

26 　　　　　　　정답 ⑤

머리가 무겁고 머리가 아프거나 뒷골이 당기며 현기증, 기억력 저하, 불면증 등이 나타난다.

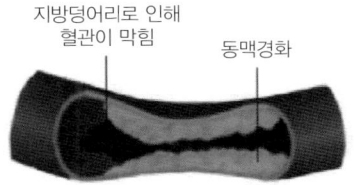

동맥경화증이 생긴 혈관

27 　　　　　　　정답 ③

매년 1회 예방접종을 통한 인플루엔자 감염을 예방한다.

정답 및 해설

28 　　　　　　　　정답 ①

주로 30대와 40대에 시작되며 여자에게 많이 발생되고 치료하지 않으면 관절의 기능을 잃게 된다. 유전병은 아니며 전신이 쑤시는 통증이 발생하고 아침에 관절이 한 시간 이상 뻣뻣해진다.

29 　　　　　　　　정답 ④

비타민 D 섭취는 골다공증을 예방한다.

30 　　　　　　　　정답 ②

노인의 신체적 변화로 인한 낙상 초래 요인: 운동장애, 심장질환, 빈혈, 시력 저하, 균형 감각 감소 등

31 　　　　　　　　정답 ①

②, ④ 호흡기계 감염에 해당한다.
③, ⑤ 요로감염에 해당한다.

32 　　　　　　　　정답 ①

안전손잡이는 거동이 불편한 대상자에게 자주 왕래하는 곳에서 수월하게 활동할 수 있도록 미끄럽지 않고 녹슬지 않는 좋은 재질로 되어 있다.

33 　　　　　　　　정답 ⑤

① 원하는 바를 구체적으로 말한다.
② 주어는 나(I)로 한다.
③ 문제 상황을 있는 그대로 구체적으로 말한다.
④ 비난없이 구체적으로 이야기한다.

34 　　　　　　　　정답 ④

① 사물을 시계 방향으로 이야기한다.
② 대상자의 정면에서 이야기한다.
③ 대상자를 만나면 먼저 말을 건네고 악수를 청하고 헤어질 때도 먼저 말을 건넨다.
⑤ 여기, 이쪽 등의 지시대명사를 사용하지 않는다.

시각 장애 대상자와의 의사소통 방법
• 대상자의 정면에서 이야기한다.
• 지시대명사를 사용하지 않고 사물의 위치를 시계방향으로 설명한다.
• 대상자를 중심으로 오른쪽, 왼쪽을 설명하여 원칙을 정하여 두는 것이 좋다.
• 대상자를 만나면 먼저 말을 건네고 악수를 청하고 헤어질 때도 먼저 말을 건넨다.
• 이미지가 잘 떠오르지 않는 형태나 의류 종류 등은 촉각으로 이해시킨다.
• 대상자와 보행 시에는 요양보호사가 반 보 앞으로 나와 대상자의 팔을 끄는 듯한 자세가 좋다.
• 대필을 하게 되는 경우에는 정확하게 받아쓰고 잘 알아듣지 못한 때는 다시 확인한다.
• 대상자의 생활환경을 파악하고 늘 같은 위치에 물건을 두고, 환경의 변화에 대하여 알린다.

35 　　　　　　　　정답 ⑤

① 대상자의 상태에 맞는 요양보호를 한다.
② 배회 가능성이 있는 치매 대상자는 관련 기관에 미리 협조를 구한다.
③ 잔존기능을 유지하도록 한다.
④ 치매대상자의 생활을 존중한다.

2교시 실기시험

01 　　　　　　　　정답 ③

베개 높이는 머리와 척추가 수평이 되는 것이 좋다. 딱딱한 정도는 기호에 따라 다르고 폭은 어깨 폭에 20~30cm를 더하는 것으로 한다.
② 이불은 양모이불처럼 따뜻하고 가볍고 보습성이 있는 제품으로 커버는 백색의 무명베나 면제품이 좋다.
④ 베개는 습기와 열을 흡수하지 않는 것으로 한다.
⑤ 양모, 오리털 등의 이불은 그늘에서 말린다.

02 　　　　　　　　정답 ⑤

체위변경과 조기이상을 격려하는 이유는 수술 후 대상자의 호흡기, 순환기 합병증을 예방하기 위함이다.

03 정답 ③

너무 진한 농도의 영양을 주입하거나 너무 빠르게 주입하면, 설사나 탈수를 유발할 수 있다.

04 정답 ②

울퉁불퉁한 길은 앞바퀴는 들어 올리고 뒷바퀴만으로 이동한다.

05 정답 ②

습도는 40~60%가 적합하다. 습도가 너무 낮으면 호흡기 점막과 피부를 건조시키고 땀 증발로 인한 오한을 유발한다. 반대로 습도가 높으면 불쾌감을 유발한다.

06 정답 ⑤

① 지원 시 자원은 계획성 있게 꼭 필요한 만큼만 사용한다.
② 대상자의 청결한 위생을 위해 일회용품 사용을 자제한다.
③ 지원 시 유니폼은 단정하게 착용하도록 한다.
④ 대상자는 지원을 받는 고객임을 명심해야 한다.

07 정답 ①

폐결핵의 치료 및 예방: 결핵약을 제대로 복용하는지 주의 깊게 관찰한다. 약이 입안에 남아 있는지 확인한다.

08 정답 ④

앙와위: 천장을 쳐다보며 똑바로 누운 자세로 휴식하거나 잠을 잘 때 자세이다.
① 반좌위: 숨차거나 얼굴을 씻을 때, 식사 시나 위관 영양을 할 때 자세
⑤ 복위: 등에 상처가 있거나 등 근육을 쉬게 해줄 때 자세

09 정답 ④

식사준비의 목적은 대상자의 질환 및 저작능력에 따라 적절한 식재료 준비와 조리방법을 선택함으로써 건강한 식습관 형성과 질병의 악화 및 합병증을 예방하는 데 있다.

10 정답 ①

② 침대 바퀴의 잠금장치를 잠가둔다.
③ 욕조에 손잡이를 만든다.
④ 계단에는 작은 깔개를 사용하지 않는다.
⑤ 직사광선을 막기 위해 블라인드를 설치한다.

11 정답 ③

① 오염된 세탁물과 일반 세탁물을 분리해서 세탁한다.
② 가래나 대변 등의 배설물을 위생적으로 처리해야 한다.
④ 필요시 마스크를 착용한다.
⑤ 찬물로 닦고 더운물로 헹구며 필요시 소독한다.

12 정답 ②

휠체어를 내려 편 후 대상자 쪽 문으로 다가가 자동차와 평행하거나 조금 비스듬하게 놓고 잠금장치를 잠근다.

13 정답 ⑤

① 다른 곳으로 위치 변경 시 양쪽 측면 난간을 올려놓는다.
② 크랭크 손잡이는 너무 빨리 작동하지 않는다.
③ 침대난간을 잡고 침대를 움직이지 않는다.
④ 침대는 잠금장치를 고정시킨 상태에서 강제로 이동하지 않는다.

14 정답 ④

수동휠체어, 이동욕조는 대여 품목에 해당한다.

- **대여 품목(8종)**: 수동휠체어, 전동침대, 수동침대, 이동욕조, 목욕리프트, 배회감지기, 실외용 경사로, 욕창예방 매트리스
- **구입 품목(12종)**: 이동변기, 목욕의자, 성인용 보행기, 안전손잡이, 미끄럼방지 용품, 간이변기, 지팡이, 욕창예방 방석, 자세변환 용구, 요실금 팬티, 실내용 경사로, 욕창예방 매트리스

15 정답 ③

지팡이 종류 중 가장 많이 사용하고 있는 지팡이는 T자형 지팡이이다.

16 정답 ②

가스 사용 시 앞에서 지키고 있도록 한다.

17 정답 ③

농촌에서는 논둑이나 물꼬의 점검을 위해 나가지 않는다.

18 정답 ③

① 하나의 콘센트에 여러 개의 전기코드를 꽂지 않도록 하고 연결코드는 가급적 사용하지 않는다.
② 전기가 꼭 필요한 샤워장에서는 콘센트에 보호용 커버를 씌워 사용한다.
④ 플러그를 뺄 때는 코드를 잡아당기면 안 된다.
⑤ 습기가 있는 곳에서는 가급적 전기 기구를 사용하지 않는다.

19 정답 ④

① 대상자의 욕구를 우선적으로 반영하여 서비스를 제공한다.
② 부득이 자리를 옮기거나 버려야 할 경우 대상자의 동의를 구한다.
③ 서비스 제공 내용과 특이사항은 기록한다.
⑤ 시설장이나 간호사 등에게 보고한다.

20 정답 ⑤

냉장고 안의 품목을 확인하고 필요량만 구매한다. 품목별로 구매장소를 정하며 재래시장을 이용할 수 있다.

21 정답 ③

① 고온에서 단시간에 조리하므로 수용성 성분의 용출이 적다.
② 육류는 오래 삶으면 부드러워지나 생선은 질기고 딱딱해진다.
④ 처음에는 센 불에 가열하다가 약한 불로 오래 가열하면 부드러운 맛을 느낄 수 있다.
⑤ 오래 구우면 수분이 모두 빠져나가 딱딱해지기 때문에 적당히 굽는다.

22 정답 ⑤

당분이 적은 음식이 좋다.

23 정답 ④

고혈압 환자는 싱겁게 먹어야 한다. 짠 음식은 피한다.

24 정답 ①

씹기 장애와 삼킴장애 대상자의 경우 고기, 생선, 콩 반찬, 채소 반찬, 유제품, 과일을 매일 먹는다.

25 정답 ④

다리에 부종이 있는 대상자의 경우 혈액순환을 도와 부종을 줄일 수 있다. 수술 후 부종, 혈전증, 정맥류 등을 예방하기 위하여 의료진의 지시에 따라 탄력스타킹을 신긴다.

26 정답 ①

고기를 갈아서 주면 삼키는 데 용이하다.

27 정답 ③

① 얼룩은 즉시 세탁한다.
② 새로 구입한 속옷은 한 번 세탁 후 입는다.
④ 흰색 면은 햇볕에서 말린다.
⑤ 합성섬유와 색상이 있는 의류는 그늘에서 건조한다.

28 정답 ②

입지 못하게 된 의류를 버릴 때는 대상자에게 미리 양해를 구한다.

29 정답 ⑤

① 희석한 알코올로 닦는다.
② 고무장갑은 안쪽을 뒤집어 세제로 씻어 건조한다.
③ 냉장고는 자주 청소하여 항상 내부 청결을 유지한다.
④ 기름기가 적은 그릇부터 설거지한다.

30 정답 ③

노인의 의복은 입고 벗기 쉬우며 가볍고 보온성이 좋아야 한다.

31 정답 ②

30℃
중성

위 그림은 30℃ 물로 세탁, 중성세제 사용, 세탁기로 약하게 또는 약하게 손세탁 가능과 관련된 건조 표시기호이다.

32 정답 ①

② 식탁의 윗부분이 대상자의 배꼽 높이에 오도록 한다.
③ 팔 받침, 등받이가 있는 의자는 안전하고 좌우 균형을 잡는 데 도움이 된다.
⑤ 의자의 높이는 발바닥이 바닥에 닿을 수 있는 정도이어야 안전하다.

33 정답 ③

나머지는 잘 듣는 것을 방해하는 내용이다.

34 정답 ④

나 – 전달법: 나의 생각이나 감정을 전달할 때는 나를 주어로 말한다. 상대방의 행동이 나에게 미치는 영향을 구체적으로 말한다. 그 상황에 대해 내가 느끼는 바를 진솔하게 말한다.

35 정답 ③

① 직설적으로 말하지 않는다.
② 가족에게 즉시 전달한다.
④ 가족과 의견이 상충될 때는 시설장에게 보고한다.
⑤ 정확하게 시설장에게 보고한다.

36 정답 ④

① 사실을 있는 그대로 기록하며 애매한 표현은 피하고 구체적으로 기록한다.
② 대상자가 요청하면 보여주어야 한다.
③ 간단명료하게 그리고 애매한 표현은 피하고 구체적으로 기록한다.
⑤ 기록 안에 대상자의 상태, 서비스 과정, 진행 정보 등이 포함되어야 한다.

37 정답 ⑤

① 보고 내용이 중복되지 않도록 한다.
② 문서는 기관 사무실에 보관한다.
③ 모든 보고는 서면 및 구두 보고한다.
④ 필요한 사항을 빠뜨리지 않고 명확하게 보고한다.

38 정답 ②

① 24시간 방문요양 시 시작전송으로부터 24시간 경과 후부터 30분 이내에 종료전송해야 한다.
③ 인지자극 활동에 60분 이상을 입력한다.
④ 정서지원 항목은 60분 이하를 입력한다.
⑤ 목욕은 40분 이상 제공 시 전송 가능하다.

39 정답 ⑤

지팡이를 사용하는 쪽 발의 새끼발가락부터 앞 15cm, 옆 15cm 지점에 지팡이 끝이 오게 한다.

40 정답 ④

식사를 하지 않아 체중이 감소하면 의료진에게 알려야 한다.

41 정답 ①

② 욕조바닥과 욕실바닥에 매트를 깔아 둔다.
③ 치매 대상자가 해야 할 일을 한 가지씩 요구한다.
④ 대상자가 욕조에 들어갈 때는 반드시 옆에서 부축한다.
⑤ 요양보호사가 미리 목욕물의 온도를 확인한다.

42   정답 ②

① 화장실과 가까운 곳에 방을 배치한다.
③ 배뇨곤란이 있는 경우 야간에 수분 섭취를 제한한다.
④ 정해진 시간에 배설을 강요하지 않는다.
⑤ 화를 내거나 비난하지 않는다.

43   정답 ②

① 베개를 이용하여 어깨와 머리를 올려준다.
③ 대상자의 얼굴을 시트로 덮지 않고 어깨까지 덮는다.
④ 간호사에게 제거해 줄 것을 의뢰한다.
⑤ 눈이 감기지 않으면 솜을 적셔 눈 위에 올려놓는다.

44   정답 ③

압박 대 이완의 시간비율은 50 : 50이 되게 하며, 손바닥이 가슴에서 떨어지면 안 된다.

45   정답 ①

② 패드 부착 후 심장 리듬을 분석한다.
③ 자동심장충격기는 의식이 없는 환자에게 사용한다.
④ 제세동 실시 후 심폐소생술을 실시한다.
⑤ 오른쪽 패드는 오른쪽 빗장뼈 밑에 붙이며 왼쪽 패드는 왼쪽 중간 겨드랑선에 붙인다.

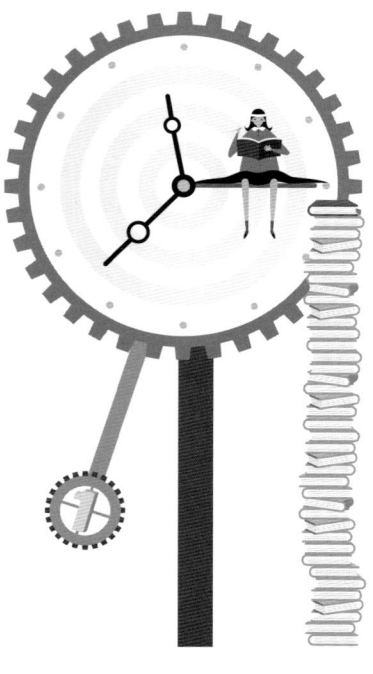

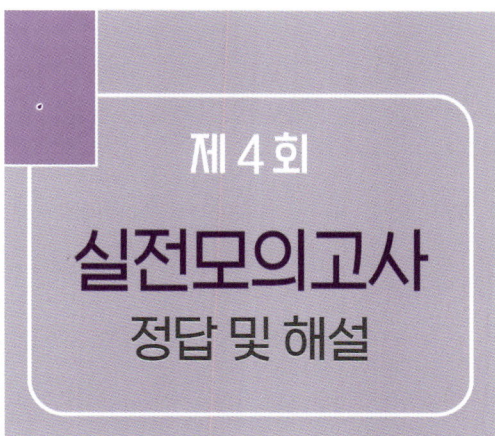

제 4 회

실전모의고사
정답 및 해설

1교시 필기시험

01	④	02	②	03	③	04	③	05	②
06	⑤	07	④	08	②	09	②	10	④
11	②	12	①	13	③	14	⑤	15	①
16	①	17	①	18	②	19	⑤	20	①
21	⑤	22	③	23	⑤	24	⑤	25	④
26	①	27	④	28	③	29	③	30	②
31	④	32	⑤	33	⑤	34	③	35	②

2교시 실기시험

01	⑤	02	⑤	03	②	04	②	05	④
06	②	07	③	08	③	09	①	10	①
11	④	12	①	13	④	14	④	15	⑤
16	②	17	①	18	②	19	⑤	20	③
21	⑤	22	④	23	③	24	④	25	②
26	①	27	②	28	①	29	③	30	③
31	①	32	⑤	33	③	34	③	35	⑤
36	④	37	③	38	③	39	①	40	⑤
41	②	42	①	43	⑤	44	④	45	③

1교시 필기시험

01 정답 ④

출산율 감소에 따른 노인인구의 상대적 비율이 증가하였다. 그에 따라 노인인구가 증가하게 되었다.

02 정답 ②

고령 사회는 전체 인구 대비 65세 이상 노인인구가 14 % 이상 20 % 미만에 해당한다. 고령화 사회 단계는 아래와 같다.

고령화 사회 단계
- **고령화 사회**: 전체 인구 대비 65세 이상 노인인구가 7 % 이상 14 % 미만
- **고령 사회**: 전체 인구 대비 65세 이상 노인인구가 14 % 이상 20 % 미만
- **초고령 사회**: 전체 인구 대비 65세 이상 노인인구가 20 % 이상

03 정답 ③

〈보기〉는 독립의 원칙에 해당한다. 〈보기〉와 관련된 독립의 원칙 세부설명은 다음과 같다.

독립의 원칙
- 일할 수 있는 기회를 갖거나 다른 소득을 얻을 수 있어야 한다.
- 언제, 어떻게 직장을 그만둘 것인지에 대한 결정에 참여할 수 있어야 한다.
- 적절한 교육과 훈련 프로그램에 접근할 수 있어야 한다.
- 가능한 한 오랫동안 가정에서 살 수 있어야 한다.
- 노인 본인의 소득은 물론, 가족과 지역사회의 지원을 통하여 식량, 물, 주택, 의복, 건강서비스를 이용할 수 있어야 한다.
- 개인 선호와 변화하는 능력에 맞추어 안전하게 적응할 수 있는 환경에서 살 수 있어야 한다.

노인복지의 원칙은 다음과 같다.

- **독립의 원칙**: 자립적 생활
- **참여의 원칙**: 사회활동에 참여
- **보호의 원칙**: 보살핌과 보호를 받아야 함
- **자아실현의 원칙**: 잠재력 계발
- **존엄의 원칙**: 공정한 대우와 평가

04　　정답 ③

노인문제-4고(四苦)는 다음과 같다.

- **빈곤**: 사회적 역할 상실로 수입 감소
- **질병**: 건강악화로 유병장수
- **무위**: 사회적 역할 및 가정 내 역할 상실
- **고독**: 소외와 고독감

05　　정답 ②

노인보호전문기관은 노인학대에 전문적이고 체계적으로 대처하여 노인권익을 보호하는 한편, 노인학대 예방 및 노인인식 개선 등을 통해 노인의 삶의 질 향상을 도모하기 위한 사업을 진행한다. 노인돌봄 및 지원서비스에는 독거노인 보호사업, 독거노인 공동생활홈 서비스, 노인돌봄종합서비스, 노인보호전문기관, 학대피해노인 전용쉼터, 결식 우려 노인 무료급식 지원 등이 있다.

06　　정답 ⑤

노인여가복지시설에는 노인복지관, 경로당, 노인교실이 속한다.

노인복지시설의 종류
- **노인주거복지시설**: 양로시설, 노인공동생활가정, 노인복지주택
- **노인의료복지시설**: 노인요양시설, 노인요양공동생활가정
- **노인여가복지시설**: 노인복지관, 경로당, 노인교실
- **재가노인복지시설**: 방문요양서비스, 주·야간보호서비스, 단기보호서비스, 방문목욕서비스, 그밖의 서비스
- **노인보호전문기관**: 중앙노인보호전문기관, 지역노인보호전문기관
- **노인일자리전담기관**: 노인인력개발기관, 노인일자리지원기간, 노인취업알선기관
- **학대피해노인 전용쉼터**

07　　정답 ④

재가서비스는 서비스를 제공하는 데 이용시간이 걸리고, 효과적이지 못하다는 단점이 있다.

08　　정답 ②

요양보호사의 역할에는 숙련된 수발자, 정보전달자, 관찰자, 말벗과 상담자, 동기유발자, 옹호자가 있다.

09　　정답 ②

인간의 기본욕구란 가장 최저수준의 욕구로 배고픔, 수면, 성욕구, 배설욕구 등으로 의식주에 해당한다.

10　　정답 ④

장기요양 3등급은 일상생활에서 부분적으로 다른 사람의 도움이 필요한 자로서 장기요양점수가 60점 이상 75점 미만인 자이다.

11　　정답 ②

국내에 거주하는 국민으로서 18세 이상 60세 미만인 자는 국민연금 가입대상이 된다. 다만 공무원연금법, 군인연금법 및 사립학교교직원 연금법을 적용받는 공무원, 그 밖에 대통령령으로 정하는 자는 제외한다. (국민연금법 제 6조)

12　　정답 ①

다음 제시문은 국민건강보험에 대한 설명이다.

13　　정답 ③

장기요양 3등급은 심신의 기능 상태 장애로 일상생활에서 부분적으로 다른 사람의 도움이 필요한 자로서 장기요양인정점수가 60점 이상 75점 미만이다.

14　　정답 ⑤

① 활력징후 측정, 흡인, 위관삽입, 관장, 도뇨 등의 의료행위를 하지 않는다.
② 예기치 못한 사고는 신속하게 시설장, 간호사에게 보고한다.
③ 서비스 내용은 대상자에게 충분히 설명한다.
④ 대상자와 상호 대등한 관계를 유지한다.

15 정답 ①

노인학대의 발생 요인으로 노인을 보호하는 가족이 아닌 노인의 건강, 경제, 심리적 기능 요인이 중요하다.

16 정답 ①

② 시 · 군 · 구: 학대피해노인 및 보호자 또는 학대행위자의 신분조회 요청 등에 대한 협조, 필요시 관계 공무원 또는 노인복지상담원으로 하여금 노인복지 시설과 노인 또는 관계인에 대한 조사, 노인 인권 보호 및 학대예방 관련 위원회 설치 운영 등
③ 보건복지부: 노인보호업무와 관련한 법 · 제도적 정책 수립, 노인복지시설에 대한 행정 · 재정적 지원 등
④ 노인복지시설: 시설 내 노인학대 의심사례 및 학대사례 발견 시 노인보호전문기관 또는 수사 기관에 신고, 학대피해노인 및 학대행위자에 대한 상담 및 개입 협조
⑤ 법률기관: 피해 노인의 법률적 보호 및 학대행위자에 대한 보호처분을 포함한 판정, 후견인의 지정, 피해노인을 가족과 격리함 등

17 정답 ①

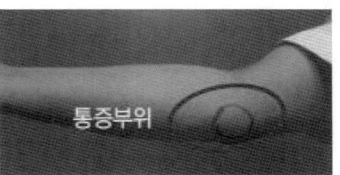

팔꿈치 내측상과염(팔꿈치 통증)에 대한 설명이다.

18 정답 ②

스트레칭의 목적은 유연성을 증진시켜 관절의 가동범위를 넓히는 데 있다.

19 정답 ⑤

감정적인 대응은 삼가고 단호히 거부의사를 표현한다.

20 정답 ①

비난이나 모욕, 위협 등의 언어 및 비언어적 행위를 통하여 노인에게 정서적으로 고통을 주는 행위로, 언어 · 정서적 학대에 해당한다.

21 정답 ⑤

다음 사례는 자신의 견해와 불평을 표현하고 해결을 요구할 권리와 관련이 있다.

22 정답 ③

① 잠자기 전 저녁에 과식하지 않는다.
② 가볍게 시작하여 점진적으로 강도와 시간을 늘려간다.
④ 적절하게 표현한다.
⑤ 비현실적이거나 지나치지 않은지 돌아본다.

23 정답 ⑤

사생활을 보장해 줄 수 있는 장소이어야 한다.

24 정답 ③

통증에 따라 우울증, 수면장애 모두 유발된다.

25 정답 ④

위염의 원인에 해당한다.

26 정답 ①

② 대장암의 원인에 해당한다.
③ 위암의 원인에 해당한다.
④ 위궤양의 원인에 해당한다.
⑤ 위염의 원인에 해당한다.

27 정답 ⑤

일차성(본태성) 고혈압에 해당하는 설명이다.

28 정답 ③

〈보기〉는 동맥경화증에 대한 설명이다.

29 정답 ③

① 복압성 요실금은 기침, 웃음, 재채기, 달리기, 줄넘기 등 복부 내 압력 증가로 인해 소변이 나오는 것을 말한다.
② 절박성 요실금은 소변을 보고 싶다고 느끼자마자 바로 소변이 나오는 것을 말한다.
④ 여성은 요로 감염 및 복압상승이 원인이 된다.
⑤ 요실금은 자신의 의지와 상관없이 소변이 밖으로 흘러나오는 증상을 말한다.

30 정답 ②

8시간 뒤에는 혈중 일산화탄소와 산소량이 정상으로 회복되기 시작한다. '기대 수명이 금연 전보다 10~15년 늘어난다.'는 금연 후 '10년 이상'에 대한 설명이다.

31 정답 ④

1차 기본 접종은 디프테리아, 파상풍, 백일해를 접종하고 이후 10년마다 파상풍과 디프테리아를 추가 접종한다.

> **노인대상 예방접종 종류**
> • **인플루엔자**: 모든 성인(매년 1회 접종)
> • **파상풍/디프테리아/백일해**: 1차 기본 접종은 디프테리아, 파상풍, 백일해를 접종하고 이후 10년마다 파상풍과 디프테리아를 추가 접종
> • **폐렴구균**: 50~64세의 경우 위험군에 대해 1~2회 접종, 65세 이상 성인의 경우 1회 접종
> • **대상포진**: 50~64세의 경우 1회 접종, 65세 이상 성인 경우에도 1회 접종

32 정답 ⑤

백내장은 수정체가 혼탁해져서 빛이 들어가지 못하여 시력장애가 발생하는 질환으로 눈동자에 하얗게 백태가 껴서 뿌옇게 보이거나 잘 안 보이는 질환을 말한다. 보통 밝은 불빛에서의 눈부심, 불빛 주위에 무지개, 색 구별 능력 상실, 동공에 흐린 백색 혼탁 등의 증상이 나타난다.

33 정답 ⑤

흡인은 스스로 분비물을 제거할 수 없는 대상자에게 일반적으로 시행한다.

34 정답 ③

① 목표를 인식하고 단순환 활동을 먼저 제시한다.
② 대상자와 눈을 맞춘다.
④ 주의력에 영향을 주는 환경적 자극을 최대한 줄인다.
⑤ 메시지를 천천히, 조용히 반복한다.

35 정답 ②

①, ③, ④ 제 3도 화상에 대한 설명이다.
⑤ 제 1도 화상에 대한 설명이다.

2교시 실기시험

01 정답 ⑤

대상자 이야기를 들어주되, 옳고 그름에 대해 판단하지 말고, 가족관계에 깊이 관여하지는 않는다.

02 정답 ⑤

중요부위를 거부할 때는 최대한 스스로 할 수 있도록 옆에서 도움을 주면 좋다.

03 정답 ②

① 대상자에게 맞는 식사 방법, 속도, 음식의 온도 등을 배려하여 즐겁고 편안한 식사가 되도록 한다.
③ 보호자보다는 대상자의 요구를 최대한 반영한다.
④ 식사 중 사레, 구토, 청색증 등 이상이 나타나는지 주의 깊게 관찰하고 대처한다.
⑤ 식사 전에 대상자와 요양보호사는 손을 씻고, 주변의 변기나 쓰레기통을 치우는 등 환경을 청결히 정리한다.

04 정답 ②

개인위생을 철저하게 하고 내의 및 침구류를 삶아서 빨거나 다림질하고 소독한다.

05 　　　　정답 ④

하루에 6~8잔 생수를 마신다.

06 　　　　정답 ②

작은 물집이 몸의 한쪽에 모여 전체적으로 띠 모양으로 나타난다.

07 　　　　정답 ③

〈보기〉는 개인의 정체성 유지와 관련된 설명이다.

08 　　　　정답 ③

① 카페인 함유 음료를 줄이거나 오후에는 피한다.
② 낮잠을 자지 않는다.
④ 취침 전 지나치게 집중하는 일을 하지 않는다.
⑤ 수면제나 진정제를 장기복용하지 않는다.

09 　　　　정답 ①

② 쉽게 구입할 수 있는 비상약은 상시 구입이 가능하다는 것을 알려준다.
③ 노인에게 자신의 신체적 문제, 현재의 복용 약물에 대한 최근 기록을 가지고 다니게 한다.
④ 다른 사람에게 처방된 약은 절대로 복용해서는 안 됨을 알린다.
⑤ 비처방약도 복용하기 전에 의사와 상담해야 함을 알린다.

10 　　　　정답 ①

저 잔여식이(저섬유식, 저잔여식): 섬유소가 적어 빨리 소화되고 흡수되는, 장에는 남지 않는 음식물

11 　　　　정답 ④

천식의 원인에는 꽃가루, 집먼지진드기, 강아지나 고양이 털 및 배설물, 곰팡이 등으로 인한 것이 있다. 따라서 꽃가루에 의한 천식이 발병한 대상자에게는 알레르기 물질에 노출되지 않도록 주의한다.

12 　　　　정답 ③

동맥경화증의 치료 및 예방은 다음과 같다.

동맥경화증의 치료 및 예방
- 흡연 시 일산화탄소는 동맥 안쪽 벽을 손상시키므로 금연
- 고혈압과 당뇨병 주의
- 소금섭취량을 평소의 반으로 줄이는 저염식이와 저지방식이
- 규칙적 운동

13 　　　　정답 ④

비타민 D는 칼슘 흡수에 도움을 주며 자외선에 의해 피부에서 합성되므로 햇볕을 쪼여서 비타민 D의 결핍을 예방한다.

14 　　　　정답 ④

체중감소는 주요 지표에 해당한다.

영양결핍의 위험 요인과 주요 지표
- 위험 요인: 부적절한 음식섭취, 빈곤, 사회적 고립, 의존/불능, 급성/만성질환, 장기간의 약물 사용, 80세 이상의 고령, 우울, 알코올 중독, 인지장애, 식욕부진, 오심(토할 것 같은 느낌), 연하곤란 등
- 주요 지표: 체중감소, 마르고 약해보임, 신체기능 저하, 부적절한 식이, 배변양상 변화, 피로, 무감동, 상처 회복 지연, 탈수

15 　　　　정답 ⑤

① 침대에 일어나거나 앉을 수 없는 경우에는 침대를 약 30~60° 높인다.
② 침대에 걸터앉는 경우에 발이 바닥에 완전히 닿아야 안전하다. 발이 바닥에 닿지 않으면 받침대를 받쳐준다.
③ 편마비 대상자는 건강한 쪽을 밑으로 하여 약간 옆으로 누운 자세를 취한다.
④ 식탁의 높이는 의자에 앉았을 때 식탁의 윗부분이 대상자의 배꼽 높이에 오는 것이 가장 좋다.

정답 및 해설

16 　　　　　　　　　　　정답 ②

약을 임의로 쪼개거나 분쇄하지 말고 의료진의 지시에 따른다.

17 　　　　　　　　　　　정답 ③

① **알약**: 직사광선과 습기를 주의한다.
② **시럽제**: 플라스틱 계량컵이나 스푼에 덜어먹고 다시 병에 넣지 않는다.
④ 유효기간이 지난 것은 폐기한다.
⑤ 치매 대상자, 아동, 애완동물의 손에 닿지 않게 보관한다.

18 　　　　　　　　　　　정답 ②

① 화장실은 밝으면서도 물기가 없어야 한다.
③ 배설물 뒤처리는 앞에서 뒤로 닦는다.
④ 거동이 가능한 경우일지라도 대상자의 낙상에 유의해야 한다.
⑤ 화장실은 밤에도 표시등을 켜두도록 한다.

19 　　　　　　　　　　　정답 ⑤

외상으로 허리를 들 수 없거나 배변 욕구를 전혀 느끼지 못하는 경우, 치매 등으로 실금이 빈번할 경우와 같이 부득이한 경우가 아니라면 바로 기저귀를 채우는 것은 좋지 않다. 기저귀는 속히 갈아주어 습기가 차지 않도록 하고 배설시간을 파악한다.

20 　　　　　　　　　　　정답 ③

소변이 담긴 주머니를 방광 위치보다 높게 두지 않는다. 소변주머니가 높이 있으면 감염의 원인이 된다.

21 　　　　　　　　　　　정답 ⑤

① **눈**: 눈곱이 끼었다면 눈곱이 없는 쪽부터 먼저 닦는다.
② **눈**: 깨끗한 수건으로 부드럽게 안쪽에서 바깥쪽으로 닦는다.
③ **귀**: 귀지 제거는 의료기관에서 하는 것이 안전하다.
④ **코**: 세안 시 코 안을 깨끗이 닦고 콧방울을 닦고 코 밖의 코털은 깎아준다.

22 　　　　　　　　　　　정답 ④

① 목욕 돕기 순서는 말초부위 → 몸의 중심부로 진행한다.
② 식사 직전 또는 직후에 목욕을 삼가한다.
③ 목욕시간은 20~30분 이내로 한다.
⑤ 심장에서 먼 곳부터 물에 닿게 한다.

23 　　　　　　　　　　　정답 ③

① 상의와 하의가 분리된 것이 좋다.
② 시간이 걸리더라도 가능한한 대상자 스스로 하도록 한다.
④ 실내온도는 따뜻하게 유지하고 겨울에는 요양보호사의 손과 의복의 보온을 유지한다.
⑤ 옷의 색상, 개인의 생활 리듬을 고려하고 신체동작이 편한 옷, 입고 벗기기 쉬운 옷을 선택한다.

24 　　　　　　　　　　　정답 ④

편마비 대상자의 경우에는 휠체어를 대상자의 건강한 쪽으로 30~45° 비스듬히 둔다.

25 　　　　　　　　　　　정답 ②

무조건 신속하게 처리해야 하는 것이 아니라 2차 손상과 기존 상태 악화방지를 위해 먼저 이송순서와 계획은 수립한다.

26 　　　　　　　　　　　정답 ①

뒷머리는 머리를 목을 좌우로 돌리면서 헹구거나 패드 밑에 수건을 넣어 물 빠짐을 조절하여 헹구어도 좋다.
④ 문과 창문을 닫고 실내온도를 22~24℃로 유지한다.

27 　　　　　　　　　　　정답 ②

① 여름에는 제습기, 겨울에는 가습기를 사용한다.
③ 야간에는 복도, 화장실, 계단 등 넘어질 위험이 있는 곳에 조명은 켜둔다.
④ 환기 시 바람이 대상자에게 직접 닿지 않도록 한다.
⑤ 목욕 전·후에는 외풍이 없게 한다.

28   **정답 ①**

부드럽게 섭취할 수 있도록 재료를 푹 끓이고 다지거나 믹서에 갈아서 준비한다.

29   **정답 ③**

인이 많은 우유, 요구르트, 치즈, 아이스크림 같은 유제품 섭취를 제한한다.

30   **정답 ③**

도마와 칼이 한 개씩 밖에 없을 경우 채소 → 과일 → 육류 → 생선류 → 닭고기 순으로 사용한다.

31   **정답 ①**

② 의존적인 관계를 형성하지 않도록 경계한다.
③ 아이처럼 취급하거나 반말조, 명령조의 언어를 사용하지 않는다.
④ 대상자의 삶을 옳고 그름으로 판단하지 않는다.
⑤ 대상자의 기분이나 감정에 주의를 기울이고 공감한다.

32   **정답 ④**

구강청결(양치질), 양치 관찰하기, 가글액/물 양치, 틀니손질, 필요물품 준비 및 사용물의 정리는 구강관리에 해당한다. 제시문에서는 30분동안 서비스를 제공하였다.

33   **정답 ③**

재가급여전자관리시스켐 업무절차는 '태그신청 및 부착 → 사용자 등록 → 스마트장기요양앱(APP) 설치 → 급여내용 전송 → 청구 및 심사' 순으로 이루어진다.

34   **정답 ③**

대상자의 성격, 선호 등에 따라 개인적 차이를 고려하여 지원한다.
② 주야간보호센터 및 요양시설에서도 가능한한 단체보다는 개인의 욕구에 맞게 프로그램을 선택할 수 있도록 배려한다.

35   **정답 ⑤**

방충제는 공기보다 무거우므로 천이나 신문지에 싸서 보관용기의 위쪽에 넣어둔다.
① 맑은 날이라도 비가 막 그친 후에는 지면에서 습기가 올라오므로 바람을 쏘이는 데에는 적합하지 않다.
② 의복은 해충의 피해나 곰팡이에 의해 손상되고 보관 중 변질, 변색될 수 있으므로 2시간 이상 직사광선을 쏘인다.
③ 양복장이나 서랍장에 방습제를 넣으면 습기 차는 것을 방지할 수 있다.
④ 방충제에는 장뇌, 나프탈렌, 파라디클로로벤젠 등이 있는데 종류가 다른 방충제를 함께 넣으면 옷감이 변색 및 변질되므로 한 가지씩만 사용한다.

36   **정답 ④**

신맛이 강한 과일은 침이 많이 나오게 하여 사레가 들일 수 있으니 주의한다.

37   **정답 ④**

천장을 보도록 하고 눈의 측면에서 눈 하부 결막 낭의 바깥쪽 3분의 1 부위에 안약을 투여한다. 연고 사용 시에는 처음 나오는 것은 버리고 아랫쪽 결막 낭 위에 튜브를 놓고 안에서 바깥쪽으로 연고를 2cm가량 짜 넣는다.

38   **정답 ③**

① 귀약을 이도 측면에 따라 점적한다.
② 약병을 잠깐 동안 온수에 담근다.
④ 귀가 위쪽으로 오도록하여 약 5분간 누워있도록 한다.
⑤ 점적 후 작은 솜을 15~20분 동안 이도에 느슨하게 끼워놓는다.

39   **정답 ①**

편마비 대상자의 경우에는 휠체어를 대상자의 건강한 쪽으로 30~45° 비스듬히 두고 잠금장치가 잠겨 있는 것을 확인한다.

40   **정답 ⑤**

대상자의 허리 부분에 맞춰 벨트를 묶고 요양보호사는 대상자의 불편한 쪽 뒤에 서서 벨트 손잡이를 잡는다.

41 정답 ②

① GPS형은 대상자의 손목에 부착한다.
③ 매트형은 침대 또는 바닥에 설치한다.
④ 매트형은 대상자가 영역을 벗어날 경우 가족이나 보호자에게 소리 또는 빛, 문자 등으로 알림을 보내어 사전에 대상자의 움직임을 확인하게 한다.
⑤ 배회감지기는 대여가 가능한 복지용구이다.

> **배회감지기**
> - 치매증상이 있거나 배회 또는 길 잃음 등 문제행동을 보이는 대상자의 실종을 미연에 방지하는 장치로, 내구연한은 5년이다.
> - 매트형의 경우 밝거나 센서를 통과할 때 작동이 잘 되는지 점검한다.
> - GPS형의 경우 분실 위험이 있으며, 물에 젖으면 오작동할 수 있으므로 주의한다.

배회감지기의 종류	
매트형	위성항법장치형(GPS)
침대 또는 바닥에 설치하여 대상자가 영역을 벗어날 경우 가족이나 보호자에게 소리 또는 빛, 문자 등으로 알림을 보내어 사전에 대상자의 움직임을 확인하게 하는 장치	위치추적 서비스로 치매증상이 있는 대상자의 위치를 컴퓨터나 핸드폰으로 가족이나 보호자에게 알려주는 장치

42 정답 ③

자동심장충격기 작동 순서는 '전원켜기 – 패드부착 – 심장리듬 분석 – 제세동 시행 – 즉시 가슴압박 다시 시행'이다.

43 정답 ⑤

몸에 붙어 있는 옷은 옷 위로 찬물을 부어 식히며 벗기기 힘든 의복은 벗기지 말고 잘라내고 반지, 팔찌, 귀고리와 같은 장신구는 최대한 빨리 뺀다.
① 어떠한 물집도 터뜨리면 안 된다.
②, ④ 환부를 즉시 찬물에 담근다.
③ 치약, 핸드크림, 간장, 기름, 된장 등을 절대 바르면 안 된다.

44 정답 ④

손상 부위의 장신구를 제거하며 대상자를 안정시켜 절대로 스스로 움직이게 해서는 안 된다. 담요 등을 덮어 주어 대상자를 따뜻하게 하고 상처 부위에 냉찜질을 하면 부풀어 오르거나 염증이 생기는 것을 줄일 수 있다.

45 정답 ③

질식의 위험이 있을 경우에는 대상자의 얼굴을 옆으로 돌리거나 돌려 눕혀 기도를 유지한다.

제 5 회

실전모의고사
정답 및 해설

01 정답 ③

① 일상생활지원서비스: 취사, 청소 및 주변정돈, 세탁
② 개인활동지원서비스: 외출 시 동행, 일상 업무 대행
④ 기능회복훈련서비스: 신체 · 인지향상프로그램, 기본동작 훈련, 일상생활동작 훈련, 물리치료, 언어치료, 작업치료, 인지 및 정신기능 훈련, 기타 재활치료
⑤ 치매관리지원서비스: 행동변화 대처

02 정답 ③

노인장기요양보험제도는 2008년 7월 1일에 시행되었다.

03 정답 ⑤

재가급여에는 방문요양, 방문목욕, 방문간호, 주 · 야간보호, 단기보호, 기타재가급여가 있다.

04 정답 ①

국민건강보험공단에서 장기요양인정서를 발급한다.

05 정답 ③

① 시설급여는 20%를 본인이 부담한다.
② 재가급여는 15%를 본인이 부담한다.
④ 보험의 재원조달은 장기요양보험료, 국가지원, 본인일부부담으로 이루어진다.
⑤ 장기요양 3등급은 장기요양인정점수가 60점 이상 75점 미만이다.

06 정답 ④

노인에게 성폭력을 행하는 것은 성적 학대에 해당한다.

07 정답 ②

요양보호사는 대상자로부터 서비스에 대한 물질적 보상을 받지 않는다.

08 정답 ③

허리를 펴고 무릎을 굽혀 몸의 무게 중심을 낮추고 지지면을 넓힌다.

09 정답 ⑤

휠체어 다루는 법
• 휠체어 펴는 법: 잠금장치를 한다. → 팔걸이를 펼친다. → 시트를 눌러 편다.
• 휠체어 접는 법: 잠금장치를 한다. → 발 받침대를 올린다. → 시트를 들어 올린다. → 팔걸이를 잡아 접는다.

10 정답 ⑤

요양보호사는 항상 바른 언어생활을 해야 하며, 대상자에게 유아어, 명령어, 반말 등을 사용하지 않는다.

11 정답 ④

나머지는 윤리적, 법적 책임이 없는 올바르지 못한 자세에 해당한다.

12 정답 ④

사생활과 비밀 보장에 관한 권리: 개인정보를 수집하고 활용하기 전에 그 목적을 충분히 설명하고 동의를 구하며 사전 동의없이 그 정보를 공개해서는 안 된다. 입소상담 및 직무수행과정에서 얻은 정보에 관한 비밀을 당사자의 허락없이 타인에게 노출해서는 안 된다. 입소 노인이 원할 때 정보통신기기 사용 및 우편물 수발신에 제한이 있어서는 안 된다.

13 정답 ④

노인보호전문기관: 노인학대에 전문적이고 체계적으로 대처하여 노인권익을 보호하는 한편, 노인학대 예방 및 노인인식 개선 등을 통해 노인의 삶의 질 향상을 도모하기 위한 사업
① **노인복지관**: 시 · 군 · 구별로 지역 설정에 따라 1개소 이상의 노인복지관을 설치 · 운영하여 노인의 교양 · 취미생활 및 사회 참여활동 등 지역사회 노인들의 여가복지를 증진하는 사업

② **노인요양공동생활가정**: 노인의료복지시설 중 하나이며 치매 · 중풍 등 노인성 질환 등으로 심신에 상당한 장애가 발생하여 도움을 필요로 하는 노인에게 가정과 같은 주거여건과 급식 · 요양, 그 밖에 일상생활에 필요한 편의를 제공
③ **노인돌봄종합서비스**: 혼자 힘으로 일상생활을 영위하기 어려운 노인에게 가사 · 활동지원 또는 주간보호 서비스를 제공하고 신체 · 인지 기능이 약화됨을 방지하여 안정된 노후생활을 보장하고 가족의 사회 · 경제적 활동기반을 조성하기 위한 사업
⑤ **독거노인 보호사업**: 독거노인의 생활 실태 및 복지 용구 파악, 정기적인 안전 확인, 보건 · 복지서비스 연계 및 조정, 생활교육 등을 통해 독거노인에 대한 종합적인 사회안전망을 구축하는 것을 목적으로 하는 사업

14 정답 ③

① 폐조직의 탄력성 감소, 폐활량 감소로 쉽게 숨이 찬다.
② 관절이 뻣뻣해지고 관절의 운동범위가 줄어든다.
④ 자극에 대한 반응이 줄어들고 균형 및 조정능력이 떨어진다.
⑤ 심장근육의 수축력 감소, 심장기능 약화로 쉽게 피곤해진다.

15 정답 ①

②, ⑤ 고관절 골절의 증상이다.
③ 퇴행성 관절염의 증상이다.
④ 류마티스 관절염의 증상이다.

16 정답 ④

요통: 허리디스크로 인한 요통, 다리로 뻗치는 듯한 방사통, 여성의 경우 자궁 · 신장 · 방광 질환으로 인한 요통이 있다.

17 정답 ⑤

당뇨병 증상: 다음증, 다뇨증, 다식증, 체중감소, 두통, 흐릿한 시력, 무기력, 발기부전, 질 분비물 및 질 감염의 증가, 상처 치유 지연, 감각 이상 및 저하, 고혈당, 저혈당

18 정답 ⑤

대상자의 정서적 상태와 관심도를 파악하되 지루해하면 일단 중단한다.

19 정답 ⑤

폐결핵은 호흡기계 질환이다.

20 정답 ①

대부분의 노인은 하나 이상의 만성질환을 지니고 있는데 대개는 당뇨병, 고혈압, 관절염, 신경통, 치매 등의 복합질병이다.

21 정답 ④

〈보기〉는 심부전에 대한 설명이다.

22 정답 ④

① **소인적 요인**: 인지 손상, 치매, 고령, 심한 뇌질환, 기능 손상, 우울, 만성 신기능 부전, 탈수, 영양 부족, 과다 음주, 시력 손상 등
② **촉진적 요인**: 약물 사용, 활동하지 않고 침상이나 실내에서만 지냄, 유치도뇨관 사용, 억제대 사용, 탈수, 영양 부족, 기동성 저하 등
③ 섬망은 단독으로 발생하기도 하고 치매와 동반되어 나타나기도 한다.
⑤ 주의력이 감퇴하며 수 시간 내지 수일에 걸쳐 급격하게 발생하여 보통 며칠간 지속되지만, 몇 주 혹은 몇 달까지 지속되기도 한다.

23 정답 ④

한 개의 물체가 둘로 보이거나 그림자가 생겨 이중으로 보이는 현상을 복시라 한다.

24 정답 ③

폐렴은 호흡기계 질환이다.

25 정답 ③

① 대상자의 자기결정권을 최대한 존중한다.
② 학대를 받는다고 의심되는 경우에 보고 또는 신고한다.
④ 동조하면서 대화를 이끌어 나가지 않는다.
⑤ 자신의 업무 능력의 미숙함을 먼저 생각해본다.

26 정답 ⑤

고관절 골절은 강한 외부 힘이 작용해서 고관절 뼈의 연결이 절단되는 것을 말한다. 노인의 고관절 골절은 골다공증이 있는 노인이 낙상을 하면서 발생한다.

27 정답 ③

①, ②, ④, ⑤는 외재적 위험요인에 해당한다.

28 정답 ②

연하능력은 음식을 삼키는 힘을 말한다. 연하장애란 씹고 삼키는 능력의 손실 또는 손상으로 먹는 능력이 저하되어 어려움이 있는 경우를 말한다. 연하장애의 증상 및 징후에는 구강, 인두, 후두, 식도 등의 기관이 포함된다.

29 정답 ③

수용이란 상대방의 표현을 비판없이 그대로 받아들이는 것을 말한다. 단순한 동의나 칭찬과는 다르며 대상자를 있는 그대로 한 인간으로 받아들여 그의 특성 모두를 인정하고 존중하는 태도를 지닌다.

30 정답 ①

②, ④ 눈을 보며 정면에서 말한다.
③ 천천히 차분하게 말한다.
⑤ 입 모양으로 이야기를 알 수 있도록 입을 크게 벌리며 정확하게 말한다.

31 정답 ②

주의력 결핍 장애 대상자와는 대상자와 눈을 맞추고 명확하고 간단하게 단계적으로 대화하는 것이 좋다. 구체적이고 익숙한 사물에 대하여 이야기하며 주변 사람들에게 주의력 결핍 장애에 대한 이해를 구하여 주의력에 영향을 주는 환경적 자극을 최대한 줄이도록 한다.

32　　　　　　　정답 ④

뇌졸중으로 말이 어눌하지만 듣는 것에는 지장이 없는 대상자는 언어 장애 대상자이다. 언어 장애 대상자의 경우 대상자가 의사표현을 잘했을 때 비언어적 긍정적 공감을 해준다.
② 대화에 주의를 기울여야 하며 소음이 있는 곳을 피한다.
③ 시각장애 대상자와 의사소통하는 방법에 해당한다.
⑤ 알아듣고 이해가 된 경우에는 '예, 아니요'라고 짧게 대답한다.

33　　　　　　　정답 ②

제시문은 소일 활동과 관련이 있다. 소일 활동에는 텃밭 야채 가꾸기, 식물 가꾸기, 신문보기, 텔레비전 시청, 종이접기, 퍼즐놀이 등이 있다.

34　　　　　　　정답 ③

① 미리 대답을 준비하지 않는다.
② 시선은 적절하게 움직인다.
④ 손과 팔은 자연스럽게 놓는다.
⑤ 끊임없이 비교하며 듣지 않는다.

35　　　　　　　정답 ②

응급처치는 병원에서 전문적인 치료를 받기 전까지 행해지는 즉각적이고 임시적인 처치로서 인명구조, 고통 경감, 상처나 질병의 악화 방지, 심리적 안정을 목적으로 한다.

2교시 실기시험

01　　　　　　　정답 ⑤

① 이물을 손을 넣어 빼려고 하거나 구토를 일으키는 방법은 삼간다.
② 이물이 육안으로 보이는 경우 큰기침을 해서 이물을 뱉어 내도록 한다.
③, ④ 의식이 있는 경우 대상자의 몸 뒤에 서서 대상자의 배꼽과 명치 중간에 주먹을 쥔 한쪽 손을 위치시키고 다른 한쪽 손으로는 주먹 쥔 손을 감싼 다음 양손으로 복부의 윗부분을 후상방으로 힘차게 밀어 올린다. 한 번으로 이물질이 빠지지 않으면 반복하여 시행한다. (하임리히법)

02　　　　　　　정답 ④

화상을 입은 즉시 화상 부위의 통증이 없어질 때까지 15분 이상 찬물(5~12℃)에 담가 화상면의 확대와 염증을 억제하고 통증을 줄여 준다.

03　　　　　　　정답 ①

② 접시보다 사발을 사용한다.
③ 소금, 간장은 식탁 위에 두지 않도록 한다.
④ 졸려하거나 초조해하는 경우 식사를 제공하지 않는다.
⑤ 질식의 위험이 있는 사탕, 땅콩, 팝콘 등은 삼간다.

04　　　　　　　정답 ③

음식을 손으로 장난칠 경우 비닐로 된 식탁보를 깔아두면 올바른 대처방안이 된다.

05　　　　　　　정답 ⑤

식욕부진은 영양결핍의 위험요인에 해당한다.

> **영양결핍의 위험 요인과 주요 지표**
> • **위험 요인**: 부적절한 음식섭취, 빈곤, 사회적 고립, 의존/불능, 급성/만성질환, 장기간의 약물 사용, 80세 이상의 고령, 우울, 알코올 중독, 인지장애, 식욕부진, 오심(토할 것 같은 느낌), 연하곤란 등
> • **주요 지표**: 체중감소, 마르고 약해보임, 신체기능 저하, 부적절한 식이, 배변양상 변화, 피로, 무감동, 상처 회복 지연, 탈수

06　　　　　　　정답 ②

손끝이 아니라 손바닥 전체를 이용해 접촉한다.

07　　　　　　　정답 ②

① 재가요양보호 대상자는 음식 준비부터 섭취까지 모든 과정을 돕는다.
③ 입맛이 없는 경우에는 다양한 음식을 조금씩 준비하여 반찬의 색깔을 보기 좋게 담아내 식욕을 돋운다.
④ 대상자의 씹고 삼키는 능력을 고려하여 일반식, 잘게 썬

음식, 갈아서 만든 음식, 유동식 등의 식사를 준비한다.
⑤ 식사 전에 몸을 움직이거나 잠시 밖에 나가서 맑은 공기를 마시면 기분이 좋아지고 식욕이 증진된다.

⑤ **실내구조**: 헛딛거나 넘어지지 않게 바닥, 벽, 마루, 문, 선반의 색깔을 구별한다.

08　　　　　　　　　　정답 ②

① 뚜껑을 열어 뚜껑의 위가 바닥으로 가도록 놓는다.
③ 입구는 닦아서 병뚜껑을 씌우도록 한다.
④ 라벨 붙은 쪽이 손바닥에 오도록 쥐고 라벨과 반대 방향으로 따르도록 한다.
⑤ 적은 용량은 바늘을 제거한 주사기를 사용한다.

09　　　　　　　　　　정답 ④

안연고 사용 시 처음 나오는 것은 버리고 안쪽에서 바깥쪽으로 짜 넣는다.

10　　　　　　　　　　정답 ②

① 자유로이 움직일 수 있으며 보행도 가능함을 대상자에게 알려준다.
③ 소변량은 매 2~3시간마다 확인한다.
④ 유치도뇨관은 밖으로 새면 즉시 간호사에게 알린다.
⑤ 유치도뇨관이 막히거나 꼬여서 소변이 제대로 배출되지 않으면 방광에 소변이 차서 아랫배가 불편하고 아플 수 있다.

11　　　　　　　　　　정답 ④

손톱은 둥근 모양으로, 발톱은 일자 모양으로 자른다.

12　　　　　　　　　　정답 ③

침상 목욕 순서: 눈, 코, 뺨, 입, 이마, 귀, 목의 순서로 닦는다.

13　　　　　　　　　　정답 ③

① **온도**: 방, 복도와 화장실의 온도는 일정하게 유지하며 혈압상승을 예방한다.
② **습도**: 습도가 높으면 불쾌감이 발생한다.
④ **조명**: 수면을 위해 밤에는 개인등을 사용한다.

14　　　　　　　　　　정답 ③

전립선비대증과 관련된 증상이다. 전립선비대증이란 남성에게만 있는 방광 밑의 전립선이 커져서 요도를 압박하는 것을 말한다.

> **전립선비대증 증상**
> • 비대해진 전립선으로 요도가 좁아져 소변줄기가 가늘어짐
> • 소변을 보고 나서도 시원하지 않음
> • 소변이 바로 나오지 않고 힘을 주어야 나옴
> • 배뇨 후 2시간 이내에 다시 소변이 마렵고 소변이 마려울 때 참기 힘듦
> • 밤에 자다가 소변을 보려고 자주 깸

15　　　　　　　　　　정답 ④

〈보기〉는 측위(옆으로 누운 자세)에 대한 설명이다.
① **앙와위 (똑바로 누운 자세)**: 휴식하거나 잠을 잘 때 자세
② **반좌위 (반 앉은 자세)**: 숨차거나 얼굴을 씻을 때, 식사 시나 위관 영양을 할 때 자세
③ **복위 (엎드린 자세)**: 등에 상처가 있거나 등 근육을 쉬게 해줄 때 자세
⑤ **쇄석위**: 엉덩이를 수술대 끝에 위치시켜 엉덩이와 무릎을 완전히 굽히고 발을 묶어 놓는 자세

16　　　　　　　　　　정답 ③

휠체어에서 바닥으로 옮길 때: 잠금장치를 잠근다. → 발 받침대 올린 후 발을 바닥에 내려놓는다. → 요양보호사는 대상자 뒤에서 허리를 잡아주어 대상자가 바닥에 앉도록 한다.

17　　　　　　　　　　정답 ①

흐르는 미온수로 손을 적시고, 일정량의 향균 액체 비누를 바른다. 일반적인 바 형태의 고체 비누는 세균으로 감염될 수 있다.

18　　　　　　　　　　　　　정답 ②

대상자가 사용하는 물품에 혈액이나 체액이 묻었을 때 찬물로 닦고 더운물로 헹구며 필요시 소독해야 한다. 요양보호사의 손은 분비물로 오염되지 않도록 주의한다.

19　　　　　　　　　　　　　정답 ③

비타민 C는 철분제와 함께 복용하면 좋다.

20　　　　　　　　　　　　　정답 ⑤

① 달걀 – 둥근 부분이 위로, 뾰족한 부분이 아래로 향하게 놓는다.
② 포도 – 신문지에 싸서 냉장 보관한다.
③ 육류 – 잘게 썰면 세균 증식이 쉬우므로 덩어리째 보관한다.
④ 닭고기 – 냉장보관 시 술과 소금으로 밑간을 해둔다.

21　　　　　　　　　　　　　정답 ①

혈액이나 체액: 찬물로 닦고 더운물로 헹군다.

22　　　　　　　　　　　　　정답 ④

① 맑은 날도 비가 막 그친 후는 지면에서 습기가 올라와 바람을 쏘이는 데에 적합하지 않다.
② 통기성이 좋은 곳의 채반 등에 펴서 말린다.
③ 사용빈도가 적은 의류는 수납해 두는 것이 좋다.
⑤ 다리미가 앞으로 나갈 때는 뒤쪽에 힘을 주고 뒤로 보낼 때는 앞쪽에 힘을 준다.

23　　　　　　　　　　　　　정답 ④

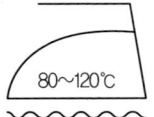

위 그림은 180~210℃로 원단 위에 천을 덮고 다림질과 관련된 건조 표시기호이다.

24　　　　　　　　　　　　　정답 ②

① 미온수를 항문이나 요도에 끼얹어 준다.
③ 침대와 이동식 좌변기의 높이를 같도록 맞춘다.
④ 이동변기 내에 있는 배설물을 즉시 처리한다.
⑤ 사용 후 침상으로 안전하게 이동할 수 있도록 보조한다.

25　　　　　　　　　　　　　정답 ⑤

① 냄새가 나지 않도록 창문을 열고 환기시키거나 방향제를 사용한다.
② 기저귀를 교체한 후에 창문을 열고 공기를 환기시킨다.
③ 자주 살펴보고 젖었으면 즉시 갈아준다.
④ 오염된 둔부는 따뜻한 물티슈로 닦고 마른수건으로 건조시킨다.

26　　　　　　　　　　　　　정답 ②

피부건조를 예방하기 위해 오일이나 로션 등을 사용하며 가습기를 사용하여 습도를 조절한다.

27　　　　　　　　　　　　　정답 ④

앞쪽에 뒤쪽(요도 → 질 → 항문 순서)으로 닦는다.

28　　　　　　　　　　　　　정답 ①

발, 다리, 팔, 몸통 순서로 물로 헹구고 회음부를 닦아낸다.

29　　　　　　　　　　　　　정답 ①

언덕 오르고 내리는 법: 휠체어가 항상 높은 쪽을 향하도록 하고 요양보호사가 뒤에서 휠체어를 지탱하면서 오르고 내린다. 대상자의 체중이 많이 나가거나 경사도가 큰 경우에는 지그재로 오르고 내려간다.

휠체어 작동법
- **문턱 오르는 법**: 양팔에 힘을 주고 휠체어 뒤를 발로 눌러 휠체어를 뒤쪽으로 기울이고 앞바퀴를 들어 문턱을 오른다.
- **문턱 내려오는 법**: 요양보호사가 뒤에 서서 뒷바퀴를 내려놓고 앞바퀴를 올리며 뒷바퀴를 천천히 뒤로 빼면서 앞바퀴를 조심히 내려놓는다.
- **언덕 오르고 내리는 법**: 휠체어가 항상 높은 쪽을 향하도록 하고 요양보호사가 뒤에서 휠체어를 지탱하면서 오르고 내린다. 대상자의 체중이 많이 나가거나 경사도가 큰 경우에는 지그재그로 오르고 내려간다.
- **울퉁불퉁한 길**: 앞바퀴는 들어 올리고 뒷바퀴만으로 이동한다.
- **엘리베이터 타고 내리는 법**: 엘리베이터에 탈 때는 뒤로, 내릴 때는 앞으로 향한다.

30   정답 ④

성인용 보행기 사용 돕기: 팔꿈치가 30° 구부러지도록 대상자를 둔부 높이로 조절한다.

31   정답 ⑤

① 욕실 문턱을 없앤다.
② 밤에 침대의 난간을 올려준다.
③ 침대 난간을 올려놓는다.
④ 직사광선을 막기 위해 스크린이나 블라인드를 설치한다.

32   정답 ④

의치는 변형을 막기 위해 물 안에 담가 놓는다. 자기 전에 의치를 빼서 보관하고 의치를 세척할 때 주방세제를 대신 사용할 수 있으며, 변형이 될 수 있기 때문에 의치를 뜨거운 물에 삶거나 표백제에 담그면 안 된다.

33   정답 ④

식사 전에 입안을 헹구는 것은 구강 건조를 막고, 타액이나 위액 분비를 촉진하여 식욕을 증진할 수 있다. 식사 후에 입안을 헹구는 것은 구강 내 음식물을 제거하기 위해 시행한다.

34   정답 ⑤

① 사레에 자주 걸리면 좀 더 걸쭉한 액체음식을 제공한다.
② 졸려하거나 초조해하는 경우 식사를 제공하지 않는다.
③ 씹는 행위를 잊어버린 치매대상자에게 믹서에 갈아 제공한다.
④ 색깔이 있는 플라스틱 제품을 사용한다.

35   정답 ③

양치질을 거부할 경우 물치약이나 2% 생리식염수로 적신 거즈를 감은 설압자 또는 일회용 스펀지 브러쉬에 묻혀 치아와 입안을 닦아 치석을 예방한다.

36   정답 ③

환각은 안전하게 잠에서 깨어나지 못한 상태에서 주위가 어두울 때 많이 일어난다. 따라서 조명을 켜서 어둡지 않도록 주위환경을 조성한다.

37   정답 ①

반복되는 행동을 억지로 고치려 하기보다는 단순하게 할 수 있는 일거리(콩 고르기, 나물 다듬기, 빨래개기 등)를 제공하여 반복행동을 다른 것으로 돌리도록 한다.

38   정답 ③

성적으로 부적절한 행동을 할 때 즉각 멈추지 않으면 대상자가 좋아하는 것을 가져간다고 경고한다. 더불어 노출증을 감소시키기 위해 벌과 보상을 적절히 사용한다.

39   정답 ③

① 대상자가 좋아하면 신체적인 접촉을 사용한다.
② 글로 써서 의사소통을 할 때 주어를 반드시 포함한다.
④ 대상자가 놀랄 수 있으므로 앞에서 다가간다.
⑤ 대상자의 행동을 복잡하게 해석하지 않는다.

40   정답 ④

치매 말기인 대상자는 자발적인 언어표현이 감소되어 말수가 크게 줄며 심하면 스스로는 말을 안 하고 앵무새처럼 상대방의 말을 그대로 따라한다.

41   정답 ②

상투적인 말 대신 공감하고 위로해 준다.
① 안아 주거나 손을 잡는 등 적절한 신체접촉, 감정에 초점을 맞춘 경청으로 정서적 지지를 해 준다.
③ 장례식이나 장지에 가는 일에는 참석하지 않는다.
④ 가족들과 관계를 형성하면서 함께 있는다.
⑤ 감정표현을 하도록 돕는다.

42   정답 ②

임종 대상자가 불안 및 두려움을 느낄 시에는 임종 대상자와 함께 있으면서 대상자의 곁을 떠나지 않을 것임을 이야기하고 손을 잡아주는 등의 접촉을 통해 불안과 두려움을 덜어주어 편안한 마음으로 임종을 맞도록 돕는다.

43   정답 ③

손상을 입힌 화학약품은 병원으로 함께 가져간다.

44   정답 ③

대상자가 쓰러진 경우에는 심폐소생술을 실시해야 한다. 심폐소생술의 단계는 '반응확인 → 도움요청 → 가슴압박 → 기도 유지 → 인공호흡 → 회복자세 → 가슴압박소생술' 순으로 이루어진다.

45   정답 ③

① 대상자를 안정시키고 스스로 움직이게 해서는 안 된다.
② 손상 부위의 장신구를 제거한다.
④ 개방된 상처가 있거나 출혈이 있는 경우 멸균거즈를 이용하여 상처를 덮어준다.
⑤ 튀어나온 뼈는 직접 압박하지 않는다.

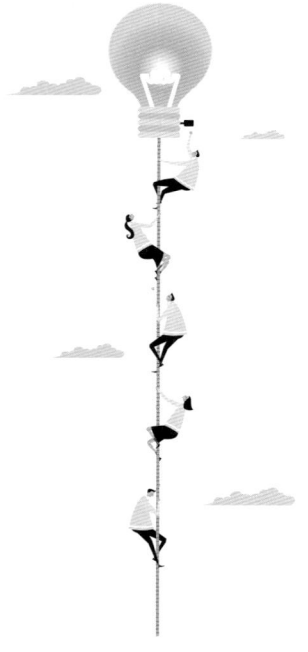